实用临床医学检验技术

主 编 蔡秀芳

吉林科学技术出版社

图书在版编目（CIP）数据

实用临床医学检验技术 / 蔡秀芳主编. -- 长春：
吉林科学技术出版社，2021.6
　ISBN 978-7-5578-8106-1

Ⅰ.①实… Ⅱ.①蔡… Ⅲ.①临床医学－医学检验
Ⅳ.①R446.1

中国版本图书馆CIP数据核字(2021)第103124号

实用临床医学检验技术

主　　编	蔡秀芳	
出 版 人	宛　霞	
责任编辑	刘建民	
封面设计	周砚喜	
制　　版	山东道克图文快印有限公司	
幅面尺寸	185mm×260mm	
开　　本	16	
印　　张	15.25	
字　　数	250千字	
页　　数	244	
印　　数	1-1 500册	
版　　次	2021年6月第1版	
印　　次	2022年5月第2次印刷	

出　　版　吉林科学技术出版社
发　　行　吉林科学技术出版社
地　　址　长春市净月区福祉大路5788号
邮　　编　130118
发行部传真 / 电话　0431-81629529　81629530　81629531
　　　　　　　　　　81629532　81629533　81629534
储运部电话　0431-86059116
编辑部电话　0431-81629518
印　　刷　保定市铭泰达印刷有限公司

书　　号　ISBN 978-7-5578-8106-1
定　　价　68.00元

目　录

第一章 检验全程质控

基础医学与临床医学飞速的发展、高新技术的应用使检验医学发展越来越迅速，知识交叉的程度越来越广，知识更新的速度越来越快，检验与临床的联系越来越密切，检验科学技术水平不断提高，成为医院诊疗工作中重要的组成部分。同时医疗制度的改革、医疗市场的竞争、患者自我保护意识的增强又使检验科的发展面临着严峻的考验。如何提高检验质量，改进服务态度，以人为本，发展学科是值得每个检验工作者思考的问题。全面质量管理的概念纵观检验医学的发展，核心问题是质量管理。

质量是检验科之本，没有检验结果的高质量就谈不上学术的高水平，发不出准确的报告，检验科就没有存在的必要。医学实验室质量管理已成为当今国际上关注的热点。国际标准化组织在2003年3月正式颁布《医学实验室质量和能力专用要求》（即ISO／IEC15189），文件的核心就是加强实验室的全面质量管理。

所谓全面质量管理就是按系统学的原理建立一个体系使在实验的全过程中所有影响实验结果的要求和环节都处于受控状态，保证每个环节的协调和统一，确保实验结果始终可靠。

实验过程包括哪些环节呢？ISO／IEC15189文件中明确指出：医学实验室的服务是对患者医疗保健的基础，因而应满足所有患者及负责患者医疗保健的临床人员之需求。这些服务包括受理申请、患者准备、患者识别、样品采集、运送、保存、临床样品的处理和检验及结果的确认、解释、报告并提出建议。此外还应考虑医学实验室工作的安全性和伦理学问题。为了便于管理，文件将这一过程划分为分析前质量管理、分析中质量管理和分析后质量管理。

一、分析前质量管理内涵

何谓分析前程序？ISO／IEC15189文件中明确定义为按照时间的顺序，从临床医生开出医嘱开始，到分析检验程序时终止的步骤，包括检验申请、患者的准备、原始样品的采集、运送到实验室并在实验室进行传输。从中不难看出，这个过程大部分工作都是医生、护士、卫生员在实验室以外完成的，实验室工作人员很难控制。而标本的质量是准确检验结果的基础，就像工业生产中，劣质的材料经过再精细的加工也制造不出高质量的产品一样。据相关实验室统计，临床反馈不满意的检验结果，80%的报告最终可溯源到标本质量不符合要求。因此，分析前质量管理是最易出现问题、潜在因素最多、最难控制的环节。为此。国际标准化组织在医学实验室质量和能力要求中，做出了重要的规定，其内容如下：

1. 检验申请表中应包括足够的信息，以识别患者和经授权的申请者，同时应提供相关的临床资料。检验申请表或其电子申请表应留有空间以备填入下述内容，但不局限于下述内容：

（1）患者的唯一标识；

（2）医师或经依法授权提出检验申请或使用医学资料者的姓名或其他唯一标识，以及最终检验报告的目的地。如果提出检验申请的医师的地址与接受检验申请的实验室所在的地址不同，则应提供其地址，作为申请表内容的一部分；

（3）原始样品的类型，

（4）申请的检验项目；

（5）患者的相关临床资料，至少应包括性别和出生日期，以备解释检验结果用；

（6）原始样品采集日期和时间；

（7）实验室收到样品的日期和时间。

2. 实验室管理层应制定并实施正确采集和处理原始样品的专用指导书，并使负责采集原始样品的人员方便获得这些资料。这些指导书应包括在原始样品采集手册中。

3. 原始样品采集手册 应包括以下内容：

（1）以下资料的备份或参考资料；

1）实验室提供的检验项目目录；

2）知情同意书；

3）原始样品采集前，向患者提供有关自我准备的信息的指导；

4）对实验室服务的用户提供相关医学指征的信息，以帮助其合理选择现有的程序。

（2）程序：

1）患者准备；

2）原始样品的确认；

3）原始样品采集（如静脉穿刺、皮肤穿刺、血、尿及其他体液），注明原始样品采集所用的容器以及必需的添加剂。

（3）说明：

1）申请表或电子申请表的填写；

2）原始样品采集的类型和量；

3）特殊采集时机、要求等；

4）从样品采集到实验室接收样品期间所需的任何特殊的处理（如运输要求、冷藏、保温、立即送检等）；

5）原始样品标记；

6）临床资料（如用药史）；

7）提供原始样品患者阳性症状的详细说明；

8）原始样品采集人员的身份标识；

9）对样品采集过程中所使用的材料进行安全处置。

（10）已检样品的贮存；

（11）申请附加检验项目的时间限制；

（12）附加的检验项目；

（13）因分析失败而需重新进行检验，或对同一原始样品进一步检验。

4. 原始样品采集手册应该作为文件控制系统的一部分。

5. 原始样品应可追溯到具体的个体，通常通过检验申请表来进行。实验室不应接收或处理缺乏正确标识的原始样品。

如原始样品识别方式不明确或原始样品中的被分析物不稳定（如脑脊液、活检标本、血气标本等），并且原始样品不可替代或很关键，则实验室可以选择先处理样品，待申请医师或采集原始样品的人员承担识别和接受样品的责任和／或提供适当的信息后，再发布结果。这种情况下，负责识别原始样品的人员应在申请表上签字，或以其他可以追溯到申请表的方式进行记录。无论什么原因，如果在无法满足上述要求的情况下进行了检验，应在报告上明确责任人。留待进一步检验（如病毒抗体、与临床症状有关的代谢产物）的样品也应标识清楚。

6. 实验室应监控样品向实验室的运送，以使其运送达到如下要求：

（1）根据申请检验项目的性质，在一定时间内运送，同时应考虑实验室的相关规定；

（2）在原始样品采集手册中规定的温度范围内运送，并使用指定的保存剂以保证样品的完整性；

（3）应以确保对运送人员、公众及接受实验室都安全的方式运送，并且应遵循国家、地区及当地法规的要求。

7. 应在接收簿、工作记录、计算机或其他类似系统中对收到的原始样品进行记录。应记录收到样品的日期和时间，同时应记录样品接收责任人。

8. 应制定有关接收或拒收原始样品的准则，形成文件。如果接收了不合格的原始样品，最终的报告中应说明问题的性质，在解释检验结果时应注意。

9. 实验室应定期审查静脉穿刺取血所需的样品量（及其他样品，例如脑脊液），以保证采样量既不会多也不会不足。

10. 授权人员应对申请和样品进行系统的评审，并决定检验及相应的检验方法。

11. 实验室应对标识"急"字样的原始样品的接收、标识、处理和报告过程制定相应程序。其中应包括申请表和原始样品上的各种特殊标识的详细说明，原始样品送达实验室的方式，所使用的快速处理模式和应遵循的特殊的检验结果报告标准。

12. 取自原始样品的部分样品，应可以追溯至最初的原始样品。

13. 实验室应针对口头申请为患者进行检验的情况制定一个书面的政策。

14. 样品应在能够保持性状稳定的条件下保留一段时间，以便在出具结果报告后可以复查，或用于额外的检验。

二、分析前质量控制存在的问题与对策

（一）加强沟通，合理选项

临床医生合理选择实验项目是使检验结果发挥其临床价值的前提。不同的疾病有其不同的病因，同一种疾病不同病程有其不同的病理表现，所谓特异性诊断实验就是检测根据不同病因，不同病理产生的标志物而设计的实验方法。用于疾病的诊断，临床医生必须对实验的方法学原理、临床诊断意义及干扰实验的生理、病理、药物等因素有较深入的了解。例如在参考书籍介绍诊断心肌梗死时有肌红蛋白、肌钙蛋白和磷酸肌酸激酶三项实验，但实际上三项实验在不同病程所得结果是不同的。肌红蛋白多在发病的 6~12 小时出现阳性结果，而肌钙蛋白和磷酸肌酸激酶分别在发病的 12~32 小时和 20~70 小时阳性率最高，同样一个"三P"试验，弥散性血管内凝血（disseminated intravascular coagulation，DIC）早期为阳性，晚期为阴性结果。如果临床医生不了解试验的窗口期选择实验，不但给患者造成不必要负担，还会做出错误判断。当前科学发展越来越快，知识的"半衰期"越来越短，技术分工越来越细、临床医生很难对检验医学有全方位、深刻的了解，这就要求检验医学工作者与临床医生一起不断进行检验方法学的研究，实验临床价值的探讨。实验经济学的评估、总结经验、寻求证据、优化出最直接、最特异、最经济的项目或项目组合提供给临床并不断主动与临床沟通，接受临床的反馈，正像ISO15189所要求的，对结果进行确认，解释，提供咨询服务，为临床医生选择项目提出建议。杜绝无目的的"大组合"也是分析质量管理的重要组成部分，这是保证实验室合理使用的前提。与临床医生沟通的第二个问题是提供每个实验的参考值，临界值及危及生命值，及如何准确判断分析。目前国内多数实验室开展了许多新项目，但无自己实验室的参考值。为临床提供的参考值是厂家制定的，再溯源这些值是来自国外，是白种人的，黑人的，就是没有中国人的。众所周知，参考值是判断实验结果有无诊断意义的标准，不同检测系统，不同人种，甚至不同地域的参考值是不同的。文献记载：美国黑人粒细胞含量比美国白人低，其白细胞计数也明显比白人低。相反，血红素、血细胞比容及淋巴细胞计数二者相同。黑人ATP肌酸磷酸转移酶水平明显比白种人或黄种人高，其他具有显著人种差异的还有维生素B_{12}（黑人比白人高1.35倍、Lp黑人比白人高2倍）等。除了大体性征和性别特异激素的差异外，性别的差异还可表现在多种血液学和生化指标上。因为男性的肌肉组织比例较高，所以其与肌肉组织有关的指标都比女性高。由高至低，男性比女性高的常见指标有：甘油三酯、ATP肌酸磷转移酶、胆红素、转氨酶、肌酸酐、肌红蛋白、尿酸、尿素、氨、天门冬氨酸氨基转移酶、血红蛋

白、酸性磷酸酶、红细胞计数、氨基酸、碱性磷酸酶、胆碱酯酶、铁、葡萄糖、低密度脂蛋白-胆固醇、白蛋白、IgG、胆固醇和总蛋白等。由高至低，女性比男性高的常见指标有：高密度脂蛋白-胆固醇、铜和网织红细胞等。

不同围生期的孕妇许多指标会发生生理性的变化。正常女性纤维蛋白原含量不能超过0.4g／L，而产前孕妇达到0.8g／L仍属正常之列。实验参考值的建立及其合理的应用也是与临床交流的主要内容。

与临床医生沟通的第三个问题是要求医生认真、完整地填写检验申请单，讲清每项填写的意义。特别是患者有可能干扰实验检查或检验结果的服药史、特殊的病理变化、与检验有关的既往史以及留取标本、送检标本的时间等。

（二）患者准备

所谓患者准备就是规范采集标本前患者的一切行为。采集检验标本之前，患者的生活起居、饮食状况、生理状态、病理变化、治疗措施等对标本的质量至关重要。

1. 饮食 一顿标准餐后，甘油三酯增加50%，天门冬氨酸氨基转移酶增加20%，胆红素、无机磷、钙、钠和胆固醇增加5%左右。饮食结构的不同，对上述指标的影响也是不同的。高脂肪饮食会使甘油三酯大幅度升高，高蛋白饮食会使氨、尿酸和尿素值升高较多。

2. 运动 运动消耗体内储存的ATP及通过有氧和无氧代谢产生的ATP，同时通过神经体液的调节，人体处于与静止时不同的状态。举一个极端的例子，比较马拉松运动员跑完一个马拉松全程45分钟后及比赛前一天的血样，发现钾、钠、钙、碱性磷酸酶、白蛋白、糖、无机磷、尿酸、尿素、胆红素、天门冬氨酸氨基转移酶均升高1倍以上，ATP肌酸磷酸激酶转移酶升高4倍以上。

为了避免对实验室检验结果的误差，将避免剧烈活动、禁食12小时后的采血作为标准。

3. 刺激物和成瘾性药物 刺激物和成瘾性药物通过各种复杂机制对人体产生多种影响，表现为多种实验室指标的升高或降低。比如咖啡因可使血糖、儿茶酚胺等升高，烟草的有效成分一氧化碳结合血红蛋白的增高进而使血红蛋白检测结果增高，酒精可使乳酸、尿酸升高，血糖减低等。因此：

（1）医生应嘱咐病人采血前4小时勿喝茶或咖啡、勿吸烟饮酒。

（2）尽量了解病人对刺激物（烟、酒、茶或咖啡）和成瘾性药物的接触史，供评价检验结果时参考。

（三）采集过程

标本采集过程是保证标本质量的关键环节，整个过程包括采集时间、采血姿势、止血带的使用、采集与收集标本容器的要求、采集标本量及抗凝剂或防腐剂的应用等。采集标本的时间对于检验结果的阳性率密切相关。许多激素在24小时内分泌量是不同的。促肾上腺皮质激素（adreno-cortico-tropic-hormone，ACTH）分泌峰值期在6~10小时，低值期为0~4小时，增加幅度为150%~200%。促甲状腺激素（thyroid stimulating hormone，TSH）则变化较小，峰值期在2~20小时，低值期7~13小时，增加幅度仅为5%~15%。由于血药浓度根据一定曲线规律衰减，采血进行药物监测时，应遵循以下两条原则：

（1）要了解药物的长期效应，应在药物的稳定期采血，通常在药物5个半衰期左右；

（2）要了解药物的峰值效应，通常在药物输液结束后1~2小时后采血（除地高辛和洋地黄毒苷要6~8小时后）。

用于血培养的血液应在估计寒战或体温高峰到来之前采集，因为细菌进入血流与寒战发作通常间隔1小时。但无论何时采集，血培养应该在使用抗生素之前。选择尿蛋白检查的肾炎患者，多使用青霉素治疗，注入的青霉素90%以上通过尿液排泄，而这些青霉素可干扰尿蛋白的检查（干化学法出现假阴性、磺柳酸法出现假阳性）。

对于有些检验指标来说，卧位采血与坐、立位采血结果是有区别的。坐、立位与卧位相比，静脉渗透压增加，一部分水从心血管系统转移到间质中去。正常人直立位时血浆总量比卧位减少12%左右。血液中体积>4nm的成分不能通过血管壁转移到间质中去，使其血浆含量升高5%~15%。常见的指标有：血红素、白细胞计数、红细胞计数、血细胞比积、总钙、天门冬氨酸氨基转移酶、碱性磷酸酶、甲状腺素、IgG、IgA、白蛋白、总蛋白、阿朴蛋白B、胆固醇、低密度脂蛋白-胆固醇、甘油三酯、蛋白AI。静脉压的改变又进一步导致血管活性物质的释放，直立位时，醛固酮、肾上腺素、血管紧张素和去甲肾上腺素都有7%~70%多少不等的升高。

止血带的使用也会改变静脉压力，从而引起与体位改变类似的检验指标改变。文献表明，使用止血带1分钟以内，血样中各检验指标（包括凝血因子V）没有明显改变。当患者浅表静脉不明显时，医护人员往往鼓励患者反复握拳以运动上臂，使静脉暴露更明显。比起静态采血，这种运动会使阈值上升0.8mmol／L。止血带压力过大或止血时间过长，可使血管内皮细胞释放组织型纤溶酶原激活物（tissue-type plasminogen activator，T-PA），使纤溶活性增强或加速血小板的激活及PF4分泌的增加。因此，①采血时，应尽量统一采血姿势；②应尽量在使用止血带1分钟内采血，看到回血马上解开止血带；③当需要重复使用止血带时，应使用另一上臂。

为了保证生物安全，所有采集标本的器皿均应加塞密闭，由于玻璃管壁带有负电荷，其细小的表面不整处可与细胞壁结合造成细胞溶解或由于细胞布朗运动的撞击造成溶血，因此注射器和管壁一定要光滑或使用塑料制品。收集血液的管子上面空间部分称之为"无效腔"。研究证明"无效腔"中的惰性气体及血液与"无效腔"管壁的接触摩擦可使血小板激活，后者可释放出PF4。PF4可中和试管内血液中的肝素致使人为的活化部分凝血活酶时间（activated partial thromboplastin time，APTT）检测结果缩短。

实验室发生显性溶血标本后，应及时与主管医生联系，区分是病理性溶血（血管内溶血）还是技术性溶血（由于操作技术或采血器具造成的体外溶血），结合临床情况和／或对触珠蛋白等敏感标记物的检测。如果排除了体内溶血，应将溶血标本弃置并记录，建议重新采血。如果不可能重新采血，应在检验报告中注明"标本发生溶血"，以及溶血对此项检验可能产生的影响。当肉眼未见溶血，但是乳酸脱氢酶、血红素、转氨酶或钾等值异常增高时，也应警惕是否发生了非显性溶血（血浆中血红蛋白含量小于300毫克／升肉眼观察不到的溶血）。

采血量对于某些实验项目要求严格，特别是进行凝血因子检查时。血液比例过高时，由于抗凝剂相对不足，血浆中出现微血凝块的可能性增加。微血凝块可能阻塞检测仪器，影响一些检验指标。

血液比例过低，抗凝剂相对过剩，对很多检验会造成严重影响。对于血液凝固实验来说，当血液和0.129M或0.105M枸橼酸钠的比例由9∶1降至7∶1时，APTT试验的结果就会由显著的延长；降至4.5∶1时，凝血酶原时间（prothrombin time，PT）试验结果就会由显著改变。这里特别要指出的所谓1∶9是指1份抗凝剂对9份红细胞比积正常的血液中的血浆而言。因此，当红细胞比积过高（大于70%）或过低（小于20%）时，就要调整抗凝剂的浓度，否则就会产生错误的结果。曾有研究证实一个比积为47%的正常人PT为11秒，APTT为33秒。如果此人比积变为20%，仍按1∶9比例，则PT为10秒，APTT为28秒；如果比积为70%以上，则PT为15秒，APTT为38秒。

用含有乙二胺四乙酸（ethylene diamine tetraacetic acid，EDTA）的管子采血后，血细胞的形态会发生改变，这种改变和时间及EDTA浓度有关。EDTA的最佳浓度是1.5毫克／毫升，如果血少，EDTA的浓度达到2.5毫克／毫升，中性粒细胞肿胀、分叶核消失，血小板肿胀、崩解，产生正常血小板大小的碎片，这些改变都会使血常规检验核血细胞计数得出错误结果。这一点在用血细胞自动分析仪时尤为重要。对于血培养而言，采血过少可降低培养的阳性率。文献报告当培养的血量从2毫升到20毫升时，血培养的阳性率增加30%～50%，因为培养量每增加1毫升，阳性率增加3～5%。

（四）标本的运输和储存

采血完成后，应尽量减少运输和储存时间，尽快处理，尽快检测，时间耽搁得越少，检验结果的可靠性就越高。因为标本储存时，血细胞的代谢活动、蒸发作用和升华作用、化学反应、微生物降解、渗透作用、光学作用、气体扩散等等，直接影响标本的质量。比如凝血Ⅷ因子、凝血Ⅴ因子极不稳定，随着时间的延长，保存环境温度的增高，凝血活性逐渐消失。曾有研究证实在32℃条件下保存的血浆，在6小时、12小时、24小时因子活性分别消失52%、41%和95%。即使在4℃冰箱中，活性也分别消失5%、55%和71%。因此，进行Ⅷ因子活性检查，应在采血后2小时内完成检测。如仍不能及时检查，应放在-8℃冰箱中保存。采血后血培养瓶和采血管应立刻送到临床微生物实验室，短期内置于室温不影响细菌检出，不要冷藏。如果血培养瓶在送往实验室之前不得已需要放置一段时间，应置于35℃～37℃孵箱中。但含血液的采集管不应置于孵箱中，因为若有细菌生长会释放出一些气体，致使采集管有破裂或渗漏的危险。

综上所述，全面质量管理是获得准确实验结果的重要保证。研究表明，检验前阶段所占时间占全部时间的57.3%。从取得标本到标本送达实验室，检验前阶段的质量控制是整个检验质量控制中一个容易被忽视却非常重要的环节。必须慎始敬重，认真对待每一个环节。如同一个链条的强度取决于它最脆弱的一环，一项检验的最终质量取决于误差最大的那个环节，标本从患者到实验室，环节众多，头绪繁复，必须步步谨慎。应树立"以人为本"的原则。以人为本就是要求临床医生熟悉患者的各种情况（病情、年龄、性别、嗜好等），要求检验人员对各种影响检验的因素全面系统的了解，要求采血人员操作规范化，完善制度，使用安全性好质量高的采血用品，保护医疗工作者和患者的安全。只有这样，才能保证高质量的标本、高质量的检验和对检验结果的准确评价。

三、分析中的质量控制

应包括标本前处理、分析过程、室内复核、登记及填发报告等。

（一）标本前处理

标本前处理包括标本的分离和保留。许多检验是测定血清或血浆的成分，都要求及时分离，以免细胞内物质渗入血清而改变其浓度。例如红细胞内钾及一些酶类都可溢入血清中，而使浓度假性升高。另一方面，由于红、白细胞酵解消耗了血清中的葡萄糖，可使血浆中的葡萄糖放置过久而降低。所以实验室应该在收到标本后，及时将血清与细胞分开。

在采血及分离过程中应尽可能避免溶血。溶血可发生在体内，也可体外，体外溶血常因采血或处理品不当造成人为的溶血。溶血后红细胞内含量高的成分进入血清而使测定结果偏高，相反细胞内含量过低的成分可使血清稀释而结果降低。另外游离的血红蛋白本身又可以干扰光学检测。甚至干扰测定反应过程（如使胆红素J-G法结果偏低）等等。所以应避免人为的溶血。

标本采集后应该及时检测，不要存放。放置时间对结果的影响因检测项目不同而异，也与保存条件有关。例如尿常规应在2小时内完成，否则应存放于冰箱内，但也须在4小时内检测完毕。不加氟化钠又未分离的血样本中葡萄糖将以每小时分解7%速度降低。测定酶活性的标本应及时检测。淀粉酶是最稳定的放置25℃一周或4℃下一个月内该酶仍稳定。测定ALT、AST的血清在4℃下也仅能保存三天-20℃可保存一个月。CK最不稳定，在室温下2～4小时后酶活力即明显下降，即使置4℃下24小时酶活力测定结果也有差异，其中CK-BB同工酶更不稳定，应即时检测。酸性磷酸酶只有将血清先酸化至pH6然后置冰箱才能使酶活性稳定，否则酶活性损伤很大。但也并不是所有测酶的血清存放在低温都可保存其活性，例如测定LD的血清存放冰箱中可使多个亚基解聚，使其活性明显下降，相反放在室温中24小时仍稳定。因此必须了解待测项目存放条件、温度、时间等。一般试剂盒的说明书及参考书内均有介绍，请仔细阅读，严格掌握。

（二）分析过程

分析过程的质量控制包括诸多环节，现仅就主要的简述如下。

1. 方法的选择和评价　实验室要想把质量放在首位，首先要选用一个可靠的检测方法，即有一定精密度和准确度的方法同一项目众多的方法中，应详细查阅文献，了解该项测定的方法学发展史，收集文献中对各种方法的评价。要注意各家报告中的差异。经过综合判断，结合本实验具体条件初选出几个方法供选择。方法的可靠性要用实验来评估，还要经过一段实际试用期复验，并参照临床的允许误差要求，判断这些特性引入误差的可接受性。

（1）精密度：即重复性试验，一般取几个有临床诊断意义的标本进行多次重复测定。可分批内和批间重复性，其标准差的大小反映该法在这个均值下的不精密度，常用随机误差表示。通常高浓度随机误差小而低浓度反之。批内重复性的变异系数要比批间小些。一个精密度较差的方法不可能获得正确的结果。

（2）灵敏度：是测定方法对检测分析浓度增量的能力。它和方法的精密度有关。例如某血细胞分析仪测定红细胞 $X=5.0\times10^{12}/L$，$s=0.1\times10^{12}/L$。其95%的可能性为 $X\pm1.96s$。如果只作一次测定，其最低值可为 $4.8\times10^{12}/L$，最高值为 $5.2\times10^{12}/L$。所以一次测定有能肯定期 $5.2\times10^{12}/L$ 的结果一定比 $4.8\times10^{12}/L$ 高。按正态分布，测定值如在 $X\pm2.58s$ 以外的可能性仅1%，因此该法的分析灵敏度是在这个浓度下重复测定标准差的2.58倍。

检测限度是实验的方法对最小分析量的检测能力，也是分析灵敏度的一种指标。例如联苯胺法对标准血红蛋白最小检出值为 $2mg/L$。而愈创木酯法约为 $10mg/L$，显然联苯胺法检测粪便隐血敏感得多。

（3）分析范围：是指使用该法可以测定到准确结果的浓度范围，可从标准曲线来估计，但要注意介质效应。例如尿蛋白定量测定中丽春红S法线性范围较窄（$0\sim1.0g/L$），而邻苯三酚红钼法线性范围相比之下较宽（$0\sim2.0g/L$）。

（4）特异性：测定方法最好只能检测某专一分析物，而对非分析物检测不出来。例如尿试带采用葡萄糖氧化酶法特异性较高，如用班氏法测尿糖，则除葡萄糖以外其他还原性物质均可呈假阳性反应，正因其特异性差，现已逐渐淘汰。同样用免疫法检测粪便中血红蛋白比化学法的特异性高。

（5）抗干扰能力：由于存在于标本或试剂中的其他物质干扰了该法的反应，例如病人服用的维生素C达到一定血浓度可干扰葡萄糖氧化酶过氧化物酶法，使血糖偏低，排泄尿中可干扰尿试带测定尿糖和隐血。常见的干扰物质有脂肪、蛋白质、血红蛋白、胆红素、药物、抗凝剂、防腐剂等。其带来的误差属恒定误差（constant error，CE）。

（6）介质效应：分析标本中除了分析物以外的所有其他组分称介质。介质效应是批分析方法对分析物测定时，介质参与反应的影响，它可以是加强反应，也可以抑制反应。从方法学来讲介质将近应并不是干扰。例如尿液质控物如用尿液为基质配制，或用水来配制，其效果稍有差异，以前者为好。生化测定中不少磁针准液是用白蛋白或血清配制，可使其介质效应与待测标本相似。

（7）回收试验：回收是将分析物定量加入被测标本中，分析所用方法对加入增量的实际检出能力。用回收率表示。回收率越接近100%越好。其误差比例误差（proportional systematic error，PE），也是系统误差（systematic analytical error，SE）之一。

（8）准确性估计：方法学对准确性的评估实际上是对该分析方法在使用测定结果可能具有不准确的估计。可用与公认的参考方法，一起测定40～200例标本，标本内分析浓度包括各种相关的疾病可能具有的浓度值，可用配对t检验，这种t检验只能说明两法均数处有无系统误差，并不说明其他浓度处两法比较情况，更不说明系统误差大小，另一种统计方法是直线回归，用y=bx+a表示。式中截距a反映恒定误差，斜率b和1的差（b-1）反映方法比较的比例误差。回归直线标准差sy／x是方法间随机误差的估计值。

（9）交叉污染：血细胞分析仪由于测定不同浓度样品或者流动经色池对依次呈色液进行比色，都可能发生交叉污染。为了了解分析过程中交叉污染程度，可先测高值样品3次，随即测定低值3次。然后按下列公式计算。目前已达到小于1%水平。

$$互染率（\%）= L1-L3 ／ H3-L3 \times 100$$

（10）总误差概念：在常规测定中每个标本测定结果均有误差，这个误差包括了对方法学评价时的各种类型的随机误差和系统误差，因此测定结果与真值的差异是随机误差和系统误差的总和，即误差。也可用TE=1.96s+（b×c+a）-xc表示（xc为标本某一浓度）。总误差必须在必须可接受的低水平范围内，这种检测方法才能用于常规检查。

试剂的稳定性也应属方法学的可靠性范畴。理想的试剂能在室温保存一年以上，现在不少采用冷冻干燥粉剂或液体试剂密闭保存在冰箱中，有效期也较长。可用保存不同时间的试剂对比，或通过在不同温度下的破坏性试验来核实试剂的保存期。

方法学评价中还应考虑其实用性，包括该法对仪器设备的要求；标本预处理要求；该法处理批量标本的速度；对操作人员业务水平的要求；对有效期控制的要求；试剂来源和保存条件；对环境有无污染和污物如何处理等，这些可从文献中了解，也可通过方法学的实验过程中认识和总结。另外还应考虑经济效益，可从该法成本进行经济效益分析，但还要考虑病人的承受能力，两者必须兼顾。

2. 试剂　包括试剂盒及培养基。试剂、标准品和培养基等的质量可直接影响检测结果。目前来源有二，一是自己配制，但必须有详细的研制记录，包括试剂规格、分子量、批号、厂名、称量、对水纯度的要求以及详细配制过程，还要有配制后的质量检测制度，如一般化学、物理性能以及特殊质量检查指标，前后试剂对比、阴阳性对照，以确保试剂及培养基的质量；二是向市场购买商品化的试剂盒和培养基。首先应向持有三证的商家购买。要检查试剂盒上有批准文号、生产文号等标志，经常了解卫健委临床检验中心及当地临检中心发布抽检质量公告。购买回来后还应进行科学实验以验证其与产品质量要求是否相符。一旦认可使用，请勿轻易更换试剂盒及培养基。试剂盒应按要求妥善保藏，专人保管，在有效期内使用。

3. 操作规程　方法确定后严格遵守操作规程是操作者必须遵守的法规，不得任意更改。凡需修改必须经过科学实验、统计处理，证明修改后比原来更精密准确，误差更小。每项检验均应有操作卡。操作卡内容应包括：检验项目全称及缩写名词、方法原理、对标本的要求、仪器、试剂、操作步骤、线性范围、计算公式、报告方法和单位、注意事项、参考值、临床意义、参考文献、编写者、审校者、建立和使用日期等内容。

4. 仪器设备　随着经济发展，实验室仪器设备的更新换代，自动化仪器代替现有操作，使精密度得到提高，这是发展的趋势。但是仪器要有人去操作、调试和保养，使仪器处于最佳状态下运转，才能取得最好的检测结果。如果只知使用，无人过问保养工作，仪器处于不正常运转状态，将造成一大批报告的系统误差，直接危害患者的安危，这种失误将比人工操作更大。对实验室量具的定时鉴定、调校，也不可忽视。

5. 实验室用水　水质的好坏直接影响试剂的质量，也影响检测准确性和精密度。习惯上以制备方法来分，如蒸馏水、去离子水、超纯水等。这些并不能反映水的质量，只能说明制备方法，统称纯水。在临床实验室使用的纯水，严格地说仍是一种含一定杂质的不纯水，但杂质的多少判别很大。

应根据实验需要而采用不同级别的纯水，NCCLS原则上规定实验中只用Ⅰ级、Ⅱ级纯水。Ⅲ级纯水只用于玻璃器皿的洗涤，但器皿最后一次冲洗还要采用与试剂或实验要求相同规格的纯水。Ⅰ级纯水用于要求干扰最少、准确度和精密度最高的实验，如微量元素测定、酶活力测定、电介质测定和配制各种参比液。Ⅰ级纯水应新鲜制备及时使用。Ⅱ级纯水用于大多数未定Ⅰ级用水的实验。同样Ⅱ级纯水贮存期应尽量缩短，并防止在贮存中或运输中受到化学物品或微生物的污染。Ⅲ级纯水可用定性检验。一般纯水质量检查侧重在电阻碍率、可溶性硅和细菌含量，也可因不同要求加测专项检验。我国有注射用水标准，请参阅中华人民共和国药典。

6. 室内质量控制　系指一个实验室内部对所有影响质量的各个节进行系统控制。目的是控制本试验室常规工作的精密度，提高常规工作前后的一致性。室内质控走过从自我控制到现代化质控的两个阶段。前者受工作人员的责任感、工作经验和业务知识的制约，一般采用加入阴阳对照以观察试剂是否失效或重复检查的办法。1950年Levy首先用冰冻血清随常规工作一起做重复试验，将现代工业质量管理上的某些理论应用到生化检验中，并设计一种质控图，以发现日间和批间的变异衡量质控结果、决定能否发出该批报告，同时诊断完善质控物的稳定性，为室内质控提供了物质基础。我国是从20世纪60年代末开始自制简易质控血清，开始临床化学的室内质控。1978年由原卫生部临床检验中心举办多期补习班，为全国培养了大批骨干，从此生化室内质量控制在各省迅速开展，为室间质量评价奠定了基础。近年来由于计算机技术的普及和发展，国内已开发了一些室内质控的软件，可很快地处理大量的数据，并作出正确的评价。室内质控从临床化学检验开始，扩大到微生物检验、免疫学检验、血液学检验、输血学检验等各个领域。具体的室内控方法，将在各专业教材中详细介绍，室内质控贵在坚持，重在不断总结提高。

7. 室内质量评价 20世纪70年代初国内有的单位参加了世界卫生组织的临床化学室间质间评价活动。以后上海、北京相继成批生产了冻干质控血清。20世纪80年代初由原卫生部临床检验中心正式组织全国性的临床化学室间质量评价活动。现已扩展到细菌、免疫、血液和治疗药物监测等领域的全国性室间质评。同时各省也相继成立了省临床检验中心，组织基层空间质量评价活动，从而把我国的医学检验质量提高到一个新水平。尽管如此，应该看到我国和国际先进水平相比，还存在着不小的差距，要靠大家提高质量意识，学习和提高质量管理方法，扎扎实实地做好室内质控，实事求是地参加室间质评，认真地研究反馈回来的信息，发现问题，采取相应措施，使实验室结果真正达到准确、可靠、及时、可控的要求。

室间质评的评分方法，各专业、各项目之间也不相同，现介绍常用的评分方法如下：

（1）变异百分数（variation，V）

$$V=X（测定值）-靶值×100$$

根据变异百分数大小来评分，相对偏差越小，表示成绩越好。

（2）变异指数分值（variance index score，VIS）

$$VIS=V（该项目变异百分数）/CCV（该项目选定变异百分数）×100$$

VIS分值勤<80属成绩优秀；80～150为可接受水平；VIS分值>150为不及格。总之，VIS分值越小成绩越好。

（3）变异指数分值移动总均值（overall mean running variance index score，OMRVIS）：是取最近30个VIS的均值，这可反映该实验室提高或下降的总趋势。

（4）偏差指数（deviation index，DI）：先计算出均数及标准差，把超过2秒的结果除去后，重新计算出均数及标准数。

$$DI=测定值-m/s^2$$

如DI≤0.5为优秀；0.5为不合格。目前国内临床血液学检验采用简化的DI计算法。

$$DI（Hb）=测定值-靶值/靶值×100\%/5\%$$

$$DI（WBC）=测定值-靶值/靶值×100\%/10\%$$

$$DI（RLt）=测定值-靶值/靶值×100\%/15\%$$

$$DI（Reti）=测定值-靶值/靶值×100\%/25\%$$

（三）室内复核

复核报告是实验室质控小组应进行的工作之一。每天负责检查室内质控是否在允许的误差范围内，核对有无漏项，与临床诊断有无矛盾，如尿素氮正常而肌酐异常、糖尿病患者血糖不高、黄疸待查患者血清胆红素无异常等，一旦发现问题，及时复查标本，把差错消灭在发报告之前。检查以后应加盖制裁控章以示郑重和负责。

国外有关部门还规定临床实验室要将有已检查过的样品存放在-70℃大冰闸内，3个月内随接受有关部门抽样复查，观察结果是否一致。

（四）填发和登记报告

检验报告单是传送信息的一种主要形式和文书，是临床医师诊治患者的重要依据，从某种意义上讲它还具有法律效力，也是检验工作人员辛勤劳动的成果。因此必须重视报告单填写、签发和登记。具体要求如下：

1. 准确真实　这是填写报告单的基本要求，不能有差错，与日俱增不能作假报告，一定要实事求是。

2. 简洁易辨　报告内容简明扼要、一目了然、字体端正、字迹清楚、凡加盖图章者要求字字明显。凡书写错误不得任意涂改，必须贴上白纸，重新正确填写、并加盖质控章或公章。凡热敏纸打印的结果不能当正式报告贴在公验单上，因热敏报告单上字迹会褪掉不利于保存。

3. 报告规范　项目缩写法定计量单位的使用，结果有将近数和最小量值均应符合规范。凡新开项目或不常用项目应有中英文及缩写对照，并注明参考值。凡涉及阴阳性结果时，最好阳性图章用红印油。阴性图章用蓝印油，以示区别。

4. 填写全面　报告单上各项必须逐项填写，不论临床医师或实验室工作人员均应遵守。注意标本采集，收到标本及签发报告的日期和时间。急症报告单还要求记录电话报告时间和接电话人的姓名，以明确责任。

实验室必须有各种分类结果记录本，要求保存5年不但可供随时查询需要而且是回顾性资料分析的依据。有条件单位还可建立住院病人个人检测结果登记卡，以便了解前后结果。目前国内临床实验室已开始电脑管理网络化，仪器与计算机联接。临床随时通过联机网络检索查询报告，了解病人某项目结果动态趋势分析图，随时观察实验室质控记录与图表。还可以进行各种统计，大大提高实验定管理效率。

四、分析后质量控制

（一）认真审核测定结果

认真仔细地对每个测定结果进行分析和审核是发出正确检验报告的重要环节。审核结果主要是对异常结果的分析取舍，例如：假性结果、酶类多相增高个别降低接近零值，往往提示酶活力过高导致酶反应底物耗尽，应检查反应进程曲线加以判断；葡萄糖、HCO_3^-过低，同时K^+过高，往往是标本未经分离放置时间过长所致；过低值、负值的肌酐、尿酸结果，往往提示黄疸血清标本；多相分析结果过低，往往提示标本稀释或由于标本中有纤维蛋白凝块，吸样针部分堵塞加样不足所致。对上述异常结果，要认真分析复查，必要时与临床取得联系，重新采血送检。另外，对于经常检查的病人要充分利用计算机的储存和查询功能，对比前后的测试结果，对某些急诊项目，如血钾、血糖、血钙，遇到特别异常结果要与临床医师及时取得联系，以便对病人紧急处置。血液标本测定完毕，应在室温至少保留48小时，以备临床医师对检验结果有疑惑的复查、核对之用，这对寻找检验结果出错原因很有好处。

（二）重视临床医师和病人对检验结果的投诉

在实际工作中，我们经常遇到医师或病人对检验结果的投诉，对之应十分重视，对反映的质量问题要认真检查分析，首先，应检查室内质控图，观察是否存在明显的偏移和变异倾向，如果质控品测定结果在控，就应查找分析过程之外的因素。如某病区反映病人的血钾偏高，检查室内质控图无明显异常，且其他病人无此现象，仔细查找原因是该病区护士误在输钾的一侧采血所致。其次，急诊与常规测定结果不一致经常是临床医师和病人投诉的内容，为此，我们应制定急诊仪器与常规仪器的定期校准制度。

总之，我们要对临床医师和病人的质量投诉有一个正确的认识，每个投诉都可能使我们追踪到一个产生误差的因素，使我们不断完善制度，从而推动检验质量的提高。

（三）注重与临床科室的信息沟通

与临床科室的信息沟通在分析后质量管理中具有重要作用。因为无论实验室质控工作做得多好，最终仍要看是否满足了临床需要，尽管这种反馈信息有时是以质量投诉的形式出现，我们也要正确对待。如果检验结果不准确，我们就应整改，消除导致结果不准确的因素，如果检验结果没有问题，则提示临床应从患者及其病情变化加以考虑。通过此类信息的相互沟通，医-检双方的服务水平都会得到不断提高，最终惠及病人，使其获得高质量的医疗服务。

综上所述，从临床医师开单申请检验开始至实验室完成检测，以及登记、审核、发出报告和报告处理等全过程中一系列保证检验质量的方法和措施做好了，我们就能取得一份准确的检验结果，从而得到广大临床医师和患者的信赖，更好地为临床和患者服务。

第二章　临床体液学检验

第一节　尿液一般检验

一、尿标本种类

（一）晨尿

晨尿即清晨起床后第一次排尿时收集的尿标本，即为首次晨尿。这种标本尿较为浓缩，可用于肾脏浓缩能力评价。首次晨尿常偏酸性，其中的血细胞、上皮细胞、病理细胞、管形等有形成分，以及人绒毛膜促性腺激素（human chorionic gonadotropinHCG）等的浓度较高。

（二）随机尿

这种标本不受时间限制，但此尿标本，仅反映某一时段的现象，且易受多种因素（如运动、饮食、用药、情绪、体位等）的影响，可致尿检成分浓度减低或增高。

（三）计时尿

按特定时间采集尿标本。

1. 3小时尿　选择采集上午6～9时之间3小时内的尿液标本，用于定量分析1小时尿液中有形成分的排除率。

2. 餐后尿　通常收集午餐后至下午2时的尿。有利于检出病理性糖尿、蛋白尿或尿胆原。有助于肝胆疾病、肾脏疾病、糖尿病、溶血性疾病等的临床诊断。

3. 24小时尿　患者上午8时排尿一次，将膀胱排空，弃去尿，此后收集各次排出的尿，直至次日上午8时最后一次排尿的全部尿。尿中某些成分24小时不同时间内的排泄浓度不同，如肌酐、总蛋白质、电解质等，为了较准确地定量分析这些成分，必须采集24小时尿。适用于Addis技术和尿中化学成分、激素等的定量检查。需要全部尿量，也可将标本混合均匀，精确测量尿量和记录尿量，然后取其中约50ml送检。

4. 特殊试验尿

（1）尿三杯试验：多用于男性下尿路及生殖系统疾病定位初步判断。

（2）耐受性试验尿：如经前列腺按摩后排尿收集尿标本。

二、尿标本采集要求

（一）容器要求

应为清洁、干燥、无渗漏、容量在10ml以上的大口容器，最好为一次性有盖容器。容器上有标签，可供标记患者姓名、病历号、收集日期等。

（二）标本采集法

自然排尿法，晨尿或随机尿标本建议采集中段尿标本，以防止尿道口分泌物的污染，特别是女性患者易受阴道分泌物污染。

（三）无菌尿标本采集

女病人先用肥皂水或1：1000高锰酸钾水溶液冲洗外阴部及尿道口；男病人应翻转包皮冲洗，用2%红汞或1：1000新洁尔灭消毒尿道口，再用无菌纱布或干棉球拭干，叫病人排尿。将尿液分成三段，第一段排掉，收集中段尿3~5ml流入试管中，立即加塞盖好送检。婴儿则先消毒其阴部，将无菌小瓶直接对准尿道以胶布粘上固定于皮肤，待排尿后立即送检。

三、尿液标本的运送

标本保存时尽量不要使用防腐剂。在标本收集后2小时之内无法进行尿液分析，且尿液中所要分析的成分不稳定，可加入特定的化学防腐剂。

四、尿液理学检查

（一）尿量

尿量一般指24小时内排出到体外的尿液总量，在某些情况下也指每小时排出体外的尿量。

1. 参考值

1~2天：15~30ml/24h

3~10天：100~300ml/24h

10天至2个月：250~450ml/24h

2个月至1岁：400~500ml/24h

1~3岁：500~600ml/24h

3~5岁：600~700ml/24h

5~8岁：650~1000ml/24h

8~14岁：800~1400ml/24h

成人：1000~2000ml/24h（白天尿量与夜间尿量之比为3：1~4：1）

2. 临床意义

（1）多尿：24h尿量>2.5L为多尿，可因饮水过多，特别是饮茶、咖啡及服用利尿剂或静脉输液所致。病理性多尿主要见于糖尿病的溶质性利尿、尿崩症以及各种原因所致早期肾浓缩功能障碍。

（2）少尿：24h尿量＜0.4L为少尿，见于脱水、血浓缩、急性肾小球肾炎少尿期、休克及急性心功能不全等。

1）肾前性少尿：如严重脱水与电解质紊乱（腹泻、呕吐、大面积烧伤、大出血等）、心力衰竭、休克、低血压、肾动脉栓塞或受压迫、进行性水肿、渗出液或漏出液水肿潴留期、重症肝病与肝硬化腹腔积液、急性发热性疾病。

2）肾性少尿：如严重急性肾炎、急性或慢性肾衰、急性肾小管坏死，急性间质性肾炎、急性重症肾盂肾炎、流行性出血热、恶性肾硬化、肝肾综合征、肾毒性物质损害、慢性肾炎、肾皮质或髓质坏死、肾移植术后排斥反应。

3）无尿或尿闭：平均24小时尿量少于100ml，或12小时内完全无尿。见于尿路梗阻引起的严重的坏死性肾乳头炎、严重肾炎、急性肾衰及急性血管内溶血等。

（二）尿液的颜色和透明度

尿液颜色与尿色素、尿胆素、尿胆原及尿卟啉有关，还与食物、药物、饮水及尿液浓缩程度有关。尿液透明度与尿液中所含混悬物质的类别和量有关，通过观察尿色和透明度可初步了解尿中所含物质情况。

1. 参考值　正常人尿液是淡黄色，清晰透明的液体。

2. 临床意义

尿液呈红色：可能是血尿或血红蛋白尿，或肌红蛋白尿。每升尿液含血量超过1ml，尿液可呈棕红色洗肉水样，称为肉眼血尿，卟啉症尿液中存在尿卟啉，放置后可呈红色，服用酚酞的尿液可呈粉红色，服用汞溴红，苯妥英，抗胆碱药，双噻甲哌啶，柔红霉素，阿霉素等药物以及某些食用色素后，尿液可呈红色，尿液呈红褐色亦可见于服用去铁胺，甲硝唑等药物。

尿液呈黄褐色：见于黄疸胆红素尿，也可见于服用大黄，维生素B_2等药物，还可见于有大量尿酸沉淀的尿液，可在冷天小儿尿中出现。

尿液呈橘黄色：可见于失水或高热，或直接尿胆素过多，服用利福平可使尿液呈橙红色，服用番泻叶可使尿液呈黄红色。

尿液呈暗褐色，酱油色或褐色：见于酸性血尿，酸性血红蛋白尿，木榴油，水杨酸，苯脂或间苯二酚中毒，服用左旋多巴，氨苯蝶啶，甲基多巴等药物可使尿液呈褐黑色。

尿液呈绿色：见于服用亚甲蓝，靛卡红后，胆红素尿放置过久氧化为胆绿素时也使尿液变绿，服用甲氧阿利马嗪可使尿液呈茶绿色。

尿液呈乳白色：见于乳糜尿，脓尿，含磷酸盐沉淀尿。

尿液呈蓝色：见于亚甲蓝，尿蓝母的尿液。

尿液几乎无色：见于糖尿病，尿崩症，肾萎缩，多囊肾等病。

五、尿液化学检查

尿常规检查以取晨尿为佳，但晨尿不是第一次尿，应于清晨5~6点排出夜尿后，经过1个多小时后，再取排出的尿，此时尿液无污染，尿液也是浓缩的，能反映尿中的真实情况，并可提高阳性检出率。尿常规主要检查的是尿比重、白细胞、红细胞、上皮细胞及管型、尿蛋白、尿糖、隐血、酮体及胆红素等。

（一）尿液干化学分析

1. 酸碱度（pH）

（1）参考值：6.0（范围4.6~8.0之间）

（2）临床意义：

1）受饮食影响大，强酸性尿见于代谢性酸中毒、糖尿病酮症酸中毒、痛风及服用酸性药物等。强碱性尿见于代谢性碱中毒、应用碱性药物后。

2）肾小管性酸中毒时，给予酸碱负荷后因不能排酸（Ⅱ型）或回吸收碱（Ⅰ型），使尿不能达到应有的酸度而呈中性或弱碱性。

2. 比密（specific gravity，SG）

（1）参考值：1.015~1.025（范围1.003~1.035）新生儿：1.002~1.004

（2）临床意义：尿比重的高低随尿中水分、盐类及有机物含量而异，病理情况下还受蛋白、尿糖及细胞成分等影响。尿比重的数值可粗略地反映肾小管的浓缩稀释功能。

3. 尿蛋白质（protein，PRO）

（1）参考值：

1）定性试验：阴性（磺基水杨酸法、加热乙酸法、蛋白试带法）

2）随意一次尿：0~80mg／L

3）24h尿蛋白定量：20~80mg／24h（双缩脲法、考马斯亮蓝法、丽春红S法、邻苯三酚红钼法）

（2）临床意义：

1）蛋白质定性试验呈阳性反应即称为蛋白尿，蛋白尿定量时蛋白质＞100mg／L或＞150mg／24h

2）肾小球性蛋白尿：尿蛋白含量＞2g／24h。主要见于肾小球疾病，如急性肾小球肾炎等。

3）肾小管性蛋白尿：尿蛋白含量＜1g／24h。常见于肾盂肾炎，间质性肾炎、肾小管性酸中毒，重金属（汞、镉、铋）中毒，应用庆大霉素、多粘菌素B及肾移植术后发生排异反应等。

4）混合性蛋白尿：肾脏病变同时累及肾小球与肾小管。见于慢性肾小球肾炎和慢性肾盂肾炎等。

+ 5）溢出性蛋白质：尿中出现大量低分子量蛋白质，如多发性骨髓瘤、原发性巨球蛋白血症，常出现本-周蛋白尿；骨骼肌严重损伤及大面积心肌梗死时，常见肌红蛋白尿；血管内溶血出现肌红蛋白尿。

6）生理性蛋白尿：因各种体内外环境因素对机体影响而导致的蛋白尿。

①功能性蛋白尿：指剧烈运动、发热、低温刺激、精神紧张、交感神经兴奋所致暂时性、轻度的蛋白尿。定性一般（±～＋）。

②立体性蛋白尿：因直立体或腰部前突引起的蛋白尿，晨尿定性常（－），直立若干时间后尿蛋白（＋＋）～（＋＋＋）。

4. 尿葡萄糖（glucose，GLU）

（1）参考值：定性试验为阴性。

定量试验：初生儿　＜1.11mmol／L

　　　　　　儿童　　＜0.28mmol／L

　　　　　　成人　　0.56～2.8mmol／24h

（2）临床意义：增加见于糖尿病、肾糖阈减低。

5. 尿酮体（ketone，KET）

（1）参考值：阴性（Rothera法）。

（2）临床意义：阳性见于糖尿病酮症酸中毒、妊娠剧烈呕吐、子痫、禁食过久及全身麻醉后。

6. 尿胆红素（bilirubin，BIL）

（1）参考值：阴性（Harrison法）。

（2）临床意义：阳性见于阻塞性黄疸、胆石症、胆道肿瘤、胰腺肿瘤、肝硬化、肝炎。

7. 尿胆原（urocholangiogen，URO）

（1）参考值：阴性或弱阳性（1∶20稀释后即呈阴性）（Ehrlich法）。

（2）临床意义：阳性见于溶血性贫血、疟疾、严重烧伤所致黄疸肝细胞严重受损。

8. 尿胆素（urobilin，URB）

（1）参考值：阴性或弱阳性（Schlesinger法）。

（2）临床意义：同尿胆原。

9. 尿亚硝酸盐（Urinary nitrite，U-NIT）

（1）参考值：新鲜尿为阴性。

（2）临床意义：阳性见于泌尿系大肠埃希菌属感染，如膀胱炎、肾盂肾炎。

六、尿液有形成分分析

（一）尿液细胞成分检测

尿沉渣中细胞可见红细胞、白细胞、吞噬细胞、上皮细胞等。

1. 红细胞　正常人尿中排出红细胞甚少，24小时尿中排出红细胞数多不超过100万，红细胞为尿沉渣成分中最重要者，成人每4～7个高倍视野可偶见一个红细胞，如每个视野见到1～2个红细胞时应考虑为异常，若每个高倍视野均可见到3个以上红细胞，则诊断为镜下血尿。

新鲜尿中红细胞形态是鉴别肾小球源性和非肾小球源性血尿的重要价值，因此除注意尿中红细胞数量外还须注意其形态，用相差显微镜观察，可将尿中红细胞分成以下三种：

均一红细胞血尿：红细胞外形大小正常，在少数情况下也可见到丢失血红蛋白的红细胞或外形轻微改变的棘细胞，总之红细胞形态较一致，整个尿标本中不超过两种以上的红细胞形态类型。

变形红细胞血尿：红细胞大小不等，外形呈两种以上的多形性变化，常见以下形态：胞质从胞膜向外突出呈相对致密小泡，胞膜破裂，部分胞质丢失；胞质呈颗粒状，沿细胞膜内侧间断沉着；有皱缩的红细胞及大型红细胞，胞质沿结样沉着；细胞的一侧向外展，类似葫芦状或发芽状的酵素养菌状；胞质内有散在的相对致密物，成细颗粒状；胞质向四周集中形似炸面包圈样，以及破碎的红细胞等。

混合性血尿：为上述两种血尿的混合，依据其中哪一类红细胞超过50%又可分为以变形红细胞为主和以均一红细胞为主的两组，肾小球源性血尿多为变形红细胞血尿，或以其为主的混合性血尿，可通过相差显微镜诊断与肾活检的诊断符合率可达96.7%；非肾小球疾病的血尿则多为均一性血尿，与肾活检诊断符合率达92.6%。如果进一步用扫描电镜观察血尿标本，可更敏感地观察到红细胞表面的细微的变化，如红细胞有帽状、碗状、天面折叠、荷叶状、花环状等，即使红细胞有轻微的形态变化也可查出。

（1）参考值：混匀一滴尿：0～偶见／HPF　　离心尿：0～3／HPF

（2）临床意义：正常人特别是青少年在剧烈运动、急行军、冷水浴、久站或重体力劳动后可出现暂时性镜下血尿，这种一过性血尿属生理性变化范围。女性患者还应注意月经污染问题，应通过动态观察加以区别。

（3）引起血尿的疾病很多，可以归纳为三类原因：

1）泌尿系统自身的疾病：泌尿系统各部位的炎症、肿瘤、结核、结石、创伤、肾移植排异、先天性畸形等均可引起不同程度的血尿，如急、慢性肾小球肾炎，肾盂肾脏炎，泌尿系统感染，肾结石，肾结核等等都是引起血尿的常见原因。

2）全身其他系统的疾病：主要见于各种原因引起的出血性疾病，如特发性血小板减少性紫癜、血友病、DIC、再生障碍性贫血和白血病合并有血小板减少时；某些免疫性疾病如系统性红斑狼疮等也可发生血尿。

3）泌尿系统附近器官的疾病：如前列腺炎、精囊炎、盆腔炎等患者尿中也偶尔见到红细胞。

2. 白细胞　尿中白细胞除在肾移植术后发生排异反应及淋巴性白血病时可见到淋

巴细胞外，一般主要的是就中性分叶核粒细胞而言，尿中的白细胞来自血液，健康成人尿中排出白细胞和上皮细胞不超过200万／24小时，因此在正常尿中可偶然见到1~2个白细胞／HPF，如果每个高倍视野见到5个白细胞为增多，白细胞体积比红细胞大，呈圆球形，在中性、弱酸性或碱性尿中均见不到细胞核，通过染色可清楚地看到核结构。炎症时白细胞发生变异或已残废，其外形变得不规则，结构不清，称为脓细胞。尿标本久置室温后，因pH渗透压等改变，白细胞也可产生退行性变，难以与脓细胞区别，故有人认为区别尿中白细胞与脓细胞并无实际意义，而其数量多少更为重要。急性肾盂肾炎时，在低渗条件下有时可见到中性粒细胞内颗粒呈布朗分子运动。由于光折射，在油镜下可见灰蓝色发光现象，因其运动似星状闪光，故称为闪光细胞（glitter cell）。

临床意义：

（1）泌尿系统有炎症时均可见到尿中白细胞增多，尤其在细菌感染时为甚，如急、慢性肾盂肾炎、膀胱炎、尿道炎、前列腺炎、肾结核等；

（2）女性阴道炎或宫颈炎、附件炎时可因分泌物进入尿中，而见白细胞增多，常伴有大量扁平的上皮细胞；

（3）肾移植后如发生排异反应，尿中可出现大量淋巴及单核细胞；

（4）肾盂肾炎时也偶见到；

（5）尿液白细胞中单核细胞增多，可见于药物性急性间质性肾炎及新月形肾小球肾炎；急性肾小管坏死时单核细胞减少或消失；

（6）尿中出现多量嗜酸性粒细胞时称为嗜酸性粒细胞尿，可见于某些急性间质性肾炎患者；药物导致变态反应，在尿道炎等泌尿系其他部位的非特异性炎症时，也可出现嗜酸性粒细胞尿。

3. 吞噬细胞 吞噬细胞比白细胞大，为含吞噬物的中性粒细胞，可见于泌尿道急性炎症如急性肾盂肾炎、膀胱炎、尿道炎等，且常伴有白细胞增多。

4. 上皮细胞 尿中所见上皮细胞由肾小管、肾盂、输尿管、膀胱、尿道等处脱落掉入。肾小管为立方上皮，在肾实质损伤时可出现于尿中。肾盂、输尿管、膀胱等处均覆盖移行上皮细胞。尿道为假复层柱状上皮细胞，近尿道外口处为复野扁平上皮细胞所覆盖。在这些部位有病变时，尿中也会出现相应的上皮细胞增多。男性尿中偶尔见到前列腺细胞。

临床意义：

（1）扁平鳞状上皮细胞（pavement epithelium）：正常尿中可见少量扁平上皮细胞，这种细胞大而扁平，胞质宽阔呈多角形，含有小而明显的圆形或椭圆形的核。妇女尿中可成片出现，无临床意义，如同时伴有大量白细胞应注意泌尿生殖系炎症，如膀胱、尿道炎等。在肾盂肾炎时也增多，肾盂、输尿管结石时也可见到。

（2）移行上皮细胞（transitional epithelium）：正常时少见，有多种形态，如呈尾状称尾状上皮，含有一个圆形或椭圆的核，胞质多而核小，在肾盂、输尿管或膀胱颈部炎症时可成片脱落，但其形态随脱落部位而稍有区别。

（3）肾小管上皮细胞（renaltubular epithelium）：来自肾小管，比中性粒细胞大1.5~2倍，含一个较大的圆形胞核，核膜很厚，因此细胞核突出易见，在尿中易变性呈不规则的钝角状。胞质中有小空泡，颗粒或脂肪小滴，这种细胞在正常人尿中极为少见，在急性肾小管肾炎时可见到；急性肾小管坏死的多尿期可大量出现。肾移植后如出现排异反应亦可见脱落成片的肾小管上皮细胞。在慢性肾炎、肾梗死、充血性梗阻及血红蛋白沉着时，肾小管上皮细胞质中如出现含铁血黄素颗粒者称为复复粒细胞，普鲁士蓝染色阳性，如为脂肪颗粒应用脂肪染色来区别。

（4）非典型细胞：尿中如见脱落细胞时，应注意用染色方法来鉴别非典型细胞，如老年无痛性血尿出现的恶性肿瘤细胞等

（5）人巨细胞病毒（human cytomegalic virus，HCMV）包涵体：HCMV为一种疱疹病毒，含双股DNA，可通过输血、器官移植等造成感染。婴儿可经胎盘、哺乳等感染，在尿中可见含HCMV包涵体的上皮细胞，此外不可用聚合酶链式反应（polymerase chain reaction，PCR）技术检测尿中是否有HCMV-DNA。

（二）尿液管型检查

管型（casts）为尿沉渣中有重要意义的成分，它的出现往往提示有肾实质性损害。它是尿液中的蛋白在肾小管、集合管内凝固而形成的圆柱状结构物，故又称圆柱体。管型的形成必须有蛋白尿，其形成基质物为Tamm-Horsfall糖蛋白。1966年Mcqueen用荧光抗体法进一步证实，血浆中各种分子量不同的蛋白质都能以颗粒形式凝聚在透明管型的基质上。在病理情况下，由于肾小球基底膜的通透性增加，大量蛋白质由肾小球进入肾小管，在肾远曲小管和集合管内，由于浓缩（水分吸收）、酸化（酸性物增加）和软骨素硫酸酯的存在，蛋白在肾小管腔内凝集、沉淀、形成管型。

管型形成的必要条件是：

（1）蛋白尿的存在（原尿中的白蛋白和肾小管分泌的T-H蛋白）。

（2）肾小管有使尿液浓缩酸化的能力，同时尿流缓慢及局部尿液积滞，肾单位中形成的管型在重新排尿量随尿排出。

（3）具有可供交替使用的肾单位。

因尿液通过炎症损伤部位时，有白细胞、红细胞、上皮细胞等脱落黏附在处于凝结过程的蛋白质之中而形成细胞管型。如附着的细胞退化变性，崩解成细胞碎屑，则形成粗或细颗粒管型。在急性血管内溶血时由于大量游离血红蛋白从肾小球滤过肾小管内形成血红细胞蛋白管型。如所含上皮细胞出现脂肪变性，形成脂肪管型，进一步变性可形成蜡样管型。根据管型内含物的不同可分为透明、颗粒、细胞（红细胞、白细胞、上皮细胞）、血红蛋白、脂肪、蜡样等管型。还应注意细菌、真菌、结晶体及血小板等特殊管型。

1. 透明管型　透明管型（hyalinecasts）主要由T-H蛋白构成，也有白蛋白及氯化钠参与。这种管型呈规则的圆柱体状、无色、半透明、两端钝圆、质地菲薄但也有少许的颗粒及少量的细胞黏附在管型外或包含于其中。透明管型一般较狭窄而短，但也有形态较大者，多呈直形或稍弯曲状。观察透明管型应将显微镜视野调暗，否则易漏检。在正常人浓缩尿中偶尔可见到。12小时尿液中少于5000个。

在剧烈运动、发热、麻醉、心功能不全时，肾受到刺激后尿中可出现透明管型。大量出现见于急、慢性肾小球肾炎、肾病、肾盂肾炎、肾瘀血、恶性高血压、肾动脉硬化等疾病。急性肾炎时透明管型常与其他管型并存于尿中，慢性间质性肾炎患者尿中可持续大量出现。

2. 细胞管型　细胞管型（cellularcas ts）为含有细胞成分的管型，按细胞类别可分为红细胞管型、白细胞管型及上皮细胞管型。

（1）红细胞管型（Rsd Cell Casts）：为蛋白基质中嵌入红细胞所致，红细胞常互相粘连而无明显的细胞分界线，有时甚至残损不全。当红细胞形态完整时易于识别，有时可因溶血在染色后仅见红细胞残影，如红细胞已崩解破坏，使管型基质呈红褐色后称"血液管型"或"血红蛋白管型"。尿中见到红细胞管型，提示肾单位内有出血，可见于急性肾小球肾炎、慢性肾炎急性发作。

血红蛋白管型也可见于血型不合输血后溶血时以及急性肾小管坏死、肾出血、肾移植术后产生排异反应时。在系统性红斑狼疮及其他胶析性能疾病、肾梗死、肾静脉血栓形成等情况时红细胞管型也可能是唯一的表现。

（2）白细胞管型（leucocytes casts）：管型内含有白细胞，由退化变性坏死的白细胞聚集而成，可单独存在，或与上皮细胞管型、红细胞管型并存。当不染色时在普通光镜下难以与上皮细胞区别，染色标本可仔细观察核及胞质。过氧化物酶染色呈阳性，此种管型表示肾实质有细菌感染性病变。可结合临床患者有无感染症状给予诊断，常见于急性肾盂肾炎、间质性肾炎等，有红斑狼疮肾炎患者亦可见到。

（3）肾上皮细胞管型（renal epithelial casts）：管型内含肾小管上皮细胞。酯酶染色呈阳性，过氧化物酶染色呈阴性，据此可与白细胞管型鉴别。此类管型常见于肾小管病变如急性肾小管坏死、子痫、重金属、化学物质、药物中毒、肾移植后排异反应及肾淀粉样变性等。

有时管型中的细胞成分难以区别，可笼统称为细胞管型，必要时亦可借助化学染色来区别，在DIC时，尿中可出现血小板管型，可用相差显微镜或经抗血小板膜糖蛋白的McAb加以区别。

3. 颗粒管型　颗粒管型（granularcasts）内含大小不同的颗粒物，其量超过1/3面积时称为颗粒管型。颗粒来自崩解变性的细胞残渣，也可由血浆蛋白及其他物质直接聚集于T-H糖蛋白基质中形成。其外形常较透明管型短且宽，呈淡黄褐色或棕黑色，还可根据颗粒的大小分成粗、细颗粒管型。可见于肾实质性病变，提示肾单位内瘀滞，如急、慢性肾小球肾炎，肾病，肾动脉硬化等。药物中毒损伤肾小管及肾移植术发生排异反应时亦可见到。

4. 肾功能不全管型　肾功能不全管型（renalfailure casts）又称宽大管型（broad casts），其宽度可为一般管型2~6倍，也有较长者，形似蜡样管型但较薄，可能由于损坏的肾小管上皮细胞碎屑在内径宽大的集合管内凝聚而成；或因尿液长期淤积使肾小管扩张，形成粗大管型，可见于肾功能不全患者尿中。急性肾功能不全者在多尿早期这类型管型可大量出现，随着肾功能的改善而逐渐减少消失。在异型输血后由溶血反应导致急性肾功能衰竭时，尿中可见褐色宽大的血红蛋白管型。挤夺伤或大面积烧伤后急性肾功能不全时，尿中可见带色素的肌红蛋白管型。肾功能不全管型出现于慢性肾炎晚期尿毒症时，常表示预后不良。

5. 混合管型　混合管型指管型内同时含有不同细胞及其他有形成分，用巴氏染色法有助于识别。可见于肾移植后急性排异反应、缺血性肾坏死、肾梗死等患者。在急性排异反应时，可见到肾小管上皮细胞与淋巴细胞的混合管型。

6. 脂肪管型　在脂肪管型（fattycasts）内可见大小不等折光很强的脂肪滴，亦可能嵌入含有脂肪滴的肾小管上皮细胞，可用脂肪染色鉴别。为肾小管损伤后上皮细胞脂肪变性所致可见于慢性肾炎，尤其是多见于肾病综合征时。

7. 蜡样管型　蜡样管型（waxycasts）为蜡烛样浅灰色或淡黄色，折光性强、质地厚、有切迹的管型，一般略有弯曲或断裂成平齐状。在肾单位慢性损害，长期少尿或无尿的情况下，由颗粒管型或细胞管型等长期滞留于肾小管中演变而来，是细胞崩解的最后产生；也可由发生淀粉样变性的上皮细胞溶解后逐渐形成。在低渗溶液、水及不同的pH介质内均不溶解，它的出现提示肾小管的严重病变，预后差。可见于慢性肾小球肾炎晚期、肾功能不全及肾淀粉样变性时；亦可在肾小管炎症和变性、肾移植慢性排异反应时见到。

8. 细菌管型　细菌管型（bacterialcasts）指利害型的透明基质中含大量细菌。在普通光学显微镜下呈颗粒管型状，可借助相差及干涉显微镜仔细识别，常见于肾脓毒性疾病。真菌管型可见于真菌感染时，但辨认困难，常需用细菌学及特殊染色等手段识别。发现此类管型，可早期诊断原发性及播散性真菌感染，对抗真菌药物的药效监测有一定作用。

9. 结晶管型　结晶管型指管型透明基质中含尿酸盐或草酸盐等结晶。临床意义类似相应的结晶尿。如管型中含小圆形牙齿酸钙结晶时易被误认为红细胞管型，应注意仔细观察，也可应用细胞化学染色来区别。

10. 类管型、黏液丝及与管型相似的物质

（1）类管型（cylindroids casts）：类圆柱体形态与管型相似，但其一端尖细扭曲或弯曲呈螺旋状。因常与透明管型并存，可在急性肾炎病尿中见到，与肾血循环障碍或肾受刺激时有关。

（2）黏液丝（mucous strands）：为长线条形，边缘不清，末端尖细卷曲，可见于正常尿中，如大量存在的常表示尿道受刺激或有炎症反应。

（3）其他：包括非晶形尿酸盐或磷酸盐团；细胞团；其他异物如棉、毛、麻的纤维、毛发及玻片上的纹痕等，均应与管型鉴别。

（三）尿结晶检查

尿液中出现结晶（crystal）称晶体尿（crystaluria）。除包括草酸钙、磷酸钙、磷酸镁铵（磷酸三盐）、尿酸及尿酸盐等结晶外，还包括磺胺及其他药物析出的结晶。尿液中是否析出结晶，取决于这些物质在尿液中的溶解度、pH、温度及胶体状况等因素，当种种促进与抑制结晶析出的因子和使尿液过饮和状态维持稳定动态平衡的因素失衡时，则可见结晶析出。

尿结晶可分成代谢性、病理性两大类。代谢性结晶多来自饮食一般无重要临床意义。

检查尿结晶的方法除在光学显微镜下观察不同沉渣物形态外，还可用相差干涉或偏振光显微镜从不同角度观察晶体的立体的形态及颜色等；检查各化学物质的温度变化及特异物理化学反应也有助于识别。常见于酸性尿或碱性尿的结晶。

尿内常见的结晶如下：

1. 磷酸盐类结晶（phosphaticcrystals）　包括无定形磷酸盐、磷酸镁铵、磷酸钙等。常在碱性或近中性尿液中见到，可在尿液表面形成薄膜。磷酸盐结晶无色透明闪烁，呈屋顶形或棱柱形，有时呈羊齿草叶形，加乙酸可溶解，一般是正常代谢产生，但如长期在尿液中见到大量的磷酸钙结晶，则应与临床资料结合考虑是否患有甲状旁腺功能亢进、肾小管性酸中毒，或因长期卧床骨质脱钙等，如果患者尿中长期出现磷酸盐结晶，应注意有磷酸盐结石的可能。有些牙齿酸钙与磷酸钙的混合结石，与碱性尿易析出磷酸盐结晶与尿中粘蛋白变化等因素有关，感染引起结石时，尿中常出现磷酸镁铵的结晶。

2. 草酸钙结晶（calciumoxalate crystals）　为无色方形闪烁发光的八面体，有两条对角线互相交叉，有时呈菱形。不常见的形态为哑铃形或饼形，应与红细胞鉴别。结晶溶于盐酸但不溶于乙酸内，属正常代谢成分，但又是尿路结石主要成分之一。如草酸盐排出增多，患者临床表现尿路刺激症状（尿痛、尿频、尿急）或有肾绞痛合并血尿，则应注意患尿路结石症的可能性，病人尿中偶尔可见到排出的结晶团。

3. 尿酸结晶（uric acid cryatals）　在目视下类似红砂细粒，常沉积在尿液容器底层。在显微镜下可见呈黄色或暗棕红色的菱形、三棱形、长方形、斜方形的结晶体，可溶于氢氧化钠的溶液。尿酸为机体核蛋白中嘌呤代谢的终末产物，常以尿酸或尿酸铵、尿酸钙、尿酸钠的盐类形式随尿排出体外，正常情况下如多食含高嘌呤的动物内脏可使尿中尿酸增加，但在急性痛风症、小儿急性发热、慢性间质性肾炎、白血病时，因细胞核大量分解，也可排出大量尿酸盐。在肾小管对尿酸的重吸收发生障碍时也可见到高尿酸盐尿。

4. 尿酸铵结晶（ammoniumurate crystals） 黄褐色不透明，常呈刺球形或树根状，为尿酸与游离铵结合的产生。尿酸铵结晶可在酸性、中性、碱性尿中见到，正常人尤其是小儿（新生儿、乳儿）尿中易见。如尿液放置时间过长后见到此结晶多无意义，但在新鲜尿中出现应考虑可能存在膀胱的细菌感染。

5. 其他病理性结晶

（1）胱氨酸结晶（crystine crystals）：为无色、六边形、边缘清晰、折旋光性强的薄片状结晶，由蛋白分解而不在尿沉淀物中少见，其特点为不溶于乙酸而溶于盐酸，能迅速溶解于氨水中，再加乙酸后结晶可重新出现。胱氨酸结晶的临床意义与胱氨酸尿相同。

（2）亮氨酸与酪氨酸结晶（lwucineand tyrosine crystals）：尿液中出现的亮氨酸与酪氨酸结晶，为蛋白分解产生。亮氨酸结晶为淡黄色小球形油滴状，折旋光性强，有辐射及同尽纹，其特性为不溶于盐酸而溶于乙酸。酪氨酸结晶为略带黑色的细针状结晶，常成束成团，可溶于氢氧化钠而不溶于乙酸。这两种结晶不见于正常尿中，可见于有大量的组织坏死的疾病如急性重型肝炎与急性磷中毒患者尿中；在糖尿病性昏迷、白血病或伤寒等患者尿液中也可能出现。

（3）胆固醇结晶（cholesterol crystals）：在尿沉淀物中很少见胆固醇结晶，如有则多在尿液表面成薄片状，胆固醇结晶形态为缺角的长方形或方形，无色透明，可溶于氯仿、乙醚。胆固醇结晶可常在乳糜尿中看到，偶亦见于脓尿中。

6. 药物结晶 随着化学治疗的发展，尿中可见药物结晶（drugs crystals）也日益增多，其种类有：

（1）放射造影剂：使用放射造影剂（如碘造影剂、尿路造影剂等）患者如合并静脉损伤时可在尿中发现束状、球状、多形性结晶。尿比密可明显升高。结晶在氢氧化钠溶液中溶解，但不溶于乙醚，氯仿等有机溶剂。

（2）磺胺类药结晶：某些磺胺类药物在体内乙酰化率较高，易于在酸性尿中析出的结晶引起血尿、肾损伤甚至尿闭。目前卫健委允许使用的磺胺药物中由于乙酰化率较低，在尿中不易产生结晶，但磺胺嘧啶及磺胺甲基异噁唑的乙酰化率仍较高，易在酸性尿中形成结晶。磺胺嘧啶结晶为金黄色不对称的麦杆束状或球状。磺胺甲基异噁唑结晶为无色透明，长方形（间有正方形）的六面体结晶，似厚玻璃块，厚度大，边缘有折光阴影，散在或集束成"＋""×"形等排列，除依靠显微镜识别外，也可用碘胺化学试验证实，磺胺结晶可在丙酮内溶解（尿酸盐水溶）。如在新鲜尿中查到大量磺胺结晶，同时与红细胞或管型并存，多表示肾已受磺胺药物损害，应立即停药，大量饮水，服用碱性药物使尿液碱化，以保护肾不受进一步损害。在应用磺胺药时应选用不易乙酰化的制剂，同时服用碱性药，定期查尿沉淀物有无结晶析出，预防肾的损害。

（3）解热镇痛药：退热药如阿司匹林、磺基水杨酸也可在尿中出现双折射性斜方形或放射性结晶，应加以注意。此外由于新药日益增多，也有一些可能在尿中出现结晶，但尚未被人所识别。因此对尿中出现异常结晶应多加研究，以识别其性质及来源。

第二节　粪便检查

一、标本的采集与注意事项

粪便标本的采集方法直接影响检验结果的准确性，通常采用自然排出的粪便，且视检查目的的不同而异。

1. 做常规检查应取新鲜的标本，盛于洁净的不渗水容器内（如塑料杯），选取含有黏液、脓血等病变成分的粪便。

2. 查痢疾阿米巴滋养体时应于排便后立即检查。从脓血和稀软部分取样，冬季取样时应注意保温。

3. 检查血吸虫卵时应取黏液、脓血部分，如需孵化毛蚴应留取30g粪便尽快处理。

4. 检查蛲虫卵须用透明薄膜纸于24：00左右或清晨排便前由肛门口周围拭取立即镜检。

5. 找寄生虫虫体或虫卵计数时应采集24小时粪便进行检查。

6. 做化学法隐血试验时，应尽量于检查前3天内禁食肉类及含动物血的食物，并禁服铁剂和维生素C。

7. 无法排便而又必须检查时，可经肛门用肛拭子采便。

二、一般性状检查

（一）量

正常成人大多每日排便一次，其量约为100～300克，随食物种类、食量及消化器官的功能状态而异。摄取细粮及肉食为主者，粪便细腻而量少；进食粗粮特别是多量蔬菜后，因纤维质多致粪便量增加。当胃、肠、胰腺有炎症或功能紊乱时，因炎性渗出、肠蠕动亢进导致消化吸收不良，可使粪便量增加。

（二）外观

正常成人的粪便排出时为黄褐色成形便，质软；婴儿粪便可呈黄色或金黄色糊状。久置后，粪便里的胆色素被氧化可致颜色加深。病理情况下可见如下改变：

1. 黏液便　正常粪便中的少量黏液，因与粪便均匀混合不易察觉，若有肉眼可见的黏液，说明其量增多。小肠炎时增多的黏液均匀地混于粪便之中；如为大肠炎，由于粪便已逐渐成形，黏液不易与粪便混匀；来自直肠的黏液则附着于粪便的表面。单纯黏液便黏液无色透明、稍黏稠，脓性黏液则呈黄白色不透明，见于各类肠炎、细菌性痢疾、阿米巴痢疾、急性血吸虫病。

2. 溏便　便呈粥状且内容粗糙，见于消化不良、慢性胃炎、胃窦潴留。

3. 冻状便　肠易激综合征患者常于腹部绞痛后排出粘冻状、膜状或纽带状物，某些慢性菌痢疾病人也可排出类似的粪便。

4. 脓性及脓血便　说明肠道下段有病变。常见于痢疾、溃疡性结肠炎、局限性肠炎、结肠或直肠癌。脓或血多少取决于炎症的类型及其程度，阿米巴痢疾的粪便，以血为主，血中带脓，呈暗红色稀果酱样，此时要注意与食入大量咖啡、巧克力后的酱色粪便相鉴别；细菌性痢疾则以黏液及脓为主，脓中带血。

5. 鲜血便　直肠息肉、结肠癌、肛裂及痔疮等均都可见鲜红色血便。痔疮时常在排便之后有鲜血滴落，而其他疾病多见鲜血附着于粪便的表面。过多地食用西瓜、番茄、红辣椒等红色食品，粪便亦可呈现红色，但很易与以上鲜血便鉴别。

6. 柏油样黑便　上消化道出血时，红细胞被胃肠液消化破坏，释放出血红蛋白并进一步降解为血红素、卟啉和铁等产物，在肠道细菌的作用下，铁与肠内产生的硫化物结合成硫化铁，并刺激小肠分泌过多的黏液。上消化道出血50～75ml时，可出现柏油样便，粪便呈褐色或黑色，质软，富有光泽，宛如柏油。如见柏油样便，且持续2～3天，说明出血量至少为500ml。当上消化道持续大出血时，排便次数可增多，而且稀薄，因而血量多，血红素不能完全与硫化物结合，加之血液在肠腔内推进快，粪便可由柏油样转为暗红色。服用活性炭、铁剂等之后也可排黑色便，但无光泽且隐血试验阴性。

7. 稀糊状或稀汁样便　常因肠蠕动亢进或分泌物增多所致，见于各种感染或非感染性腹泻，尤其是急性胃肠炎。小儿肠炎时肠蠕动加速，粪便很快通过肠道，以致胆绿素来不及转变为粪便胆素而呈绿色稀糊样便。遇大量黄绿色的稀汁样便并含有膜状物时应考虑到伪膜性肠炎；艾滋病伴有肠道隐孢子虫感染时也可排出大量稀汁样便。副溶血性弧菌食物中毒可见洗肉水样便，出血性小肠炎可见红豆汤样便。

8. 米泔样便　呈白色淘米水样，内含黏液片块，量大，见于重症霍乱、副霍乱患者。

9. 白陶土样便　由于各种原因引起的胆管梗阻，进入肠内的胆汁减少或缺少，以致粪便胆素生成相应的减少甚至无粪便胆素产生，使粪便呈灰白色，主要见于阻塞性黄疸。钡餐造影术后排出的粪便可呈黄白色。

10. 干结便　常由于习惯性便秘，粪便在结肠内停留过久，水分被过度吸收而排出羊粪便样的硬球或粪便球积成的硬条状粪便。于老年排便无力时多见。

11. 细条状便　排便形状改变，排出细条或扁片状粪便，说明直肠狭窄，常提示有直肠肿物存在。

12. 乳凝块　婴儿粪便中见有黄白色乳凝块，亦可能见蛋花样便，提示脂肪或酪蛋白消化不完全，常见于消化不良、婴儿腹泻。

（三）气味

正常粪便有臭味，主要因细菌作用的产物如吲哚、粪臭素、硫醇、硫化氢等引起的。肉食者臭味重，素食者臭味轻，粪便恶臭且呈碱性反应时，乃因未消化的蛋白质发生腐败所致。患慢性肠炎、胰腺疾病、消化道大出血、结肠或直肠癌溃烂时，粪便亦有腐败恶臭味。阿米巴性肠炎粪便呈鱼腥臭味，如脂肪及糖类消化或吸收不良时，由于脂肪酸分解及糖的发酵而使粪便呈酸臭味。

（四）酸碱反应

正常人的粪便为中性、弱酸性或弱碱性。食肉多者呈碱性，高度腐败时为强碱性，食糖类及脂肪多时呈酸性，异常发酵时为强酸性。

（五）寄生虫

蛔虫、蛲虫、绦虫等较大虫体或其片段肉眼即可分辨，钩虫虫体须将粪便冲洗过筛方可看到。服驱虫剂后应查找有无虫体，驱绦虫后应仔细寻找其头节。

（六）结石

粪便中可见到胆石、胰石、粪石等，最重要且最多见的是胆石。常见于应用排石药物或碎石术之后。

三、显微镜检验

粪便直接涂片显微镜检查是临床常规检验项目。可以从中发现病理成分，如各种细胞、寄生虫卵、真菌、细菌、原虫等，并可通过观察各种食物残渣以了解消化吸收功能。

（一）细胞

1. 白细胞 正常 粪便中不见或偶见，多在带黏液的标本中见到，主要是中性分叶核粒细胞。具体数量多少与炎症轻重及部位有关。小肠炎症时白细胞数量不多，均匀混于粪便内，且因细胞部分被消化而不易辨认。结肠炎症如细菌性痢疾时，可见大量白细胞或成堆出现的脓细胞。

2. 红细胞 正常 粪便中无红细胞。肠道下段炎症或出血时可出现，如果痢疾、溃疡性结肠炎、结肠癌、结肠息肉、急性吸虫病等。

3. 巨噬细胞 为一种吞噬较大异物的单核细胞，在细菌性痢疾和直肠炎症时均可见到。

4. 肠黏膜上皮细胞 整个小肠、大肠黏膜的上皮细胞均为柱状上皮。生理情况下，少量脱落的柱状上皮多被破坏，故正常粪便中见不到。

5. 肿瘤细胞 取乙状结肠癌、直肠癌病人的血性粪便及时涂片染色，可能见到成堆的具异形性的癌细胞。

（二）食物残渣

正常粪便中的食物残渣均系已充分消化后的无定形细小颗粒，可偶见淀粉颗粒和脂肪小滴等未经充分消化的食物残渣。

（三）结晶

在正常人粪便中，可见到少量磷酸盐、碳酸钙结晶，均无病理意义。

（四）细菌

1. 正常菌群与菌群失调　粪便中细菌极多，占干重1／3，多属正常菌群。成人粪便中以大肠埃希菌、厌氧菌和肠球菌为主要菌群，约占80%；产气杆菌、变形杆菌、铜绿假单胞菌等多为过路菌，不超过10%。此外尚可有少量芽孢菌和酵母菌。正常人粪便中菌量和菌谱处于相对稳定状态，保持着细菌与宿主间的生态平衡。若正常菌群突然消失或比例失调，临床上称为肠道菌群失调症。

2. 霍乱弧菌　霍乱弧菌肠毒素具有极强的致病力，作用于小肠黏膜，引起肠液大量分泌，导致严重水电解质平衡紊乱而死亡。

（五）肠道真菌

1. 普通酵母菌　是一种环境中常见的真菌，可随环境污染而进入肠道，也可见于服用酵素养片后，常见于夏季已发酵的粪便中。

2. 人体酵母菌　为一种寄生于人体中的真菌，此菌一般无临床意义。大量出现时可致轻微腹泻。

3. 假丝酵母菌　也称作念珠菌（candida）。正常粪便中极少见，病理粪便中出现的假丝酵母菌以白色假丝酵母菌最为多见，常见于长期使用广谱抗生素、激素、免疫抑制剂和放、化疗之后。

（六）寄生虫卵

从粪便中检查寄生虫卵，是诊断肠道寄生虫感染的最常用的化验指标。粪便中常见的寄生虫的卵有蛔虫卵、钩虫卵、鞭虫卵、蛲虫卵、华枝睾吸虫卵、血吸虫卵、姜片虫卵、绦虫卵等。

（七）肠寄生原虫

肠寄生原虫包括阿米原虫、隐孢子虫、酚毛虫、纤维毛虫和人芽囊原虫。

四、大便隐血

（一）参考值

阴性。

（二）临床意义

粪便隐血检查对消化道出血的诊断有重要价值。消化性溃疡、药物致胃黏膜损伤（如服用吲哚美辛、糖皮质激素等）、肠结核、克罗恩病、溃疡性结肠炎、结肠息肉、钩虫病及胃癌、结肠癌等消化肿瘤时，粪便隐血试验均常为阳性，故须结合临床其他资料进行鉴别诊断。在消化性溃疡时，阳性率为40%～70%，呈间断性阳性。消化性溃疡治疗后当粪便外观正常时，隐血试验阳性仍可持续5～7天，此后如出血完全停止，隐血试验即可转阴。消化道癌症时，阳性率可达95%呈持续性阳性，故粪便隐血试验常作为消化道恶性肿瘤诊断的一个筛选指标。尤其对中老年人早期发现消化道恶性肿瘤有重要价值。一般要求40岁以上的健康人每年做一次隐血试验，作为健康筛检。摄入引起胃肠出血的药物，如阿司匹林、皮质类固醇、非类固醇抗炎药，可造成化学法隐血试验假阳性。而摄入大量维生素C，也可造成隐血试验假阴性。此外在流行性出血热患者的粪便中隐血试验也有84%的阳性率，可作为该病的重要的佐证。

第三节　胃液分析及十二指肠引流液检验

一、胃液检查

胃液（gastric juice）由胃黏膜分泌细胞分泌。胃液检验对于了解胃的分泌功能，胃、十二指肠相关疾病诊断和鉴别诊断有较好的实用价值。胃液检查的结果与胃液标本的采集密切相关，患者应在24～72小时内停服影响测定结果的药物；检查前一晚只能进食流质食物，检查前12小时内不能进食或饮水。

（一）理学检查

在日常膳食刺激下24小时胃液分泌量为2.5～3.0L，其中夜间分泌量为400～500ml。在空腹不受刺激的情况下，24小时胃液分泌量为1.2～1.5L，正常空腹12小时的胃液残余量约为50ml。

（二）显微镜检查

1. 红细胞　正常胃液内无红细胞，插胃管损伤胃黏膜时可出现红细胞。若大量出现则提示胃部有溃疡、糜烂、炎症或肿瘤等。

2. 白细胞　正常胃液内可见白细胞，约为（100～1000）×10^9/L，中性粒细胞低于25%；当白细胞>1000×10^9/L，且中性粒细胞高于50%时，多见于胃黏膜的炎症；若咽下鼻咽部及呼吸道分泌物，则可见成堆白细胞及鳞状上皮细胞。

3. 上皮细胞　柱状上皮细胞提示有胃炎等病变。

二、十二指肠引流液检查

十二指肠引流液（duodenal fluid drainage）分4段采集留取，分别置于标记为D、A、B、C的4支试管内，包括十二指肠液、胰液（pancreatic fluid）、胆汁，也有少量胃液混合物。引流时首先引流出D液（十二指肠液），然后给予330g／L温硫酸镁刺激Oddi括约肌，使之松弛，再依次引流出A液（胆总管液）、B液（胆囊液）和C液（胆管液）。

（一）化学检查

化学检查主要检查胰腺外分泌功能，即促胰酶素-促胰液素试验（pancreozymin-secretin test）。

1. 参考值

（1）胰液流出量：70～230ml／h。

（2）最高碳酸氢盐浓度：70～125mmol／L。

2. 临床意义　促胰酶素-促胰液素试验主要用于检查胰腺囊性纤维性变。

（三）显微镜检查

1. 白细胞　正常人十二指肠引流液白细胞小于10个／HPF，硫酸镁刺激后应小于20个／HPF，增多见于十二指肠炎和胆道感染。

2. 红细胞　正常人十二指肠引流液无红细胞。少量可见于插管损伤，大量见于十二指肠、肝、胆、胰等部位炎症以及消化道溃疡、胆结石或肿瘤等。

3. 其他　正常人十二指肠引流液偶见来自胆管或胆囊的柱状上皮细胞及少量胆固醇结晶，但无胆红素结晶、寄生虫虫卵及细菌。

第四节　脑脊液检查

脑脊液（cerebrospinal fluid，CSF）是来源于脑室和蛛网膜下腔中的无色透明液体，正常成人脑脊液总量约为120～180ml，约占身体内体液总量的1.5%。

一、标本采集

脑脊液由临床医师进行腰椎穿刺，必要时从小脑延脑池或侧脑室穿刺采集。脑脊液分别收集于3个无菌容器中。第1管做细菌学检查，第2管做化学或免疫学检查，第3管做常规检查。标本采集后应在检验申请单上注明标本的采集日期和时间。

二、一般检查

理学检查

1. 透明度

（1）参考值：清澈透明。

（2）临床意义：脑脊液白细胞总数超过0.3×10^9 / L时，常会出现微浑或浑浊。蛋白质含量增高或含有大量细菌、霉菌等，也会使其浑浊。结核性脑膜炎常呈毛玻璃样微浑，化脓性脑膜炎常呈明显灰白样浑浊。正常脑脊液可因穿刺过程中带入红细胞而呈轻度浑浊。

2. 颜色

（1）参考值：无色透明或淡黄色。

（2）临床意义：中枢神经系统发生感染、出血、肿瘤等，脑脊液中出现过多的白细胞或红细胞和其他色素，颜色发生异常改变。

3. 凝固性

（1）参考值：无凝块和无沉淀（放置24小时不形成薄膜）。

（2）临床意义：当脑脊液内蛋白质（包括纤维蛋白原）增加至10g / L时，可出现薄膜或凝块。化脓性脑膜炎一般在1～2小时内形成薄膜、凝块或沉淀。结核性脑膜炎在12～24小时形成膜状物。神经梅毒可出现小絮状凝块。蛛网膜下腔阻塞时可呈黄色胶冻状。

4. 比重　常用折射仪检测比重。

（1）参考值：1.006～1.008。

（2）临床意义：比重增高常见于各种颅内炎症；比重减低见于脑脊液分泌增多。

三、化学检查

正常脑脊液蛋白质含量较血浆低，约为血浆的1%，主要为清蛋白。在中枢神经系统发生病变时，脑脊液蛋白质含量可有不同程度增高。检测脑脊液蛋白质含量可分为定性和定量试验两类。

（一）蛋白质定性检查

常用方法有潘迪试验（Pandy test）、硫酸铵试验和李文生试验（Lee-Vinson test）。

1. 质量保证　脑脊液穿刺过程中，如有血液混入，可出现假阳性。试验中所用试管、滴管要避免污染，防止出现假阳性。Pandy试验中所用的苯酚试剂饱和度减低会出现假阴性结果，应定期更换。

2. 参考值　阴性。

3. 临床意义　阳性常见于脑组织和脑膜炎症性病变，如化脓性脑膜炎、结核性脑膜炎、脊髓灰白质炎、流行性脑炎等。强阳性反应见于脑出血、脑外伤（血液混入脑脊液中）。

（二）蛋白质定量测定

脑脊液蛋白定量测定方法主要有磺基水杨酸-硫酸钠比浊法、双缩脲法和染料结合法。临床多采用磺基水杨酸-硫酸钠比浊法。

1. 质量保证　脑脊液如有大量细胞或浑浊，应先离心。如蛋白质浓度过高，应先用生理盐水稀释后重新测定。

2. 参考值

腰椎穿刺：0.2～0.4g／L；

小脑延髓池穿刺：0.1～0.25g／L；

侧脑室穿刺：0.05～0.15g／L。

3. 临床意义　蛋白质含量增高常见于：

（1）中枢神经系统炎症：脑部感染时脑膜和脉络丛毛细血管通透性增加，血清蛋白增高，随后球蛋白和纤维蛋白增高。

（2）神经根病变：如梗阻性脑积水、Guillain-Barre综合征，多数患者有蛋白质增高，而细胞数正常或接近正常，即蛋白-细胞分离现象。

（3）椎管内梗阻：脑与蛛网膜下腔互不相通，血浆蛋白由脊髓静脉渗出，脑脊液蛋白质含量显著增高，有时高达30～50g／L。如脊髓肿瘤、转移癌、粘连性蛛网膜炎等。

（4）其他：早产儿脑脊液蛋白质含量可达2g／L，新生儿为0.8～1.0g／L，出生2个月后逐渐降至正常水平。

（三）葡萄糖测定

测定方法与血浆葡萄糖测定法相同，含量仅为血糖的3／5。

1. 方法学评价　氧化酶法中一些还原性物质可产生竞争性抑制，造成测定结果偏低，使反应的特异性减低。己糖激酶法基本不受溶血、脂血、黄疸、尿酸、维生素C及药物的干扰，特异性和准确性均高于葡萄糖氧化酶法。

2. 质量保证　脑脊液常含细胞和细菌，其葡萄糖含量测定应在留取标本后及时进行，如果不能及时（4小时内）处理，应加适量防腐剂抑制细菌或细胞酵解葡萄糖，防止假性减低。

3. 参考值

（1）腰椎穿刺：2.5～4.4mmol／L。

（2）小脑延髓池穿刺：2.8～4.2mmol／L。

（3）脑室穿刺：3.0～4.4mmol／L。

4. 临床意义　正常脑脊液内葡萄糖含量仅为血糖的50%～80%，早产儿及新生儿因血脑屏障通透性增高，葡萄糖含量比成人高，一般无意义。

增高：

（1）饱餐或静脉注射葡萄糖后，机体摄入增高，血液葡萄糖含量增高。

（2）脑出血。

（3）影响到脑干急性外伤或中毒。

（4）糖尿病等。

减低：

（1）急性化脓性脑膜炎、结核性脑膜炎、霉菌性脑膜炎；葡萄糖含量越低，则预后愈差。

（2）脑肿瘤，尤其是恶性肿瘤。

（3）神经性梅毒。

（4）低血糖等。

（四）氯化物测定

氯化物含量与血氯浓度、pH值、血脑屏障通透性和脑脊液蛋白质含量有关。

1. 方法学评价　氯化物测定通常利用银或汞与氯离子结合生成不解离的氯化银或氯化汞，再测定标本中的氯化物。硫氰酸汞比色法既可手工操作，又可自动化分析，准确度和精密度良好，为临床常规测定方法。离子选择电极法测定变异系数小，准确度和精密度良好，比硫氰酸汞比色法和库仑分析法使用更广泛。

2. 质量保证

（1）库仑分析法：如试剂含有杂质，可影响电流效率。可用纯试剂进行空白校正，通过预电解除去杂质。

（2）电极法：氯电极使用一段时间后，电极膜头上会出现黑色的$AgCl_2$，应及时擦去或更换。

3. 参考值

成人：120～130 mmol／L；

儿童：111～123 mmol／L。

4. 临床意义

（1）细菌性脑膜炎和霉菌性脑膜炎早期、结核性脑膜炎，后者的氯化物减低早于葡萄糖的减低，这是因血氯含量减低、脑膜渗透性改变，此时脑脊液内蛋白质增高，使氯离子代偿性流向血液所致。

（2）呕吐、肾上腺皮质功能减退症和肾病变时。

（3）病毒性脑炎、脊髓灰白质炎、脑肿瘤时，脑脊液稍减低或不减低。增高：见于尿毒症、脱水和心力衰竭、浆液性脑膜炎等。

（五）酶及其他成分测定

1. 酶　正常脑脊液有20余种酶。中枢神经系统疾病时一些酶活性可增高。

（1）质量保证：

1）溶血：可使红细胞内的乳酸脱氢酶和天冬氨酸氨基转移酶等逸入血清，出现假性增高。

2）高温、剧烈振荡等物理作用：可使酶蛋白变性失去活性，严重地影响测定结果。

（2）增高见于化脓性脑膜炎、结核性脑膜炎、进行性脑积水、继发性癫痫、多发性硬化症、蛛网膜下腔出血、脑瘤、脑供血不足、慢性硬膜下血肿等。腺苷脱氨酶（adenosine deaminase，ADA）0～8增高见于化脓性脑膜炎、脑出血、脑梗死、格林-巴利综合征等中枢神经系统疾病。

2. 其他指标

（1）谷氨酰胺（glutamine，GIN）：

1）参考值：0.41～1.10mmol／L（硫酸加热水解法）。

2）临床意义：脑脊液谷氨酰胺增高可反映大脑组织氨的增加，可用于诊断肝性脑病。晚期肝硬化、肝昏迷患者谷氨酰胺可高达3.4mmol／L。出血性脑膜炎、呼吸衰竭继发性脑病时可轻度增加。

（2）乳酸（lactic acid，LA）

1）参考值：1.0～2.9mmol／L。

2）临床意义：LA增高有意义。

细菌性脑膜炎：细菌通过无氧糖酵解获得能量，以及炎症和水肿时乳酸在体内大量积聚，超过其排泄量。常见于化脓性脑膜炎和结核性脑膜炎。病毒性脑炎时，乳酸则正常。

脑血流量明显减少、低碳酸血症、脑积水、癫痫大发作或持续状态、脑脓肿和急性脑栓塞等，脑脊液pH和PO_2减低而乳酸增高，对诊断具有一定意义。

脑死亡：常达到6.0 mmol／L以上。

（3）溶菌酶（lysozyme，LZM）

1）参考值：无或含量甚微。

2）临床意义：增高：见于细菌性脑膜炎、结核性脑膜炎，后者增高程度明显高于化脓性脑膜炎，且随病情变化增减，病情恶化时增高，病情缓解时随之下降。

（六）蛋白质电泳

1. 方法学评价　脑脊液蛋白质电泳常用醋酸纤维薄膜或琼脂糖凝胶作为载体，电泳条件与血清蛋白电泳相同。若采用等电聚焦电泳可提高电泳图谱的分辨率。因脑脊液蛋白质含量少，在电泳前须将脑脊液标本在高分子聚乙二醇或右旋糖酐透析液中浓缩。高效毛细管电泳法，分辨率更强，且脑脊液标本无须浓缩。

2. 质量保证　因脑脊液蛋白质含量较低，电泳前标本常需进行浓缩处理。

3. 参考值　前清蛋白3%~6%；清蛋白50%~70%；α1球蛋白4%~6%；α2球蛋白4%~9%；β-球蛋白7%~13%；γ-球蛋白7%~8%。

4. 临床意义　根据脑脊液蛋白电泳结果可计算蛋白商（protein quotient），公式为：蛋白商=球蛋白/清蛋白。蛋白商增高提示球蛋白增高，见于脑脊髓膜炎、神经梅毒、多发性硬化症、亚急性梗死性全脑膜炎等。蛋白商减低提示清蛋白增高，见于脊髓压迫症、脑瘤、化脓性脑膜炎急性期等。

（七）免疫球蛋白分析

1. 方法学评价

（1）经典凝胶沉淀试验操作繁琐、灵敏度低，耗时长且不能自动化操作。

（2）免疫比浊测定法具有灵敏、快速且能上机自动化测定的优点，在临床实验室得到广泛应用。

2. 参考值

IgG：10~40mg/L；IgA：0~6mg/L；IgM：0.11~0.22mg/L；IgE：极少量。

3. 临床意义

（1）IgG增高：常见于神经梅毒、化脓性脑膜炎、结核性脑膜炎、病毒性脑膜炎、舞蹈病、神经系统肿瘤和多发性硬化症。

（2）IgA增高：常见于化脓性脑膜炎、结核性脑膜炎、病毒性脑膜炎、肿瘤等。

（3）IgM增高：常见于化脓性脑膜炎、病毒性脑膜炎、肿瘤、多发性硬化症等。

（4）IgE增高：常见于脑寄生虫病等。

四、显微镜检查

（一）细胞学检查

1. 质量保证

（1）脑脊液细胞计数应在标本采集后1小时内完成。如放置过久，细胞会破坏或沉淀、纤维蛋白凝集成块，导致计数不准确。标本须充分混匀后方可进行计数，否则影响结果。

（2）穿刺损伤血管导致血性脑脊液，此时细胞总数已无意义，而白细胞计数必须进行校正。

（3）细胞计数时，如发现较多皱缩或肿胀的红细胞，应予以描述，以鉴别陈旧性或新鲜性出血。

（4）注意鉴别红细胞、淋巴细胞与新型隐球菌（新型隐球菌具有"出芽"现象，不溶于乙酸，滴加0.35mol/L的乙酸后，显微镜下仍保持原形，而红细胞则被乙酸溶解消失，淋巴细胞则胞核和胞质更为明显。滴加印度墨汁1滴，加盖玻片，高倍镜下见新型隐球菌有夹膜，不着色，而红细胞或淋巴细胞无此现象）。

（5）检查完毕，采用75%乙醇消毒计数板60分钟。勿用苯酚消毒，以防损伤计数池的刻度。

（二）白细胞分类

1. 质量保证　涂片染色分类法：标本离心速度不宜过快，时间不宜过长，以减少细胞的破坏和变形。细胞涂片要均匀集中，以利于观察。

2. 参考值

红细胞：无。

白细胞：成人（0～0.008）×10^9／L；儿童（0～0.015）×10^9／L。

细胞分类：多为淋巴细胞及单核细胞（7∶3）。

内皮细胞：偶见。

3. 临床意义　脑脊液细胞数增多见于中枢神经系统病变，其增多程度及细胞种类与病变的性质有关，如化脓性脑膜炎经有效的抗生素治疗后，细胞总数迅速下降；结核性脑膜炎早期以中性粒细胞为主，以后则以淋巴细胞为主。

（1）中度增多，以淋巴细胞为主，见于中枢神经系统病毒感染、结核性或霉菌性脑膜炎等。

（2）显著增加，以中性粒细胞为主，见于细菌感染如化脓性脑膜炎。

（3）嗜酸粒细胞多见于脑寄生虫病。

（4）出现大量红细胞见于脑室或蛛网膜下腔出血。

（三）病原体形态学

1. 细菌

（1）质量保证：因流感杆菌、肺炎球菌、脑膜炎球菌等十分脆弱，故宜在床边采集和接种脑脊液标本，同时作涂片检查，以及时获得正确的病原诊断。颅内脓肿需考虑在厌氧条件下转运标本和进行厌氧培养。

（2）参考值：阴性。

（3）临床意义：脑脊液中应无任何细菌，在排除污染外，检出细菌均视为有病原菌感染。

2. 寄生虫

（1）参考值：阴性。

（2）临床意义：在脑脊液中发现寄生虫虫卵即可诊断为寄生虫病。病理时，脑脊液中还可能检出阿米巴、弓形虫等。

五、临床应用

临床上，脑脊液检查项目可分为常规检查项目和特殊检查项目两大类。常规检查项目重要临床应用如下：

（1）常规项目：脑脊液压力测定（脑脊液采集时，一般由临床医师测定）、细胞总数（红细胞和白细胞）测定、涂片染色细胞分类、脑脊液／血浆葡萄糖比值、总蛋白测定等

（2）特殊项目：培养（细菌、真菌、病毒、结核分枝杆菌）、革兰染色、抗酸染色、真菌和细菌抗原、酶（乳酸脱氢酶、腺苷脱氨酶、肌酸激酶-BB）、乳酸、PCR法检测结核杆菌和病毒、细胞学检查、蛋白电泳、蛋白测定（C反应蛋白、转铁蛋白等）、性病研究实验室梅毒试验、D-二聚体等

（一）在中枢神经系统感染性疾病诊疗中应用

1. 病毒性脑膜炎　脑脊液以淋巴类细胞增多为主。早期也可出现中性粒细胞增高，数天内即被小、中淋巴细胞和胞质着色较深激活的淋巴细胞所替代。当异常细胞消退和正常淋巴、单核细胞达到正常比例，即提示病情的好转。反之则反映病情的加重或复发。蛋白质轻度增高，葡萄糖和氯化物一般正常。脑脊液AST活性增高者脑组织损害较重，预后差。IgM抗体检测可作为早期诊断。

2. 结核性脑膜炎　病变 早期脑脊液中中性粒细胞增高。大部分患者以淋巴细胞为主，70%～85%患者脑脊液葡萄糖低于2.2mmol／L，蛋白质含量达到1～2g／L。如脑脊液涂片或培养中见抗酸杆菌则可确诊，但阳性率不高。

3. 霉菌性脑膜炎　是最 常见新型隐球菌感染。脑脊液细胞学特点常与结核性感染相似，甚至难以区别。但在细胞外常易见大小不一、染色深、周边带有较多明显毛刺，部分菌体还可出现芽孢而易于鉴别。

（二）在中枢神经系统肿瘤诊疗中应用

脑脊液检查见肿瘤细胞，有助于中枢神经系统肿瘤的诊断。因解剖和病理上的原因，原发肿瘤（髓母细胞瘤除外）阳性率较低，脑转移癌和脑膜癌阳性率可达80%左右。

第五节　浆膜腔积液检验

人体胸腔、腹腔和心包腔、关节腔统称为浆膜腔（serous cavity）。正常情况下，浆膜腔内仅含有少量液体起润滑作用，如胸腔液＜200ml，腹腔液＜50ml，心包腔液约为10～30ml，关节腔液0.1～2.0ml。病理情况下，浆膜腔内有大量液体潴留而形成浆膜腔积液（serous effusion）。积液因部位不同可分为胸腔积液、腹腔积液、心包腔积液、关节腔积液。根据产生的原因及性质不同，浆膜腔积液分为漏出液和渗出液。

漏出液多为双侧性非炎症性积液，渗出液多为单侧性炎性积液。漏出液和渗出液产生的机制和原因。

一、标本采集

浆膜腔积液标本由临床医师经胸腔穿刺术、腹腔穿刺术和心包腔穿刺术采集。最好留取中段液体于消毒容器试管或消毒瓶内，常规及细胞学检查约留取2ml，生化检查留取2ml，厌氧菌培养留取1ml。如检查结核杆菌则约需留取10ml。为防止凝块形成，细胞变性、细菌破坏自溶等，除应立即送检外，常规及细胞学检查的标本宜采用EDTA-K2抗凝，生化检查标本宜用肝素抗凝。另留1管不加抗凝剂的标本，用于观察有无凝固现象。

二、一般检查

（一）理学检查

1. 量　正常胸腔、腹腔和心包腔内均有少量的液体。病理情况下液体增多，其量与病变部位和病情严重程度有关，可由数毫升至上千毫升。

2. 颜色

（1）参考值：清亮、淡黄色。

（2）临床意义：渗出液颜色随病情而改变，漏出液颜色较浅。

3. 透明度

（1）参考值：清晰透明。

（2）临床意义：积液透明度常与其所含的细胞、细菌和蛋白质数量等有关。漏出液因所含细胞和蛋白质少而呈透明或微浑；渗出液因含细胞、细菌等成分较多而呈不同程度浑浊。

4. 比重

（1）参考值：漏出液 < 1.015，渗出液 > 1.018。

（2）临床意义：积液比重高低与其所含的溶质有关。漏出液因含细胞、蛋白质少而比重低于1.015。渗出液因含细胞、蛋白质多而比重常大于1.018。

5. pH值

（1）参考值：7.40～7.50。

（2）临床意义：

1）胸腔积液：pH小于7.4提示炎性积液；如pH小于7.3且伴有葡萄糖减低，提示有并发症的炎性积液、类风湿积液和恶性积液等；如pH小于6.0，多因胃液进入胸腔使pH减低所致，见于食管破裂或严重脓胸。

2）腹腔积液：腹腔积液感染时，细菌代谢产生酸性物质增多，使pH减低。pH小于7.3，见于自发性细菌性腹膜炎。

3）心包积液：pH明显减低可见于风湿性、结核性、化脓性、恶性肿瘤性、尿毒症性心包炎等，其中恶性、结核性积液pH减低程度较明显。

6. 凝固性

（1）参考值：不易凝固。

（2）临床意义：渗出液因含有较多纤维蛋白原等凝血物质而易于凝固，但当其含有大量纤溶酶时也可不发生凝固。

（二）化学检查

1. 蛋白质

（1）质量控制：

1）肝硬化腹腔积液标本因球蛋白增高且不溶于水可呈云雾状浑浊，出现假阳性。

2）Rivalta试验：在蒸馏水中加冰乙酸后应充分混匀，加标本后应在黑色背景下观察结果。

3）血性浆膜腔积液应离心后取上清液测定蛋白质。

（2）参考值：

1）Rivalta试验：漏出液：阴性；渗出液：阳性。

2）蛋白质定量：漏出液＜25g／L；渗出液＞30g／L。

（3）临床意义：综合分析浆膜腔积液蛋白质的变化对鉴别渗出液和漏出液以及形成积液的原因有重要意义。

1）胸腔积液：单独蛋白质测定对鉴别积液的性质有一定误差，需要结合其他指标综合判断，如胸腔积液蛋白质与血清蛋白质之比大于0.5，则多为渗出液。

2）心包积液：蛋白质测定对鉴别积液的性质价值不大。

3）血清腹腔积液清蛋白梯度（serum ascites albumin gradient，SAAG）对鉴别肝硬化腹腔积液与其他疾病所致的腹腔积液有一定鉴别价值。肝硬化门脉高压性积液SAAG大于11g／L，其他原因的腹腔积液SAAG常小于11g／L。

2. 葡萄糖

（1）参考值：3.6～5.5mmol／L。

（2）临床意义：漏出液葡萄糖含量与血清相似，积液葡萄糖减低或积液含量与血清含量的比值小于0.5，一般见于风湿性积液、积脓、恶性积液、结核性积液、狼疮性积液或食管破裂。积液葡萄糖含量减低与原发疾病有关。

3. 酶学

（1）乳酸脱氢酶（lactate dehydrogenase，LD）：

1）参考值：漏出液LD：接近血清活性。积液／血清LD大于0.6。

2）临床意义：渗出液LD在化脓性感染积液中活性最高，均值可达正常血清的30倍，其次为恶性积液，结核性积液略高于正常血清。恶性胸腔积液LD活性约为患者自身血清的3.5倍，而良性积液约为2.5倍，有助于鉴别诊断。

（2）腺苷脱氨酶（adenosine deaminase，ADA）：

1）参考值：0～45U／L。

2）临床意义：结核性积液ADA活性显著增高，大于40U／L应考虑为结核性，对结核性胸腔积液诊断的特异性达99%，优于结核菌素试验、细菌学和活组织检查等方法。抗结核药物治疗有效时，ADA下降，故可作为抗结核疗效观察指标。

（3）淀粉酶（amylase，AMY）：

1）参考值：0～300U／L。

2）临床意义：原发或继发肺腺癌患者，胸腔积液中AMY活性显著增高，多大于300U／L。各型胰腺炎或胰腺癌患者腹腔积液AMY活性均可增高，可达正常血清的3倍，且比血清酶活性持续时间长。食管破裂引起胸腔积液AMY也增高，对食管破裂早期诊断也很有价值。

（4）碱性磷酸酶（alkaline phosphates，ALP）：

1）参考值：40～150U／L。

2）临床意义：大多数小肠扭转穿孔患者腹腔积液ALP活性增高，约为血清的2倍，发病2～3小时即增高，并随病情进展而增高。浆膜表面癌的癌细胞可释放ALP，故胸腔积液／血清ALP比值大于1.0，而其他癌性胸腔积液比值则小于1.0。

4. 免疫学及肿瘤标志物　浆膜腔积液免疫学和肿瘤标志物检测的临床意义。

（三）显微镜检查

1. 细胞计数

（1）参考值：漏出液 < 0.1×10^9／L；渗出液 > 0.5×10^9／L。

（2）临床意义：积液出现少量红细胞多因穿刺损伤所致，故少量红细胞对渗出液和漏出液的鉴别意义不大，但如见大量红细胞提示为出血性渗出液，可来自恶性肿瘤、肺栓塞、结核病等。浆膜腔积液细胞增高的临床意义。

2. 白细胞分类

（1）直接分类法：如白细胞数不超过0.15×10^9／L，可不分类计数；否则应分类计数。在高倍镜下根据细胞核的形态分别计数单核细胞（包括淋巴细胞和单核细胞）与多核细胞，计数100个白细胞，以百分比表示。

（2）染色分类法：如直接分类不易区分细胞时，可将浆膜腔液离心沉淀，取沉淀物推片制成均匀薄膜，置室温或37℃温箱内，干后作Wright染色、油镜分类。如见有不能分类的细胞，应另行描述报告。

1）质量保证：标本离心速度不能过快，否则影响细胞形态；用玻片离心沉淀或细胞室沉淀法收集细胞效果更好。涂片固定时间不宜过长，固定温度不能过高。

2）临床意义：

①中性粒细胞增高：常见于化脓性渗出液（细胞总数常超过1.0×10^9／L）、结核性早期渗出液。

②淋巴细胞增高：主要见于慢性炎症如结核、梅毒、肿瘤或结缔组织病所致渗出液；如同时见胸腔积液T淋巴细胞增多，外周血T淋巴细胞减少，且两者之比大于1时，则更支持诊断。也见于慢性淋巴细胞白血病乳糜胸腔积液；如见多量浆细胞样淋巴细胞，可能是增殖型骨髓瘤。

③嗜酸性粒细胞增高：常见于变态反应和寄生虫病所致渗出液；也见于多次反复穿刺、人工气胸、术后积液、结核性渗出液吸收期、系统性红斑狼疮、充血性心力衰竭、肺梗死、霍奇金病、间皮瘤等。

3. 寄生虫　乳糜样积液离心后沉淀物中可查有无微丝蚴。包虫病患者胸腔积液可查有无棘球蚴头节和小钩。阿米巴积液可查有无阿米巴滋养体。

4. 其他　胆固醇结晶（choles terol crystalline）可见于陈旧性胸腔积液脂肪变性及胆固醇性胸膜炎积液，含铁血黄素颗粒可见于浆膜腔出血。

三、临床应用

浆膜腔积液检查对判断积液的性质和病因具有重要价值。常规检查项目仅限于简单物理、化学和细胞学检查，鉴别积液性质符合率较低；随着特异性化学、免疫学等检测指标的增加，提高了浆膜腔积液性质诊断的符合率。

（一）浆膜腔积液检查指标分级

20世纪90年代以来，浆膜腔液检查发展到细胞学、生物化学、微生物学、免疫学、遗传学等多项优化组合检查。实验室除了提供鉴别漏出液与渗出液外，还提供鉴别良性和恶性、结核性和化脓性积液的实验室依据。目前，根据诊断需要，将积液检查分为3级：

1. 一级检查　包括颜色、透明度、比重、Rivalta试验、pH、总蛋白、细胞计数及分类、微生物学检查。

2. 二级检查　包括C反应蛋白、纤维蛋白降解产物、乳酸脱氢酶、腺苷脱氨酶、淀粉酶、糖蛋白等。

3. 三级检查　包括癌胚抗原、甲胎蛋白、肿瘤特异性抗原及人绒毛膜促性腺激素、同工酶、蛋白质组分分析等。

（二）渗出液和漏出液鉴别

原因不明的浆膜腔积液，经检查大致可分为渗出液或漏出液，但许多检测项目仍有交叉，判断时应综合分析

（三）不同病因渗出液鉴别

1. 脓性渗出液（purulent exudate）　黄色浑浊，含大量脓细胞和细菌。常见致病菌为葡萄球菌、大肠杆菌、脆弱类杆菌属、铜绿假单胞菌等，约10%积液为厌氧菌感染。放线菌性渗出液脓稠恶臭，可见特有菌块；葡萄球菌性渗出液稠厚呈黄色；链球菌性渗出液呈淡黄色，量多而稀薄；绿脓杆菌性渗出液呈绿色。

2. 血性渗出液（sanguineous exudate）　一般呈红色、暗红色或果酱色，常见于创伤、恶性肿瘤和结核性积液及肺梗死等。肿瘤性血性积液抽取后很快凝固，LD增高，肿瘤标志物阳性，铁蛋白、纤维连接蛋白及纤维蛋白降解产物均增高，而腺苷脱氨酶、溶菌酶却不高，涂片可找到肿瘤细胞；结核性血性积液凝固较慢，腺苷脱氨酶、溶菌酶明显增高；果酱色积液提示阿米巴感染，涂片中可找到阿米巴滋养体；积液呈不均匀血性或混有小凝块，提示为创伤所致。

3. 浆液性渗出液（serous exudate）　呈黄色微浑半透明黏稠液体，有核细胞多在（0.20～0.50）×10^9／L，蛋白质为30～50g／L，常见于结核性积液及化脓性积液早期和浆膜转移癌。无菌积液中葡萄糖与血清葡萄糖相近，而结核性积液葡萄糖减低，可查结核特异性抗体、乳酸脱氢酶、腺苷脱氨酶及溶菌酶等确诊。

4. 乳糜性渗出液（chylous exudate）　呈乳白色浑浊，以脂肪为主，因胸导管阻塞、破裂或受压引起。常见于丝虫感染、纵隔肿瘤、淋巴结结核所致积液。涂片检查淋巴细胞增多，积液三酰甘油大于1.26mmol／L，当积液含大量脂肪变性细胞时，可呈乳糜样，以类脂（磷脂酰胆碱、胆固醇）为主即假性乳糜。

5. 胆固醇性渗出液（cholesterol exudate）　呈黄褐色浑浊，强光下可见许多闪光物，显微镜检查可见胆固醇结晶，与结核杆菌感染有关。

6. 胆汁性渗出液（biliary exudate）　呈黄绿色，胆红素定性检查阳性。多见于胆汁性腹膜炎引起的腹腔积液。

第六节　关节腔积液检查

正常关节腔分泌很少量滑膜液（synovial fluid，SF），当关节有炎症、损伤等病变时，滑膜液增多，称为关节腔积液。

一、标本采集

关节腔积液标本由临床医师在无菌操作下行关节腔穿刺采集。标本采集后应分别置入3个无菌试管中，第1管作微生物学及一般性状检查；第2管用肝素抗凝（肝素钠25U／ml）作细胞学及化学检查；第3管不加抗凝剂用于观察有无凝固。同时记录抽出量。不宜选用草酸盐和EDTA粉剂作抗凝，否则可影响关节腔积液结晶检查。

二、一般检查

（一）理学检查

1. 量

（1）参考值：约0.1~0.3ml。

（2）临床意义：在关节发生炎症、创伤和化脓感染时，关节腔液量增多。积液量多少可初步反映关节局部刺激、炎症或感染的严重程度。

2. 颜色

（1）参考值：淡黄色或无色。

（2）临床意义：病理情况下，关节腔积液可出现不同颜色变化。

3. 透明度

（1）参考值：透明清亮。

（2）临床意义：关节腔液浑浊主要与细胞成分、细菌、蛋白质增多有关。多见于炎性积液，炎性病变越重，浑浊越明显，甚至呈脓性液体。当积液内含有结晶、脂肪小滴、纤维蛋白或块状的退化滑膜细胞形成的悬浮组织，也可出现浑浊。

4. 黏稠度

（1）参考值：高度黏稠。

（2）临床意义：关节炎症时，因积液中透明质酸被中性粒细胞释放的酶降解以及因积液稀释而使积液黏稠度减低。关节炎症越重，黏稠度越低。重度水肿、外伤性急性关节腔积液，因透明质酸被稀释，即使无炎症，黏稠度也减低。

5. 凝块形成

（1）参考值：无凝块。

（2）临床意义：正常滑膜液不含纤维蛋白原和其他凝血因子，因此不凝固。当炎症时，血浆凝血因子渗入关节腔可形成凝块，凝块形成的速度、大小与炎症程度成正比。根据凝块占试管中积液体积的多少，一般将凝块形成分为3种类型，①轻度凝块形成；②中度凝块形成；③重度凝块形成。

（二）化学检查

1. 黏蛋白凝块形成试验

（1）参考值：阳性。

（2）临床意义：正常关节腔液中含有大量黏蛋白，是透明质酸与蛋白质的复合物。在乙酸作用下形成坚实黏蛋白凝块，有助于反映透明质酸、蛋白质含量和聚合作用。正常关节腔液的黏蛋白凝块形成良好。凝块形成不良多见于化脓性关节炎、结核性关节炎、类风湿性关节炎及痛风。

2. 蛋白质

（1）参考值：11～30g/L；清蛋白与球蛋白之比为4∶1。

（2）临床意义：增高主要见于化脓性关节炎，其次是类风湿关节炎和创伤性关节炎。关节腔炎症时，滑膜渗出增多，关节积液中的总蛋白、清蛋白、球蛋白和纤维蛋白原均增高。关节腔积液中蛋白质高低可反映关节感染的程度。

3. 葡萄糖

（1）参考值：3.3～5.3mmol/L。

（2）质量保证：关节腔积液葡萄糖应与空腹血糖同时测定，尤在进食或低血糖时；因餐后血糖与积液葡萄糖的平衡较慢且不易预测，故以空腹积液葡萄糖浓度为准；标本用含氟化物试管留取，采集后立即检测，避免葡萄糖转化为乳酸。

（3）临床意义：正常关节腔液葡萄糖较血糖稍低，两者相差小于0.5mmol/L。化脓性关节炎时，因白细胞增多使葡萄糖转化为乳酸，细菌消耗葡萄糖，葡萄糖减低，血糖与关节腔积液葡萄糖差值增大（>2.2 mmol/L）。结核性关节炎、类风湿性关节炎的积液葡萄糖减低的程度比化脓性关节炎小。

4. 乳酸

（1）参考值：1.0～1.8mmol/L。

（2）临床意义：化脓性关节炎关节腔积液细胞对葡萄糖的利用和需氧量增高，同时局部炎症使血运不足及低氧代谢等导致乳酸含量增高。类风湿性关节炎积液中乳酸轻度增高，而淋病奈瑟菌感染的关节腔积液乳酸含量可正常。虽然，关节腔积液乳酸测定特异性较差，但也可作为关节感染早期诊断的指标之一。

5. 类风湿因子（rheumatoid factor，RF）

（1）参考值：阴性。

（2）临床意义：约60%类风湿性关节炎患者血清RF阳性，关节腔积液RF阳性率较血清高但不特异。RF阳性可见于感染性（如结核性）和非感染性关节炎。

6. 抗核抗体

（1）参考值：阴性。

（2）临床意义：抗核抗体除存在于血清中，也可存在于关节腔液、胸膜腔液和尿液中。70%系统性红斑狼疮和20%类风湿性关节炎关节腔积液中可检出抗核抗体，故可采集系统性红斑狼疮患者关节炎积液标本检查抗核抗体。

7. 补体

（1）参考值：约为血清补体的10%。

（2）临床意义：风湿性关节炎患者血清补体多正常，而关节腔积液补体可减低30%；活动性系统性红斑狼疮患者血清和关节腔积液补体均减低；感染性关节炎、痛风、Reiter综合征患者关节腔积液补体可增高，与关节腔积液蛋白质呈正相关。

（三）显微镜检查

关节腔积液显微镜检查应注意：积液要充分混匀后检查；用生理盐水或白细胞稀释液稀释积液，不用草酸盐或乙酸稀释，以防黏蛋白凝块形成；立即检查，避免白细胞自发凝集和产生假性晶体。

1. 细胞计数　正常关节腔积液中无红细胞，白细胞极少，约为（0.2～0.7）×10^9／L。虽然白细胞计数对诊断关节炎病变非特异，但可初步区分炎症性和非炎症性积液。关节炎症时白细胞总数增高，化脓性关节炎的细胞总数往往超过$50×10^9$／L。急性痛风、风湿性关节炎时细胞数可达$20×10^9$／L。

2. 细胞分类计数　正常关节腔液约65%为单核-吞噬细胞，10%为淋巴细胞，20%为中性粒细胞，偶见软骨细胞和组织细胞。

（1）炎症性积液：中性粒细胞可超过75%，如以75%为诊断界值，中性粒细胞增高对关节炎诊断的灵敏度为75%，特异性为92%。

（2）化脓性关节炎：中性粒细胞可达95%以上。

（3）非感染性疾病：中性粒细胞小于30%，常见于创伤性关节炎、退变性关节炎、肿瘤等。

（4）中性粒细胞大于50%：常见于风湿性关节炎、痛风、类风湿性关节炎等。

（5）淋巴细胞增高：主要见于类风湿性关节炎早期、慢性感染、结缔组织病等。

（6）单核细胞增高：见于病毒性关节炎或血清病、系统性红斑狼疮等。

（7）嗜酸性粒细胞增高：见于风湿性关节炎、风湿热、寄生虫感染、关节造影术后等。

3. 结晶　关节腔积液中常见结晶有尿酸盐结晶、焦磷酸钙结晶、磷灰石结晶、草酸钙结晶等，见于各种痛风。外源性结晶多见于关节手术中手套滑石粉，以及注射皮质类固醇形成的结晶，不同结晶可同时存在。关节腔积液结晶检查主要用于鉴别痛风和假性痛风。

4. 微生物学检查　关节腔微生物学检查应列入常规检查项目之一。首先应作涂片革兰染色，大约75%链球感染、50%革兰阴性杆菌感染以及25%的淋病奈瑟菌感染在关节腔积液中可能找到细菌，如怀疑结核性积液时可用ZiehlNeelson染色后寻找抗酸性杆菌，但阳性率仅20%左右，应考虑作结核性杆菌培养或PCR检查，可提高阳性率。约30%细菌性关节炎查不出病原菌，因此，需氧培养阴性时，也不能排除细菌性感染，还应进行厌氧菌和真菌培养。

三、临床应用

不同疾病关节腔积液的变化各不相同，关节腔积液检查主要用于各种类型关节病变的诊断、疗效观察及预后判断。

第七节　生殖系统的检验

一、阴道分泌物检验

阴道分泌物（vaginal discharge）为女性生殖性系统分泌的液体，主要来自宫颈腺体、前庭大腺，此外还有子宫内膜、阴道黏膜的分泌物等，俗称"白带"。阴道分泌物的检查常用于雌激素水平的判断和女性生殖系统炎症、肿瘤的诊断及STD检查。

（一）标本采集和处理

阴道分泌物由妇产科医师采集。根据不同的检查目的可自不同部位取材。一般采用消毒刮板、吸管、棉拭子自阴道深部或穹隆后部、宫颈管口等部位采集分泌物，浸入盛有生理盐水1~2ml的试管内，立即送检。分泌物制成生理盐水涂片，以95%乙醇固定，经吉姆萨、革兰或巴氏染色，进行病原微生物和肿瘤细胞筛查。阴道标本采集前24小时，禁止性交、盆浴、阴道检查、阴道灌洗及局部用药等，以免影响检查结果。取材所用消毒的刮板、吸管或棉拭子必须清洁干燥，不粘有任何化学药品或润滑剂。阴道窥器插入前必要时可用少许生理盐水湿润。根据不同的检查目的可自不同部位取材。一般采用盐水浸湿的棉拭子自阴道深部或阴道穹后部、宫颈管口等处取材，制备成生理盐水涂片以观察阴道分泌物。生理盐水悬滴可检查滴虫，涂制成薄片以95%乙醇固定，经过巴氏染色，吉姆萨染色或革兰氏染色，进行肿瘤细胞筛查或病原微生物检查。检查滴虫时，应注意标本保温（37℃），立即送检。

（二）一般检查

1. 理学检查　正常阴道分泌物为白色稀糊状、无气味、量多少不等，其性状与生殖器充血情况及雌激素水平高低有关。临近排卵期，白带清澈透明，稀薄似蛋清，量多。排卵期2~3天后白带混浊黏稠、量少，行经前量又增加。妊娠期白带量较多。绝经期后，阴道分泌物减少，因雌激素减少、生殖器官腺体减少所致。白带异常可表现为色、质、量的改变：

（1）大量无色透明黏性白带：常见于应用雌激素药物后和卵巢颗粒细胞瘤时。

（2）脓性白带：黄色或黄绿色有臭味，多为滴虫或化脓性细菌感染引起的；泡沫状脓性白带，常见于滴虫性阴道炎；其他脓性白带见于慢性宫颈炎、老年性阴道炎、子宫内膜炎、宫腔积脓、阴道异物等。

（3）豆腐渣样白带：呈豆腐渣样或凝乳状小碎块，为念珠菌阴道炎所特有，常伴有外阴瘙痒。

（4）血性白带：白带带血、血量不等、有特殊臭味，可见于宫颈息肉、子宫黏膜下肌瘤、老年性阴道炎、慢性重度宫颈炎、阿米巴性阴道炎、恶性肿瘤及使用宫内节育器的不良反应等。中老年女性患者，尤应警惕恶性肿瘤。

（5）黄色水样白带：系病变组织变性坏死所致。常见于子宫黏膜下肌瘤、宫颈癌、宫体癌、输卵管癌等。

（6）灰白色奶油样白带：黏稠度很低，稀薄均匀，见于阴道加德纳菌感染。

（三）显微镜检查

1. 阴道清洁度（cleaning degree of vagina） 将阴道分泌物加生理盐水作涂片，用高倍镜检查，主要依靠白细胞、上皮细胞、阴道杆菌与杂菌的多少划分清洁度。

检验前：载玻片必须干净，生理盐水要新鲜。标本新鲜，防止污染。

检验中：涂片应均匀平铺，不能聚集成滴状；先用低倍镜观察全片，选择薄厚适宜的区域，再用高倍镜检查；观察标准和报告方式应一致，避免漏检。

检验后：对可疑或与临床诊断不符的标本应进行复查。

（1）参考值：Ⅰ～Ⅱ度（无致病菌和特殊细胞）。

（2）临床意义：育龄期妇女阴道清洁度与女性激素的周期变化特点有关。排卵前期，雌激素逐渐增高，阴道上皮增生，糖原增多，阴道杆菌随之繁殖，pH下降，杂菌消失，阴道趋于清洁。当卵巢功能不足（如经前及绝经期后）或病原体侵袭时，可出现与排卵前期相反的情况，阴道易感染杂菌，导致阴道不清洁，故阴道清洁度的最佳判定时间应为排卵期。

Ⅲ度：提示炎症，如阴道炎、宫颈炎。

Ⅳ度：多见于严重阴道炎，如滴虫性阴道炎、淋菌性阴道炎等。但在细菌性阴道炎时，仅为阴道杆菌的减少、杂菌的增多，而白细胞不多，上皮细胞却增多，故不能仅用阴道清洁度作为判断是否存在感染的唯一标准，还应该根据不同疾病的诊断标准和检查结果进行综合分析。

2. 阴道毛滴虫 阴道毛滴虫属鞭毛虫纲，是一种寄生于阴道的致病性厌氧寄生原虫。呈梨形，比白细胞大2倍，顶端有4根鞭毛。其最适pH为5.5～6.0，适宜温度为25℃～42℃。能通过性接触或污染的物品传播，可引起滴虫性阴道炎。多用直接涂片法检查阴道毛滴虫，即用生理盐水悬滴法置于高倍镜下观察；也可以作Wright或革兰染色检查，用油镜观察虫体结构，可提高检出率。也可以采用培养法和免疫学方法检查，如胶乳凝集试验、单克隆抗体检测、酶联免疫吸附法和多克隆抗体乳胶凝集法等。

3. 阴道加德纳菌 正常时阴道内不见或见少许阴道加德纳菌（gardnerella vaginalis，GV）。计算乳酸杆菌和加德纳菌的数量变化，可作为细菌性阴道炎诊断的参考。正常时，乳酸杆菌6～30个／HPF或大于30个／HPF；细菌性阴道炎时，加德纳菌和厌氧菌增加，而乳酸杆菌减少。非细菌性阴道病时，乳酸杆菌大于5个／HPF，仅见少许加德纳菌；细菌性阴道炎时，乳酸杆菌小于5个／HPF或无乳酸杆菌，但可见到大量加德纳菌以及其他细小的革兰阳性或阴性细菌。

在阴道分泌物中见到线索细胞（clue cells）是诊断加德纳菌性阴道炎重要指标之一。线索细胞主要特征：阴道鳞状上皮细胞黏附了大量加德纳菌及其他短小杆菌而形成巨大的细胞团，上皮细胞表面毛糙，有斑点和大量细小颗粒。

细菌性阴道炎临床诊断标准为：

（1）阴道分泌物稀薄均匀。

（2）分泌物pH大于4.5。

（3）胺试验阳性。

（4）线索细胞。

凡有线索细胞再加上述任意2条，诊断即成立。

4．淋病奈瑟菌　俗称淋球菌（gonococcus），为革兰阴性双球菌，直径0.6～0.8μm。肾形或卵圆形，常成对凹面相对排列，无芽孢、无鞭毛，有荚膜和菌毛。

淋病奈瑟菌检查方法有：

（1）涂片革兰染色法：方法便捷，但病情较轻者，涂片中淋球菌较少，形态不典型，又位于细胞之外时，则往往难以下结论。另外，必须从形态上与其他革兰阴性双球菌鉴别。

（2）培养法：对于涂片检查阴性而可疑患者，可做淋球菌培养。

（3）淋球菌直接协同凝集反应：便捷而特异性高。

（4）多聚酶链式反应（polymerase chain reaction，PCR）法：可检测到微量淋球菌DNA，灵敏度较高，但要防止污染。

（5）直接荧光抗体染色法：便捷且死菌也可呈阳性。

（6）其他：淋球菌DNA探针、RNA探针和菌毛探针等。

目前，还有各种敏感性强、特异性高、简便快速的非放射性标记的检测系统，已成为淋球菌及其抗药性检查的重要的方法。

5．阴道真菌　呈卵圆形革兰阳性孢子或与出芽细胞相连接的假菌丝，呈链状及分枝状或菌丝。85%为白色念珠菌，偶见阴道纤毛菌，放线菌等。当阴道抵抗力减低或局部环境改变时，易引起真菌性阴道炎，并可通过性交传染。真菌性阴道炎白带呈凝乳状或呈"豆腐渣"样。诊断真菌性阴道炎以找到真菌为依据。可采用湿片直接作阴道分泌物涂片检查，或染色法、培养法检查。

二、前列腺液检查

前列腺液（prostatic fluid）是由前列腺分泌的不透明的淡乳白色液体，是精液的重要组成部分，占精液的30%。主要成分包括酶类、无机离子、免疫物质和一些有形成分等。前列腺液能维持精液适当的pH值、参与精子能量代谢、抑制细菌生长、促使精液液化。

前列腺液检查主要用于前列腺炎、前列腺结核和前列腺癌的辅助诊断和疗效观察及性传播性疾病（sexual transmitted disease，STD）的诊断。传统的检验项目结合化学、免疫学成分检验，为前列腺疾病诊断提供了良好的指标。

（一）标本采集和处理

1. 标本采集和转运　前列腺液标本由临床医师行前列腺按摩术后采集。量少时可直接涂于载玻片上，量多时弃去第1滴前列腺液后，收集于洁净干燥试管中。若标本用于细菌培养，应无菌采集并立即送检。

（1）质量保证：检验前应掌握前列腺按摩禁忌证，如疑有前列腺结核、脓肿、肿瘤或急性炎症且有明显压痛者，应禁忌或慎重采集标本。检查前3天患者应禁止性活动，以免白细胞增加。

2. 标本检查后处理　检验后标本、试管、载玻片应浸入5%甲酚皂溶液24小时或0.1%过氧乙酸12小时，如试管和玻片反复使用，再应煮沸、流水冲洗、晾干或烘干备用。

（二）一般检查

1. 理学检查

（1）量：正常前列腺液为数滴至2ml左右。

1）减少：见于前列腺炎；若前列腺液减少至采集不到，提示前列腺分泌功能严重不足，常见于某些性功能低下者和前列腺炎。

2）增多：见于前列腺慢性充血、过度兴奋时。

（2）颜色和透明度：正常前列腺液呈乳白色、稀薄、不透明而有光泽的液体。

1）红色：提示有出血现象，见于精囊炎、前列腺炎、前列腺结核、结石及恶性肿瘤等，也可由按摩过重引起。

2）黄色浑浊、脓性黏稠：提示化脓性感染，见于化脓性前列腺炎或精囊炎。

（3）酸碱度：正常前列腺液pH 6.3～6.5。75岁以后pH可略增高；若混入较多精囊液，则pH增高。

（三）显微镜检查

前列腺液通常采用非染色直接涂片法进行显微镜检查，也可采用Wright染色法、苏木素-伊红染色法或巴氏染色法等进行细胞形态学检查。前列腺液还可以直接进行革兰染色或抗酸染色，寻找病原微生物。

1. 非染色检查

（1）卵磷脂小体（lecithin bodies）：为磷脂酰胆碱（phosphatidyl choline）成分，呈圆形或卵圆形，折光性强，大小不均，形似血小板但略大，故观察时应与血小板区分。

（2）前列腺颗粒细胞（prostatic granular cell）：体积较大，可能是吞噬了卵磷脂小体的吞噬细胞。

（3）淀粉样小体（starchy bodies）：呈圆形或卵圆形，形态似淀粉样颗粒。小体中央常含有碳酸钙沉淀物，具有同心圆线纹的层状结构，呈褐色或微黄色。此小体随年龄增长而增多。

（4）参考值：

卵磷脂小体：多量，均匀分布满视野。

前列腺颗粒细胞：少于1／HPF。

红细胞：偶见，少于5个／HPF。

白细胞：少于10个／HPF。

（5）临床意义：

卵磷脂小体：前列腺炎时可见卵磷脂小体减少、成堆或分布不均；炎症较严重时磷脂酰胆碱小体被吞噬细胞吞噬而消失。

前列腺颗粒细胞：增多见于老年人、前列腺炎（可增10倍伴大量脓细胞）。

淀粉样小体：可与胆固醇结合形成前列腺结石。

红细胞：增多时，在排除按摩出血后，见于前列腺炎、前列腺炎结石、前列腺炎结核或恶性肿瘤。

白细胞：增多并成簇，是慢性前列腺炎的特征之一。

滴虫：发现滴虫，可诊断为滴虫性前列腺炎。

2. 染色检查　当直接显微镜检查见到畸形、巨大细胞或疑有肿瘤时，应作巴氏染色或H-E染色，有助于前列腺炎和前列腺肿瘤的鉴别；如Wright染色发现嗜酸性粒细胞增多，有助于变态反应性或过敏性前列腺炎的诊断。

前列腺液可直接革兰染色或抗酸染色，寻找病原微生物。直接染色法检查病原微生物的检出率很低，故宜作细菌培养以检查病原微生物。

前列腺液细菌培养时最常见葡萄球菌，其次是链球菌和革兰阴性杆菌。性病患者常可以培养出淋病奈瑟菌；前列腺结核患者可以培养出结核分枝杆菌。如已确诊患者为生殖系统结核，则不应再作前列腺按摩术，以防止细菌扩散。

三、精液常规检查

精液常规是精液常规检查的简称；精液（spermatic fluid）由精浆（spermatic plasma）和精子（sperm）组成。精子产生于睾丸，在附睾内发育成熟，为男性生殖细胞，占精液的5%左右。精浆是由男性附属性腺如精囊、附睾、前列腺、尿道旁腺和尿道球腺等分泌的混合液，是输送精子的必需介质，并为精子提供营养物质和能量。精液中水分约占90%，其余为有形成分，包括精子和生殖管道脱落的少量上皮细胞、白细胞及未成熟生精细胞。精液的化学成分很复杂，主要包括蛋白类（清蛋白、纤维蛋白原、免疫球蛋白、$\alpha 2$巨球蛋白等）、酶类（酸性磷酸酶、蛋白酶、乳酸脱氢酶-X、纤溶酶、柠檬酸酶等）、微量元素（镁、钙、铁、铜、锌等）及激素、果糖等。

精液检查是泌尿外科、男科、生殖科简便普及的化验室检查方法之一，也是妇科经常参考使用的重要参数之一。其主要目的：①评价男性生育功能，提供不育症的诊断和疗效观察依据。②辅助男性生殖系统疾病的诊断。③输精管结扎术后的疗效观察。④为体外授精和精子库筛选优质精子。⑤法医学鉴定。

（一）标本采集和处理

1. 标本采集　精液标本采集以手淫法为宜。将一次射出的全部精液收入干净的容器内；容器应加盖、标明标本采集日期和时间。采集微生物培养标本须无菌操作。精液收集后应立即保温（20℃~40℃）在1小时内送检。

2. 标本处理　精液内可能含有乙型肝炎病毒、人类免疫缺陷性病毒和疱疹病毒等，故精液需按潜在生物危害物质处理。标本用毕后应用火焚烧，或浸入0.1%过氧乙酸12小时或5%甲酚皂溶液中24小时后处理。

（二）一般检查

1. 理学检查

（1）外观：

1）参考值：灰白或乳白色，不透明。

2）临床意义：精液放置一段时间，自行液化后为半透明乳白色，久未射精者的精液可略显浅黄色。黄色脓性精液，见于精囊炎或前列腺炎。红色或酱油色伴大量红细胞者为血精，见于精囊腺和前列腺炎症、结核、结石或肿瘤。

（2）量：用刻度吸管或小量筒测定全部液化的精液量。

1）参考值：一次排精量2~5ml。

2）临床意义：一次排精量与排精间隔时间有关。

①精液减少：若5~7天未射精，精液量少于1.5ml，视为精液减少，称为少精子症（oligospermia），首先要排除人为因素，如收集时部分精液丢失或禁欲时间过短等，病理性减少见于雄激素分泌不足、副性腺感染等。

②无精液症（azoospermia）：指3天不排精液，精液量少于0.5 ml。可能由逆行射精和不射精所致。

③精液增多症：精液量超过6.0ml为精液增多症（polyspermia）。精液增多，精子稀释，不利于生育，常见于副性腺功能亢进。

（3）凝固及液化：健康人精液射出后，很快呈胶冻凝块状，即精液凝固。精液由胶冻状转变为流动状所需时间即精液液化时间。

1）临床意义：

①精液凝固障碍：见于精囊腺炎或输精管缺陷等，精囊腺炎时，凝固蛋白分泌减少引起精液凝固障碍。

②液化不完全：见于前列腺炎，因前列腺分泌纤溶酶减少所致，抑制精子活动力，进而影响生育能力。精液液化缓慢，即超过1小时或数小时不液化称精液迟缓液化症。

2）参考值：液化时间小于30分钟。

（4）黏稠度：

1）检测原理：

①直接玻棒法：将玻璃棒插入精液标本，提棒时可拉起黏液丝。精液黏稠度分为3级：

Ⅰ级：30分钟精液基本液化，玻璃棒提拉精液呈丝状黏稠丝。

Ⅱ级：60分钟精液不液化，玻璃棒提拉可见粗大黏稠丝，涂片有较明显黏稠感。

Ⅲ级：24小时精液不液化，难以用玻璃棒提拉起精液，黏稠性很高，涂片困难。

②滴管法：用Pasteur滴管吸入液化精液，然后让精液靠重力滴落，并观察拉丝长度。

2）参考值：拉丝长度＜2cm，呈水样，形成不连续小滴。

3）临床意义：精液黏稠度测定对精浆性质观察提供了一个客观数据。

①黏稠度减低：即新排出的精液呈米汤样，可见于先天性无精囊腺及精子浓度太低或无精子症。

②黏稠度增加：可干扰精子计数、精子活力和精子表面抗体的测定。多与附属性腺功能异常有关，如附睾炎、前列腺炎；且常伴有不液化，影响精子活力，致使精子穿透障碍而影响生育。

（5）酸碱度：

1）质量保证：测定精液pH值应在射精1小时内完成，精液放置时间过长会影响测定结果。细菌污染可以使精液pH呈碱性。

2）参考值：7.2～8.0（平均7.8）。

3）临床意义：pH＜7.0并有精液量减少，可能是输精管道阻塞、射精管和精囊腺缺如或发育不良所致。pH＞8.0，常见于急性前列腺炎、精囊炎或附睾炎，可能是精囊腺分泌过多或前列腺分泌过少所致。

2. 化学检查　精液化学成分和某些酶主要反映了附属性腺分泌功能，对男性不育诊断、治疗及病因分析有重要临床意义。

（三）显微镜检查

采用普通光学显微镜观察未染色精液标本的有形成分和染色后的精子形态。推荐使用相差显微镜观察新鲜、未染色或洗涤过的标本。

1. 涂片检查　取1滴液化而混匀的精液置于载玻片上，加盖玻片静置片刻，在显微镜下观察有无精子。若未见精子，应将标本离心15分钟（3000r／min）后，取沉淀物重复检查。仍未见精子，则不必继续检查。

（1）精子存活率：排精后30~60分钟，正常精子存活率应为80%~90%，精子存活率降低是导致不育的重要原因。

（2）精子活动力：指精子活动状态，也是指活动精子的质量。世界卫生组织（WHO）推荐将精子活动力分为4级：

①精子活动好，运动迅速，活泼有力，直线向前运动；

②精子活动较好，运动速度尚可，游动方向不定，呈直线或非直线运动，带有回旋；

③精子运动不良，运动迟缓，原地打转或抖动，向前运动能力差；

④死精子，精子完全不活动。

正常精子活动力应在③级以上，若>40%的精子活动不良（③、④）级，常是导致男性不育的重要原因。精子活动力低，主要见于精索静脉曲张、泌尿生殖系统非特异性感染，应用某些药物如抗疟药、雄激素等所致。

（3）精子计数：正常人精子计数为$0.6 \times 10^{12} \sim 1.5 \times 10^{12}$/L，相当于一次排出的精子总数为$400 \times 10^6 \sim 600 \times 10^6$。当精子计数值$<20 \times 10^6$/ml或一次排精总数$<100 \times 10^6$为精子减少，超过致孕极限而导致不育。精液直接涂片或离心沉淀后均未查到精子为无精症。见于先天性睾丸发育不全、畸形或后天睾丸损伤和萎缩（如睾丸结核、炎症、淋病、垂体或肾上腺功能异常的内分泌性疾病等）、输精管阻塞或是先天性输精管及精囊缺陷，是导致少精或无精的重要原因，也是导致不育的重要原因。检查有无精子也是检查输精管结扎术的效果观察。结扎六周后，连续检查无精子，说明手术成功，如果结扎两个月后，精液中仍有精子，说明手术不成功。

（4）精子形态：正常精液中，异常形态精子应少于10%~15%，如果精液中异常形态精子数>20%，将会导致不育，可能是由于精索静脉曲张、血液中有毒代谢产物、铅污染等或应用大剂量放射线及使用细胞毒性药物导致的精子形态异常。如果精液中发现>1%的病理性未成熟细胞，包括精原细胞、精母细胞和发育不完全的精细胞，提示睾丸的曲细精管的生精功能受到药物或其他因素影响或损伤。如果精子凝集>10%，提示生殖道感染或免疫功能异常。

正常精子形态：①头部呈椭圆形，长约4.0~5.0μm，宽约2.5~3.5μm，顶体的界限清楚，占头部的40%~70%；②中段细，宽度<1μm，长度是头部的1.5倍，且在轴线上紧贴头部；③尾部均一且直，比中段细，长4.5μm；④胞质小滴小于头部大小的一半。巴氏染色后正常精子头部顶体染成浅蓝色，顶体后区域染成深蓝色，中段染成浅红色，尾部染成蓝色或浅红色。异常精子形态包括精子头部、颈段、中段和尾部的各种异常。

2. 其他细胞

（1）未成熟生殖细胞（spermatogenic cell）：即生精细胞，指各阶段发育不全的生殖细胞如精原细胞、初级精母细胞、次级精母细胞及发育不全精子细胞。

1）质量保证：各阶段生精细胞的形态、大小及核的形态、大小均不规则，如用未染色精液在显微镜下检查时，易与中性粒细胞相混淆。故WHO推荐用正甲苯胺蓝过氧化酶染色法检查，中性粒细胞为阳性，而生精细胞则为阴性。对不含过氧化物酶的其他白细胞建议用免疫细胞化学法检测。

2）参考值：<1%。

3）临床意义：当睾丸曲细精管生精功能受到药物或其他因素的影响时，精液中可出现较多未成熟生殖细胞。

（2）上皮细胞、红细胞、白细胞：正常生育男性精液中偶见前列腺上皮细胞（呈柱状或立方形、圆形及多边形）、精囊细胞（呈圆形或卵圆形嗜碱性胞质含色素颗粒）、尿道移行上皮细胞（呈多边形）、柱状或鳞状上皮细胞；少量红细胞和白细胞。前列腺增生患者还可见到较多增大的前列腺上皮细胞。

1）参考值：红细胞、白细胞和上皮细胞<5个／HPF。

2）临床意义：精液中红细胞、白细胞增多见于生殖道炎症、结核、恶性肿瘤等。正常精液白细胞小于1×10^9／L（正甲苯胺蓝过氧化酶染色）。精液中白细胞数超过1×10^9／L称为白细胞精子症（leukocytospermia），患者可伴有精子浓度、射精量、精子活力等改变和（或）精子功能丧失。精液中检查到癌细胞，对生殖系统恶性肿瘤的诊断将提供重要依据。

（四）计算机辅助精液分析

1. 计算机辅助精子分析系统 传统精液分析带有很大的主观性，不同检验人员分析的结果有时相差很大，对精子运动能力的判断缺少严格的量化指标。计算机辅助精子分析（computer-aided semen analysis，CASA）系统是20世纪80年代开始发展的技术。

（1）检测原理：通过摄像机或录像与显微镜连接，确定和跟踪单个精子细胞的活动，根据设定的精子运动的移位、精子大小和灰度及精子运动的有关参数，对采集到的图像进行动态处理分析并打印结果。CASA对精液既可定量分析精子密度、精子活力、精子活动率外，又可以分析精子运动速度和运动轨迹特征。

CASA系统检测参数有曲线速度（curvilinear velocity，VCL）、平均路径速度（average path velocity，VAP）、直线运动速度（straight-line velocity，VSL）、直线性（linearity，LIN）、精子头侧摆幅度（amplitude of lateral head displacement，ALH）、前向性（straightness，STR）、摆动性（wobble，WOB）、鞭打频率（beat cross frequency，BCF）、平均移动角度（mean angle of deviation，MAD）等。

2. 精子质量分析仪 20世纪90年代初，美国发明了精子质量分析仪（sperm quality analyzer，SQA）。1997年，以色列生产出SQA Ⅱ型，通过显示精子密度、精子活力指数、精子形态等来反映精子的质量。

（1）检测原理：光电检测原理：当光束通过液化的精液时，精液中精子的运动引起的光密度的变化。光密度变化包括光密度频率变化和振幅变化。频率、振幅变化愈大，则精子质量愈好；反之，则精子质量愈差。

SQA检测参数有功能性精子浓度（functional sperm concentration，FCS）、活动精子浓度（motiles sperm concentration，MSC）、精子活动指数（sperm motility index，SMI）、总功能精子浓度（total functional sperm concentration，TFSC）、总活动精子浓度（total motiles sperm concentration，TMSC）。

（2）方法学评价：SQA具有操作便捷、客观性强、重复性好、精密度较高等优点，能直观、快速、客观地评价精液的质量。比较传统人工精子计数，SQA增加了检测参数。SQA仍有一定的局限性，并不能完全取代传统手工显微镜对精液质量的检查。

第三章　输血检验

输血医学是现代医学的重要组成部分，它是围绕将献血者血液输给患者进行救治这一中心，进行开发、应用、研究，从而保证临床输血的安全性和治疗效果的科学。随着与输血相关的临床医学、免疫学、分子生物学、遗传学、病毒学、细胞生物学、低温生物学等学科的相互交叉和渗透，输血医学的发展为这些学科的进展提供了新的动力，而这些学科的发展又使输血学不断拓展新的领域。

第一节　输血基本知识

输血是一种治疗方法，它给予患者的是正常人体的血液或各种血液成分。随着现代科学技术的飞速发展，输血医学已逐渐形成一个独立的综合学科，成为现代医学的一个重要分支，现代输血的含义已不仅是全血、各种血液成分、血浆和血浆蛋白制品的输注，也包括以现代生物技术生产的各种与血液相关的成分，如以DNA重组技术生产的各种造血因子和各种血液代用品的输注。输血的方式已不再局限于从献血员体内采集后，或只在体外简单地分离或保存后就输给患者，而是可以根据需要，先在体外经过加工处理，如用紫外线照射全血或血细胞成分，分离有特定功能的细胞（如造血干细胞、淋巴细胞），进行体外培养、增殖和激活等，然后再输给患者。现代输血的含义还从输入延伸到去除，即去除患者血液中多余的或发生病理变化的血细胞或其他血液成分，如治疗性血细胞单采术和血浆置换术等。因此，输血作为一种特殊的治疗方法，在临床各科的应用也越来越广泛。为了充分发挥输血的治疗效果，避免输血不良反应，提高临床输血水平，加强血源检测和库血质量管理是临床安全输血的重要保证。

一、输血科（血站）的任务

我国的输血工作是中华人民共和国成立后才得到发展。20世纪50年代后期，全国各大小城市及医院相继建立了血库，开展输血工作。1988年10月在原卫生部和中国红十字会领导下，成立了输血协会，各地有分会。又经中国红十字会批准，中国医学科学院输血研究所兼为中国红十字血液中心，有些地方也成立了血液中心。我国现有的采血机构（血液中心、医院血库、基层血站）的主要任务是：

（1）统一管理本辖区血源（献血员）；

（2）为辖区内的各级医疗机构提供临床用血并保证血液质量；

（3）开展成分输血；

（4）指导下级单位工作，提供血液管理和采供血及质量监控等服务；

（5）培养输血技术人才，开展输血科研、教学工作；

（6）开展国内外输血学术和科技交流。

血库的工作性质决定了工作人员不仅要有一定的专业知识和娴熟的操作技术，更应具有认真负责的工作态度和良好的医德医风以及严格执行操作规程和组织管理制度。

二、库血的来源

（一）公民的义务献血

我国以法规的形式规定了公民有献血的义务，这是临床用血的主要来源，并正在大力提倡公民积极参加无偿献血，这样既能满足临床用血的要求，又可保证临床用血安全，防止血源性疾病的传播。医务工作者有义务宣传和树立无偿献血光荣的风尚，同时提倡对无偿献血者的关怀。

（二）亲属血液

对一些特殊稀有血型的患者，必须从亲属中寻找血型相同者，以减少输血反应。

（三）自身血液

对择期手术的患者，可在手术前数周采集自身血液保存起来，以备手术时使用；也可在手术中回收自身血液，经处理后再回输给患者。这是一种既经济又安全的输血方式。

三、血液保存

最早期的输血，都是从供血者采取血液后即刻输给患者，不存在保存问题。现在一般都是输库存血，即血液在血库有一个短暂的保存期。为了输入最有效的血液，也就是说要保存细胞的生存力，使其能在输入后继续生存，能完成其应有的作用，为此必须设法解决在保存中可能引起细胞损伤的各种问题，例如盛血容器、抗凝剂、保存液等问题，其中以后两者为重要。我国目前常用的抗凝剂有枸橼酸盐磷酸盐葡萄糖（citrate phosphate dextrose，CPD）和酸性枸橼酸盐葡萄糖（acidic citrate dextrose，ACD）。在2～8℃环境中，这二者的抗凝血可保存21天。如果在CPD中加入腺苷（adenine）时称CPD-A抗凝血，保存期可延长至35天。所谓保存期是就红细胞而言，意思是指将保存期末的血输入24小时后，红细胞的存活率在70%以上。随着保存时间延长，血液中的有效成分如白细胞、血小板和凝血因子的功能逐渐丧失，而有害成分如血氨、游离血红蛋白、血钾等却逐渐增加。因此，有心血管疾病或危重患者，应输1周以内的库存血，体外循环用血不应超过3天。

第二节 免疫血液学基础

一、红细胞血型系统

血型是人类血液的主要特征之一，表达了产生抗原-抗体系统的遗传特性。狭义上指红细胞抗原的差异，广义上包括红细胞、白细胞、血小板、血浆等血液各成分的抗原的不同。1900年Landsteiner根据红细胞表面上存在的特异性抗原，将人的红细胞分为A、B、O三种类型。1902年Von Decastello和Sturli发现了第4种血型，即AB型，也是ABO血型系统中最少的一种血型。ABO血型在临床输血上有极其重要的意义。

血型系统是指不同血型抗原之间的关系。在发现了许多红细胞血型抗原之后，人们就对这些抗原之间的关系进行研究，方法是群体调查。如果某一血型频率在另一血型系统各抗原中呈均匀分布，说明这两种血型抗原在遗传上是各自独立的，也可以说控制这两种血型抗原的基因位点是在不同对的染色体上，遗传时服从自由组合规律，也可以是在同一对染色体的不同位点上，但遗传距离甚远，在减数分裂时发生交换重组而独立遗传，这两种血型抗原就属于两个系统。

如果换一下统计方式，也可以看出ABO血型的各型频率在MN系统的各型中也呈均匀分布。现在已经知道，控制ABO血型的基因在第9对染色体上，MN血型的基因在第4对染色体上。ABO的各血型和MN的各血型分属于两个系统。

在已检出的血型系统中，红细胞抗原检出数最多，其中大部分属于ABO，MNS，P，Rh，Lutheran，Kell，Lewis，Duffy，Kidd，Diego，Yt，Xg，Scianna，Dombrock，Colton，Land-steiner-Wiener，Chido / Rodgers，Hh，Kx，Gerbich，Cromer，Knops，Indian等系统。还有许多红细胞抗原，大部分是在研究新生儿溶血病过程中发现的，其中有的只在受害者家庭成员中发现，称为"家族型"（private）抗原，以后称为低频率（low incidence）组抗原。另有一些几乎在所有调查的人群中都有这种抗原，称为"公共型"（public）抗原，以后称为高频率（high incidence）组抗原。但高频率组抗原必须在主要的人种中进行过试验，且至少要发现2名缺少该抗原的同胞，以证实其遗传性。还有集合（Collection）组抗原。

（一）细胞血型抗原

1. 红细胞血型抗原的分类及统一命名　国际输血协会（ISBT）成立了ISBT红细胞表面抗原命名术语委员会（the ISBT Committee on Terminology for Red Cell Surface Antigens），于1995年颁布了分类和命名方法，至今已将所发现的人类红细胞血型抗原分成25个血型系统（system）、11个集合（collection）和高低二个频率组。包括有近270个红细胞血型抗原的25个血型系统的名称、血型系统的符号和抗原数、控制这些抗原的基因名称及所在染色体的定位。并在之后进行了数次更新。

2. 红细胞血型抗原的生化结构 红细胞抗原的生化结构有两组基本类型：一组类型的血型抗原的决定簇是结合到蛋白或脂上的碳水化合物（carbohydrate）（多糖），这些血型抗原的特异性（specificity）是由碳水化合物（多糖）所决定，负责这些抗原的基因，编码一个中间体分子，大多是酶，可转移糖分子到蛋白或脂上而产生抗原的特异性，由暴露在红细胞表面的蛋白表达抗原，属于这一组的抗原有ABO、Lewis、Hh、P、Ii等。另一组类型的抗原的特异性是由蛋白的氨基酸序列所决定，由基因直接控制抗原的多态性，大多数的血型抗原属于这组结构类型。

表3-1汇总了目前已了解的红细胞血型抗原的分子和生化特性，包括每个红细胞上血型抗原的数量、分子量、携带抗原的红细胞膜成分和抗原的生化成分。

表3-1 血型抗原的分子和生化特性

血型抗原	抗原数 ×10^3/红细胞	抗原的分子量 （kD）	与表达抗原相关的红细胞膜成分	抗原成分
AB	1000	90~100	阴离子转移蛋白（带3）	糖蛋白
H	800			糖蛋白
Ii	120	55	糖转移蛋白（带4.5）	糖蛋白
Lewis				糖蛋白
P1	1000	未知	类红细胞糖苷脂加一个D-半乳糖端	糖鞘脂
Rh（D）	100~210	30~32	多肽	脂蛋白
	100~200	45~100	多肽	脂蛋白
LW	3~5	40	N-聚糖	糖蛋白
MN	200~1000	43	血型糖蛋白A	唾液酸糖蛋白
Ss	50~250	25	血型糖蛋白B	唾液酸糖蛋白
Kell	3~6	93	抗原活性要求的二硫化物结合	糖蛋白
Kx	未知	32	未明确	糖蛋白
Duffy	12	40~60	N-聚糖	糖蛋白
Lutheran	1~4	78~85	N-聚糖	糖蛋白
Gerbich	60~120	30	血型糖蛋白C	唾液酸糖蛋白
		30		唾液酸糖蛋白

续表

血型抗原	抗原数 ×10³ / 红细胞	抗原的分子量 （kD）	与表达抗原相关的红细胞膜成分	抗原成分
Kidd	11	50	脲运输蛋白	未知
Xg	9	22~29	未明确	唾液酸糖蛋白
Colton	120~160	40~60	CHIP28	糖蛋白
Rogers	1	96	没有	糖蛋白
Chido	1	74	没有	糖蛋白
Diego	15	未知	带3	糖蛋白
Yt	3	72~160	乙酰胆碱酯酶	糖蛋白
Cromer	6~15	70	衰变加速因子	唾液酸糖蛋白
Dombrock	未知	46~57	未明确	糖蛋白
Scianna	未知	60~68	未知	糖蛋白
Knops	未知	200	DR1	糖蛋白
Indian	6~10	80	CD44	糖蛋白

3. 血型抗原的基因学说　被ISBT认可的血型系统中，每个系统都会有一个或一个以上的抗原，这些抗原由1~3个单基因紧密连锁的同源基因所编码，例如MNS、Rh、Chido-Rogers。所有的基因名称以及所在染色体位点见于表3-1，一些表达不同血型系统抗原的基因可处于同一染色体上，有些甚至是连锁的，但是它们之间通常有着可测的重组率。其他涉及血型多态性的基因结构，包括有单个核苷酸的缺失、整个基因的缺失、插入以及紧密连锁的同源基因的遗传物质的改变等。在不同的种族、民族、地区和人群中，血型抗原频率的分布可以不同，即使是同一血型抗原，其基因结构也可能存在差别，这在非分泌型SE基因、SHD基因等均有报道。

4. 红细胞抗原的生物功能和进化　应用血型抗原的分子结构和血型基因多态性的研究成果，尤其是经过与相似结构的其他功能性分子的比较及类推，或通过一些血型抗原所在的已知功能的蛋白的提示，推断了许多血型抗原可能具备的生物功能。但是，大多数的血型系统都存在抗原全无的表现型（null型），具有这种表现型的红细胞上，缺少相应的血型蛋白以及血型抗原，可这类表现型通常是健康人，因此认为尽管血型抗原可显示出重要功能，但这些功能在红细胞上或在其他组织上，可能大多是多余的，在它们缺乏时，其他的结构能执行这些生物功能。

（二）红细胞血型抗体

血型抗体（antibody）是在血型抗原物质刺激下形成，并能与该抗原发生特异性结合反应的免疫球蛋白（immunoglobulin，简称Ig）。免疫球蛋白是血液、组织液和分泌液中的一类糖蛋白，血清电泳时抗体活性主要在γ-球蛋白区，也有少量可延伸到β区

及 α-球蛋白区。免疫球蛋白不耐热，在60~70℃被破坏，能被多种蛋白酶水解，使抗体活性破坏。

1. IgG　人体的总血清免疫球蛋白中IgG约占75%，且亦发现于血管外液内。它是2条重链与2条轻链的单独基本的免疫球蛋白单位，有4个IgG分子亚类（IgG_1、IgG_2、IgG_3及IgG_4），其相对的IgG分子浓度依次为60%~70%、14%~20%、4%~8%及2%~6%。

IgG有结合补体的能力，其能力由强至弱依次为IgG_3、IgG_1、IgG_2。IgG_4，不能以经典路径使补体固定，但可在替代路径中参与。

2. IgM　Ig M约占人体总血清免疫球蛋白的10%，并以5个基本免疫球蛋白单位组成的五聚体特征出现，且有一个额外的短多肽链，称为J链。

IgM是胎儿免疫系统成熟时最早出现的免疫球蛋白，且是原发性抗体反应早期产生的主要类别。IgM大部分存在于血液内（80%），而血管外IgM仅为20%；IgG在血管内、外各为50%。IgM与IgG都是在B细胞表面上所表现的主要免疫球蛋白。

3. IgA　分泌液中的主要免疫球蛋白为IgA。在唾液、泪液、支气管分泌液、鼻黏膜、前列腺液、阴道分泌液及小肠黏膜分泌液中，IgA主要以双聚体存在，不仅包括J链，且亦有上皮细胞起源的多肽链，称为分泌链。IgA在这些分泌液中的浓度大，推想这种免疫球蛋白的主要功能是阻止外来病原体进入身体的免疫系统。聚集的IgA能经替代活化途径激活补体。在人类有两种抗原不同的亚类，命名为IgA_1及IgA_2。

（三）红细胞抗原和抗体的鉴定

在常规的血型血清学鉴定中，大多采用三种肉眼可见的特异性反应，即：凝集反应、沉淀反应和溶血反应，其中以特异性的凝集反应最为重要，应用也较普遍。随着现代分子生物技术的发展，采用DNA技术，直接对血型抗原的基因做检测，然后判断血型抗原的表型，已成为血型抗原鉴定的先进技术。

实验室中常采用的有代表性的技术如下：

1. 生理盐水法　IgM免疫球蛋白的抗体在盐水介质中，能直接凝集相应抗原的红细胞，通常在22℃以下反应性较强，但有的IgM抗体（如抗-kell及抗-D）在37℃也有较大活性，这些抗体有重要的临床意义，用蛋白水解酶法或抗球蛋白试验也能检出这些抗体。

2. 白蛋白凝集试验　采用人血白蛋白（album in）的溶液作为胶体介质代替生理盐水，能增强IgG抗体的凝集反应，通常使用22%或30%牛血清白蛋白。

3. 低离子强度试验（low ionic strength solution，LISS）　抗原和抗体在低离子强度的条件下能加速反应，增加红细胞凝集的强度。

4. 蛋白水解酶的方法　使用蛋白水解酶能增强多数红细胞血型抗体的反应性，特别是对Rh和Kidd等血型系统的抗体，能有助于抗体的有效检出，但由于蛋白水解酶对M、N、S、Fy^a和Fy^b抗原的决定簇有破坏作用，不利于这些抗原的抗体检出。蛋白水解酶技术在血型血清学中的应用通常分一步法和二步法两种。酶的一步法是在被检血清和红细胞的反应系统中，直接加入蛋白水解酶液，置37℃水浴中孵育后离心观察凝集反应结果。酶的二步法是指先将红细胞在37℃中使用酶液处理，然后经洗涤和配制成红细胞悬液与被检血清反应，经37℃孵育后，离心观察反应结果。

5. 抗球蛋白试验　分为直接法和间接法两种。直接法通常用于检查受检者红细胞在机体内是否被抗体致敏，在新生儿溶血病、溶血性输血反应、自身免疫性溶血性贫血等诊断试验中以及药物致敏红细胞的检查中常见使用。间接法是证实红细胞在体外被抗体结合的试验，是检查血清中抗体特异性或红细胞抗原的重要手段，通常用于未知抗体的检出及确认、交叉配合试验以及红细胞抗原如Duffy、Kell和Kidd等血型抗原的鉴定试验。

（四）ABO血型系统

ABO血型在输血工作中是最重要的，因为在缺少该抗原的个体中存在很强的同种凝集抗体。ABO血型抗原不仅只存在于红细胞表面，而且还广泛存在于消化道，皮肤上皮细胞、呼吸道、泌尿系统以及人的体液中包括唾液、眼泪、尿液、消化液、胆汁、乳液、羊水、体腔液及卵巢囊肿液中。

1. ABO血型抗原与抗体的特性　ABO血型分类原则：红细胞上有A抗原、血清中有抗B者称为A型；红细胞上有B抗原、血清中有抗A者称为B型；红细胞上有A和B抗原、血清中无抗A和抗B者称为AB型；红细胞上无A和B抗原、血清中有抗A和抗B者称为O型。

2. ABO血型表现的频率　ABO血型鉴定比较容易，A、B、O血型在中国分布特点为：从北向西南的方向，B基因频率逐渐下降而O基因频率升高；云南、贵州、四川和长江中下游地区，A基因频率升高，广东、广西、福建、台湾O基因频率较其他地区高。

在不同人种中，ABO血型分布有差异。Mourant等资料表明，在欧洲北部和西南非洲地区，O基因频率比较高；居住在南美洲和中美洲的印第安人，O基因和A基因频率都比较高；在欧洲，A基因频率最高，向亚洲方向逐渐降低；欧洲人中A_2基因频率高于亚洲人；大洋洲土著人A基因频率较高；B基因在亚洲频率最高，欧洲B基因频率最低。

3. ABO亚型　ABO血型有数种亚型，A和B亚型红细胞与A和B型红细胞主要区别不仅表现在细胞膜上抗原决定簇数量上，也表现在抗原性质上，这些细胞与标准抗A、抗B血清反应较弱，有时肉眼几乎看不到凝集。

A亚型有A_1，A_2，A_3，A_x，A_{int}，A_{bantu}，A_{el}，A_m，A_y，$A(B)$等。特点：与抗-A血清凝集弱、混合外观，甚至不凝集。

A_1亚型：红细胞膜上含有A抗原和A_1抗原，血清中只含抗-B抗体，A_1亚型和A_1B亚型约占A亚型的80%。

A_2亚型：只含有A抗原，血清中除了含抗-B抗体外，还含有抗-A_2抗体，有1%～8%A_2亚型血清中含有抗-A_2抗体，能够凝集A_1型及A_1B型红细胞。A_2亚型和A_2B亚型约占全体A亚型的20%。A_1亚型红细胞凝集力>A_2亚型红细胞凝集力。

A_3亚型：A_3红细胞与抗-A和抗-AB血清反应呈典型的混合视野凝集现象。

Ax亚型：Ax红细胞不与抗-A反应，只与O型人抗-A、B反应，Ax可以和一些单克隆抗体反应。

Ael亚型：Ael红细胞不与抗-A和抗-AB反应，用吸收放散试验能证实其红细胞上有A抗原。

Aint亚型：Aint与抗-A. 反应比A_1较弱，与H反应强度较强。

总之，除A_1及A_2亚型外，其余的A亚型与高效价抗-A或O型血清只能发生在显微镜下可见的微弱凝集，甚至不凝集，需用吸收放散试验检测红细胞表面的A抗原，或用吸收抑制试验证明唾液中A型物质存在才能鉴别。

B亚型有B_2，Bx，Bm，Bel，B_5，B（A）等。特点：与抗-B血清凝集弱、混合外观，甚至不凝集。

AB亚型：由于有A和B亚型存在，故有AB亚型存在。AB亚型中有些有不规则抗体，22%～35%的A_1B亚型血清中含有抗-A_1抗体，它能凝集A_1型及A_1B型的红细胞。

O亚型（Oh型）：在孟买人中发现有一种红细胞膜上没有H抗原的O型人（又叫孟买血型），其红细胞不被抗-A及抗-B和抗-H血清凝集，其血清中含有抗-A及抗-B和强烈的抗-H抗体，该人的血清能凝集所有O型人的红细胞，此型患者只能输O亚型同型血。

（1）A_1、A_2亚型鉴定：利用抗A_1血清与A_1型红细胞发生凝集，而不与A_2型红细胞凝集的特性，可区分为A_1型与A_2型。

1）材料：①抗A_1标准血清；②受检者2%红细胞悬液；③标准A_1和A_2型2%红细胞悬液，作对照用。

2）操作：①取玻片1张，两端标记A_1和A_2；②两端均加抗A_1血清各1滴；③A_1端加2% A_1红细胞悬液1滴；④A_2端加2% A_2红细胞悬液1滴；⑤另取1张玻片，加抗A_1血清1滴，再加2%受检者红细胞悬液1滴；⑥用玻棒或牙签将上述滴加物混匀，室温下10分钟观察结果。

3）结果判断：如A_1型对照红细胞凝集，A_2型对照红细胞不凝集，受检者红细胞凝集，判为A_1亚型，受检者红细胞不凝集，则为A_2亚型。

新生儿ABO抗原较弱，不宜做亚型鉴定。

（2）A_3、A_4、A_m、A_r、A_3B、A_4B、B_3、A_m、B_x等亚型鉴定：对于这类亚型的鉴定，除了作常规ABO血型鉴定外，还要测定其唾液中血型物质和应用吸收放散试验等方法综合鉴定A、B亚型。

4. ABO血型鉴定和交叉配血试验

（1）ABO血型鉴定：通常用盐水凝集法检测红细胞上存在的血型抗原，以及血清中存在的血型抗体，依据抗原抗体存在的情况判断血型。常规的方法包括正向定型与反向定型，前者是用已知抗体特异性的血清检查红细胞的抗原，后者是用已知血型的红细胞检查血清中抗体，凡出现凝集者为阳性，红细胞呈散在游离状态为阴性。具体操作及结果判断如下：

试管法：①取洁净小试管3支，分别标明抗A、抗B和抗A、B，用滴管分别加抗A、抗B和抗A、B分型血清各2滴于试管底部，再以滴管分别加入受检者5%红细胞盐水悬液1滴，混合。②另取洁净小试管3支分别标明A，B和O型细胞，用滴管分别加入受检者血清1～2滴于底部，再分别以滴管加入A、B和O型5%试剂红细胞悬液1滴混匀。③立即以1000r／m离心1分钟。④将试管轻轻摇动，使沉于管底的红细胞浮起，先以肉眼观察有无凝集（或溶血）现象，如肉眼不见凝集，应将反应物倒在玻片上，再以低倍镜检查。⑤观察结果时，既要看有无凝集，更要注意凝集强度，此有助于A，B亚型、类B或cisAB的发现。

玻片法：①取清洁玻片一张（或白瓷板一块），用蜡笔划成方格，标明抗A、抗B和抗A、B，分别用滴管滴加抗A、抗B和抗A、B分型血清1滴，再加受检者5%红细胞悬液1滴，混合。②另取洁净玻片一张（或白瓷板一块），标明A细胞、B细胞和O型细胞，分别加红细胞悬液1滴。③将玻片（或白瓷板）不断轻轻转动（在室温18～22℃），连续约15分钟，使血清与细胞充分混匀，以肉眼观察有无凝集（或溶血）反应。如以玻片做试验时，也可用低倍镜观察结果。

ABO血型试验结果的判断：见表3-2。

表3-2 ABO血型正反定型结果

分型血清+受检者红细胞			受检者血型	受检者血清+试剂红细胞		
抗A、B	抗A	抗B		O细胞	A细胞	B细胞
+	+	−	A	−	−	+
+	−	+	B	−	+	−
−	−	−	O	−	+	+
+	+	+	AB	−	−	−

正反定型不一致的原因常见于：一般有技术问题或红细胞和血清本身问题，常见以下几种原因：

①分型血清效价太低、亲和力不强。

②红细胞悬液过浓或过淡，抗原抗体比例不适当，使反应不明显误判为阴性反应。

③受检者红细胞上抗原位点过少（如亚型）或抗原性减弱（如白血病或恶性肿瘤）等。

④受检者血清蛋白紊乱（高球蛋白血病）或试验时温度过高，常引起细胞呈钱状排列。

⑤受检者血清中缺乏应有的抗A或抗B抗体，如丙种球蛋白缺乏症。

⑥各种原因引起的红细胞溶解，误判为不凝集，部分溶血时，可溶性血型物质中和了相应的抗体。

⑦有细菌污染或遗传因素引起多凝集或全凝集。

⑧血清中有意外抗体，如自身抗体常干扰定型。

⑨老年人血清中抗体水平大幅度下降。

（2）交叉配血试验：交叉配血是在输血前必做的试验，其做法系使供血者红细胞与受血者血清反应（主侧交叉配血）和受血者红细胞与供血者血清反应（次侧交叉配血），观察两者是否出现凝集的试验。其目的是检查受血者与供血者是否存在血型抗原与抗体不合情况。

交叉配血中最重要的是ABO血型配合，必需ABO血型相同，且交叉配血无凝集才能输血。多年来一直沿用室温盐水配血法，这种方法的主要缺点是只能检查出不相配合的完全抗体，而不能检查出不相配合的不完全抗体，所以仅可以满足大部分输血者ABO血型配血要求。而除ABO系统以外的其他血型系统的抗体或多次接受输血患者及多次妊娠的妇女产生的抗体绝大多数为IgG，在盐水介质中不能凝集红细胞。检查不完全抗体常用方法有抗人球蛋白法、蛋白酶法及胶体介质法等，这些方法也还存在某些缺点。为了输血安全及操作方便，必须改良配血方法。用聚凝胺配制的试剂可以检查出IgM与IgG两种性质的抗体，能发现可引起溶血性输血反应的绝大多数抗体。

4. ABO血型系统的临床意义

（1）输血：血液是人类赖以生存的重要成分。循环血量不足或血细胞的减少（大失血或贫血）均会发生临床症状，甚至危及生命，此时输血是治疗与抢救生命的重要措施。输血前必须检查血型，选择血型相同的供血者，进行交叉配血完全相合才能输血。

（2）母婴ABO血型不合引起的新生儿溶血病，主要是依靠血型血清学检查来诊断。

（3）器官移植时受者与供者也必须ABO血型相符合才能移植，血型不符极易引起急性排异反应、导致移植失败。

（4）ABO血型与疾病之间的联系也有一些报道，某些看来与造血系统无关的疾病实际上可能与红细胞血型抗原有关，但这方面的临床实用意义不大。

（五）Rh血型系统

Levine和Stetson于1939年在一例新生儿溶血病的胎儿母亲的血清中，发现了一种抗体，当她输入ABO血型相同丈夫的血液后，不料产生了严重的溶血性输血反应。于是进一步用她的血清与其他ABO血型相同的血液做试验，结果该抗体能凝集约80%的ABO配合的供体血液。1940年Landsteiner和Wiener以恒河猴（rhesus monkeys）的红细胞免疫家兔和豚鼠，发现产生的抗体能凝集猴红细胞以及大约85%的供体红细胞。

他们把被这种抗恒河猴抗体凝集的红细胞称为Rh阳性，其余15%不凝集的红细胞称为Rh阴性。Wiener和Peters在1940年指出，抗Rh抗体可以在输过ABO血型相容的人的血清中发现。Levine等又发现胎母之间的Rh血型不合，能引起新生儿溶血病。从此对Rh血型系的研究逐渐广泛和深入。事实上，后来证明了家兔抗rhesus的血清与人的抗Rh血清并不相同，但人们始终称人的抗体为抗Rh，为尊重Land-steiner和Wiener的发现，将家兔抗rhesus抗体称为抗LW。

人们现在称抗Rh抗体为抗D，相应的抗原为D抗原，红细胞上缺乏D抗原的人是Rh阴性，有D抗原的人为Rh阳性。自发现了抗D后，又发现了抗D以外的一些抗体，如现称为抗C、抗E、抗C和抗e等，它们既能与一部分Rh阳性红细胞起反应。又能与一部分Rh阴性红细胞起反应，逐渐证实了存在相对应于这些抗体的抗原所形成的复杂的血型系，现称为Rh型系，该血型系在输血治疗和胎母免疫引起的新生儿溶血病的临床医学中，已被证实有很重要的意义。

1. Rh血型的遗传及命名　当最初的抗Rh抗体（现称抗D）发现后不久，有学者又发现了几种非典型的抗体。而遇到一些较为复杂的反应，有些抗体仅同一部分Rh阴性红细胞发生反应，同时也与一部分Rh阳性红细胞发生反应（现称抗C、抗E等）。1944年，Fisher在Race协助下，根据上述各种抗体对多数红细胞的反应情况，从统计学的角度进行详尽的分析，并提出费雷理论（Fisher-Race theory）。目前对Rh血型遗传的另一对立学说为Wiener理论（Wiener theory）。此外，还有Rosenfield的数字命名法。

由于Rh血型系的复杂性，目前存在三种命名法，其中两种是根据不同的遗传学。

CDE命名法由Fisher和Race提出，认为Rh基因是三个基因的复合物，每条染色体上有三个基因位点、相互连锁、每个基因决定一个抗原，基因和基因产物使用相同的名称。列出了Fisher和Race假说的主要Rh基因或基因复合物及其产物。

Rasenfield等根据表型提出了数字命名法。将抗原按数字编号，红细胞上有某抗原的用正数表示，缺乏某抗原用负数表示。ISBT红细胞抗原命名专业组对数字命名法做了肯定和规范。列出各种细胞用5种抗血清检查的反应结果，并用三种命名法表示表型。

2. Rh表型及基因型　依据Fisher-Race的理论，Rh血型里应有6种抗体，但抗D抗体至今还未发现。目前常用5种Rh抗血清与受检者红细胞作凝集试验。但若没有抗e（或抗c）血清，通常用4种抗血清可检查Rh系统血型，一般常用抗C、抗c、抗D及抗E。

3. Rh抗原与抗体

（1）Rh血型的抗原：Rh血型抗原的强度仅次于ABO血型的A、B抗原。Rh血型阴性的人有50%～75%通过输血治疗或妊娠可使红细胞上D抗原免疫而产生抗D。Rh血型抗原中，抗原的强度依次为D>E>C>c>e，都显示剂量效应，即遗传方式上，同质结合子比异质结合子强。

Rh系统有许多复合抗原，如CD（Rh22）、ce（f或Rh6）、Ce（Rh7）及cE（Rh27）。这些复合抗原与抗CE血清反应时，必须C和E同在一个染色体上方显凝集。

抗CE对于CDE或CdE均显凝集，而对于cDE或CDe、cdE或Cde均不显凝集。有的血清，则c、e在一个染色体上即发生凝集，而c、e不在一个染色体上时就不起作用，这种现象称为位置效应（position effect）（表3-3）。

表3-3抗ce、Ce、cE的位置效应

红细胞	抗ce	抗Ce	抗CE	抗cE
Cde/cDE或Cde/cdE	−	+	−	+
CDE/cDe或CdE/cde	+	−	+	−

（2）Rh血型抗体：绝大多数Rh抗体是免疫抗体，可以通过输血治疗和妊娠后产生的。一般在初次免疫后2～6个月内出现。对Rh（D）初次免疫的人，经过再次免疫后，在3周内抗体浓度可达高峰。但也有约30%的Rh阴性的人，经Rh阳性抗原免疫后仍不产生抗D，这些免疫抗体属于IgG或IgM。

Rh阴性血型者，通过接受Rh阳性血液，一般约有50%者可经输血免疫产生抗D抗体。临床常见的几种Rh抗体如下：

（1）抗D抗体：抗D抗体最为常见的抗Rh抗体，有IgM和IgG两种抗体。Rh阴性者或D^u型可通过输血或妊娠而产生。

（2）抗C抗体：纯粹的抗C血清，需要由表现型ccDEe型或ccDEE的人血清制备。

（3）抗E抗体：有时可天然产生，在室温中反应较好，但常见的是免疫抗体，最适温度为37℃。

（4）抗c抗体：抗c抗体单独存在非常少见，多为cE、ce等复合体。抗c抗体常见于D阳性人的血清里，因为D阴性的人缺c抗原，故产生抗c抗体的机会就很少。本抗体通常由表现型CDe／CDe的人血清制备。

（5）抗e抗体：单独存在也很少见到，是很稀有的抗体，因为缺乏e抗原的人占的百分比较小，所以绝大多数人不能产生抗e抗体。

4. Rh血型的变异型 弱D（D^u）和部分D D^u这个名词首先是由Stratton在1946年发现一个D抗原只与少数抗-D血清起反应而得来的。D^u曾被细分为"高效级"和"低效级"D^u，"高效级"D^u是指D抗原可被一些抗-D直接凝集，而"低效级"D^u是指只能通过抗球蛋白试验才能检出的D抗原。

D^u被认为纯粹是D抗原的量的变化，即每个红细胞上正常D抗原位点单纯性地减少。因此，本质上是没有D^u抗原和抗-D^u抗体的。所以在1990年，D^u的术语被弱D所替代。

归纳了最近发表的各种弱D型的数字命名，以及它们的遗传结构。

5. Rh血型系统鉴定　虽然Rh血型系统中有许多抗原，但常规只用抗D血清检查有无D抗原，粗略地分为Rh阳性及阴性两类。当有特殊需要如家系调查、父母权鉴定、配血不合等情况时才需用抗C、抗c、抗E、抗e等标准血清，做全部表型测定。鉴定所采用的方法，依抗体的性质而定，如系完全抗体可用生理盐水凝集试验；如系不完全抗体则应用胶体介质法、木瓜酶（或菠萝蛋白酶）法或抗人球蛋白法进行检查。

6. 临床意义　Rh血型系统是除ABO血型系统以外第二重要的系统，它可以引起溶血性输血反应和新生儿溶血病。

（1）Rh血型与输血：Rh阴性患者如果输入了Rh阳性血液，就会刺激患者产生免疫性抗体，2~5个月后抗体即可在患者的血浆中检出，当第二次接受Rh阳性血液时，因患者体内已有相应抗体，即可发生严重的溶血反应。Rh阴性妇女如果孕育过Rh阳性胎儿，当接受Rh阳性血液时有可能发生溶血性输血反应。据调查，白种人Rh阴性约占15%，我国汉族人中Rh阴性不到1%，少数民族中Rh阴性比例有的较高，苗族为12.3%，塔塔尔族为15.81%，所以在输血时应格外注意Rh血型问题。

（2）Rh血型与新生儿溶血病：Rh阴性母亲孕育了Rh阳性胎儿后，胎儿的红细胞在胎盘屏障有小的渗漏时，可进入母体，刺激母体产生免疫性抗体，此种抗体因分子量小，可通过胎盘进入胎儿体内破坏胎儿的红细胞，第一胎时因免疫性抗体效价较低多不发生溶血反应，但再次妊娠后，免疫性抗体的效价会进一步上升而导致新生儿溶血。如果Rh阴性产妇曾接受过Rh阳性血液，那么在第一次孕育Rh阳性胎儿时就可能发生新生儿溶血。

二、其他血型系统

（一）白细胞抗原系统

白细胞抗原可分为白细胞本身特有的以及与其他血液成分共有的两大类，后者包括HLA抗原及某些红细胞血型抗原。HLA是1954年Dausset首先在人类白细胞上发现的，称为人类白细胞抗原（human leucocyte antigen，HLA）。HLA系统是人类最主要的组织相容复合物（major histocompatibility complex，MHC），这些抗原不仅是白细胞特有，而且存于其他许多组织上，在调节抗体免疫反应，破坏表达外来抗原的靶细胞方面有重要作用。HLA又称移植抗原，通过HLA配型能提高移植物的存活率，它作为一种遗传标记已用于有关疾病及人类遗传学的研究。在临床输血学中，对HLA的研究有助于提高成分输血的疗效及防止输血反应。总之，HLA的研究已广泛应用于基础学、临床医学、预防医学、法医学、社会医学等诸方面。

（二）血小板抗原及抗体

人类血小板表面具有复杂的血型抗原，这些抗原是由遗传因素决定的，通常分为血小板特异性和非特异性抗原。非特异性抗原与红细胞血型、HLA抗原有关；特异性抗原由血小板特有的抗原决定组成，表现出血小板独特的遗传多态性，不存在于其他细胞和组织。

给患者反复输注血小板，可于血清中产生血小板同种抗体，当输入血小板后，可产生抗原体的免疫反应症状，输入的血小板也会迅速破坏。血小板产生的抗体主要是针对血小板特异抗原和HLA抗原，反应严重时可产生输血后血小板减少症，或称输血后紫癜。

第三节　临床输血指征及输血错误观念

一、临床输血指征

（一）急性失血输血指征

急性失血常见于外科、妇产科、手术及创伤等。

1. 红细胞输注指征

（1）血红蛋白<70g／L或血细胞比容（hematocrit，Hct）：<0.21时输注红细胞；

（2）血红蛋白70～100g／L时根据病情决定红细胞的输注。

2. 血小板输注指征

（1）血小板计数<$50×10^9$／L伴出血时；

（2）血小板（50～100）×10^9／L根据病情决定血小板的输注；

（3）血小板功能障碍时，根据出血情况而不一定看血小板计数决定血小板输注。

3. 新鲜冰冻血浆（fresh frozen plasma，FFP）输注指征

（1）凝血酶原时间（prothrombin time，PT）或部分凝血活酶时间（activated partial thromboplastin time，APTT）>正常1.5倍伴出血时；

（2）大出血或大输血相当于自身血容量时。

4. 普通冰冻血浆（frozen plasma，FP）输注指征补充胶体、稳定的凝血因子和血浆蛋白时。

5. 全血输注指征一次性失血≥30%或持续失血24h>80%血容量时。

6. 冷沉淀输注指征手术、严重外伤补充纤维蛋白原和凝血因子时。

（二）慢性失血输血指征

慢性失血常见于内科疾病，内科患者一般对缺氧的耐受力相对较强，与急性失血患者的输血略有不同。

1. 慢性贫血患者 血容量正常，一般不输全血。

2. 红细胞输注指征

（1）血红蛋白< 60g／L或血细胞比容（Hct）<0.1g时；

（2）血红蛋白60～100g／L时根据病情决定红细胞的输注。

3. 洗涤红细胞输注指征 患者对血浆蛋白过敏、高钾血症、肝肾功能障碍、自身免疫性溶血性贫血、阵发性睡眠性血红蛋白尿、供者血液有冷凝集素时。

4. 血小板输注指征

（1）血小板计数<5×10^9／L时立即输注；

（2）血小板计数（10～50）×10^9／L时根据病情况决定血小板输注；

（3）血小板功能障碍时，根据出血情况而不一定看血小板计数决定血小板的输注。

5. FFP输注指征 先天（获得）性凝血因子缺乏、大出血、大输血引起凝血因子缺乏时输注。

6. FP输注指征 需补充胶体、稳定的凝血因子和血浆蛋白时。

7. 冷沉淀输注指征 纤维蛋白原缺乏症、甲型及血管性血友病、手术后出血、严重外伤及弥散性血管内凝血（disseminated intravascular coagulation，DIC）、尿毒症出血、先天性血小板功能异常出血时输注。

（三）大失血和大输血注意事项

1. 大失血时，机体消耗了大量的血小板，丢失了大量的血浆，因此，必须在补充红细胞的同时及时补充血小板和FFP才能达到止血和凝血作用。血小板用量根据消耗量而定，FFP剂量为10～15ml／kg体重，可补充25%～38%血浆量，一般体内应保证至少有30%的血浆量才能达到止血和凝血作用。

2. 由于红细胞制品中没有血小板和凝血因子，大量输注红细胞制品易导致体内血小板和凝血因子稀释性减少，因此，在大量输注红细胞制品的同时一定要及时补充血小板和FFP，剂量为10～15ml／kg体重。

3. 由于库存全血中缺乏活的血小板，也缺乏Ⅷ、Ⅴ凝血因子。因此，大量输注库存全血时一定要及时补充血小板和FFP才能达到止血和凝血作用。

4. 慢性失血伴低蛋白血症时，应及时补充FP或FFP，维持总蛋白至正常水平，防止低蛋白血症。

（四）DIC输血

1. DIC高凝血状态输血

（1）先用肝素治疗抑制血管内凝血，肝素根据病情酌情使用；

（2）使用肝素抗凝治疗时，同时使用抗凝血酶-Ⅲ（AT-Ⅲ）浓缩剂才能缩短DIC病程，提高生存率；

（3）根据患者病情选择性输注红细胞（贫血时）和血小板；

（4）全血、FFP或其他凝血因子制剂的应用应慎重，否则，会加重血管内凝血，必须要用时，要在肝素化的基础上使用，并酌情在输注红细胞、FFP等制品时根据病情每毫升加入肝素5U，并计入全天肝素治疗总量。

2. DIC低凝血状态输血

（1）AT-Ⅲ水平或其他监测指标已恢复正常，凝血因子的缺乏可能是导致出血的主要原因，这时是补充各种相应血液成分的最佳时机；

（2）AT-Ⅲ水平或其他监测指标（如血小板、PT，APTT，纤维蛋白原等）仍有异常，提示DIC病理过程尚未控制，此时，血液成分的补充仅限于红细胞、血小板及AT-Ⅲ浓缩剂。

3. 肝素抗凝治疗

（1）DIC处于内凝血状态时应及时使用肝素抗凝治疗。判断DIC处于内凝血状态的方法是：观察AT-Ⅲ水平，因为AT-Ⅲ在DIC过程中最先被消耗，AT-Ⅲ含量低，说明DIC处于内凝血状态；AT-Ⅲ恢复正常，说明DIC病理过程停止；

（2）在应用肝素时应密切关注凝血指标的变化；

（3）应用肝素时应同时使用AT-Ⅲ浓缩剂才能达到抗凝效果；

（4）DIC伴出血时禁止使用肝素；

（5）肝素常用剂量：每次0.5～1mg／kg（1mg＝125U），于1小时内静脉滴注，每4～6小时1次。该剂量极易过量，应随时测定APTT，使APTT维持在20～30mm（试管法）为宜。新生儿和婴幼儿使用肝素间隔和剂量酌情减少；

（6）肝素小剂量治疗方法50～120mg／d，持续24小时静脉滴注是目前应用肝素的新观点；

（7）肝素超小剂量治疗方法：剂量为"小剂量"的1／5，或1000～1500U／h连续静脉滴注，持续72小时。也可用3～5U／kg肝素，皮下注射，1～2／d。

4. 成分输血　DIC输成分血比输新鲜全血疗效好。成分输血是现代输血的进展，目前先进国家80%的血液用于成分输血，如根据患者的情况，输给患者所需要的某种血液成分，其优点可减轻患者循环负担，避免或减少各种输血反应的发生，减少传播疾病的机会，有的放矢而获得更好的治疗效果，并可节约用血，减少花费。故现都主张成分输血，成分输血已成为评价输血水平的一个指标。所谓成分输血就是把血液中各种成分分离出来，精制成浓度或纯度较高的制品，然后用于缺少一种或数种成分所引起的疾病，一袋全血经分离加工可以成为多种血液制品。

各种血液成分在使用过程中须注意如下事项：

（1）必须用带有过滤装置的输血器输注，每输4～8U制剂需要更换新的输血器。因同一输血器输注制品5小时以上，部分血液成分在过滤器上黏着沉淀，不仅使输血速度降低，并且起培养基作用繁殖细菌；同时细胞破坏、纤维蛋白析出可诱发DIC。

（2）输注血浆、红细胞、白细胞和血小板前必须核对供血者与受血者的血型是否相符。

（3）注意血液制品的外观。考虑到血液取出后在输注过程中时间过长，温度随环境上升，可能产生变化，所以要观察血液制品是否有溶血、凝血现象。

（4）输注纤维蛋白原、抗血友病球蛋白和凝血酶原复合物时应注意滴速，使液体分别在60~120分钟、60分钟和30分钟内滴完。

（5）输注过程中经常观察有无发热、过敏反应的发生。使用纤维蛋白原和凝血酶原复合物者尚须注意有无栓塞等严重不良反应。如表现出有不良反应症候时应及时处理或停止输血。

二、输血错误观念

（一）失全血就应该输全血

这一观点是错误的。因为库存血中血小板、白细胞在24小时内已死亡；V，Ⅷ因子24小时已逐渐失活。因此，全血并不全，全血中已没有活的血小板和白细胞，只有死亡的血小板、白细胞的尸核，失全血补全血价值不大，反而增加了非溶血性发热反应、过敏反应、输血传染病（如CMV，HIV，HTLV等）、血小板输注无效、成人呼吸窘迫综合征（急性肺微血管栓塞）、输血相关性免疫抑制等的发生概率，增大了输血医疗风险。

（二）输全血可以扩充血容量、升血压

这个观点是错误的。血浆渗透压99.5%是由晶体液产生，胶体渗透压只占0.5%。而全血中的血浆产生的是胶体渗透压，因此，输全血对扩充血容量、升血压价值不大。扩充血容量最有效的方法是：输注晶体液（如盐水、林格液）。失血量>30%血容量时才用胶体液，胶体液有血浆和人工胶体两种。人工胶体有右旋糖酐、羟乙基淀粉、明胶制剂等。晶体液输注剂量一般为失血量的3~4倍，晶体液与胶体液的比例以3∶1~4∶1为宜。

（三）输"热血"治疗效果更好

这个观点是错误的。其实，输"热血"（顾名思义带体温的血液，一般指24小时内的血液）风险更大，因为输"热血"易患移植物抗宿主病（CVHD），该病死亡率90%以上，尤其是肿瘤患者输"热血"，移植物抗宿主病的发生率高达15%~20%。此外，输"热血"还易患梅毒等传染病。

（四）输全血可以补充血小板和凝血因子

这个观点是错误的。因为库存全血中血小板已无活性，凝血因子也不完整，缺乏V，Ⅷ因子。

（五）"新鲜血"就是"热血"

这个观点是错误的。"新鲜血"不等于"热血"，"新鲜血"一般指CPD（枸橼酸-枸橼酸钠-磷酸二氢钠-葡萄糖保存液），CPDA（枸橼酸-枸橼酸钠-磷酸二氢钠-葡萄糖-腺嘌呤保存液），ACDA（枸橼酸-枸橼酸钠-葡萄糖-腺嘌呤保存液）保存10天内或ACD（枸橼酸-枸橼酸钠-葡萄糖保存液）保存5天内的库存血。

（六）输亲友（有血缘关系）的血更安全

这个观点是错误的。实际上输亲友的血最不安全，因为输直系亲属（夫妻除外）的血患移植物抗宿主病（graft-versus-host disease，GVHD）的风险会增加8~30倍。

（七）血液是营养品

这个观点是错误的。有人认为血液是营养品，因而出现了输"安慰血""人情血"现象，实际上输血有传播疾病的危险，因为现代科学技术对处于"窗口期"的病原体还无法检出，因此，应尽量避免不必要的输血。

总之，输血量代表了一个单位的医疗技术水平，成分输血的比例代表了一个单位的输血技术水平。用血如用药，对症治疗，纠正贫血时输红细胞，补充凝血因子时输FFP，补充血小板时输血小板；补充纤维蛋白、凝血因子、血管性血友病因子时输冷沉淀。医师要敢于用血、善于用血、科学合理用血，不用全血、不用"热血"才是最科学的输血方法。

科学合理用血要转变5个观念：

（1）全血比较"全"的错误观点，实际上全血并不全；

（2）急性出血要输全血的错误观点。实际上输全血风险大，易引起非溶血性发热反应和过敏反应等；

（3）输"热血"比输库存血好的错误观点。实际上输"热血"风险更大，易患移植物抗宿主病、梅毒等；

（4）"新鲜血"就是"热血"的错误观点。实际上ACD保存5天内，CPD，ACDA，CPDA保存10天内的库存血都是新鲜血；

（5）输血对患者好处多，害处少的错误观点。

实际上输血风险很大，能不输血尽量不输血，能少输血，尽量少输血，必须输血时，尽量不输全血，合理使用成分血才可以把输血医疗风险降到最低限度。

第四节　特殊患者的输血治疗

一、大量输血

大创伤、大出血及大手术常需要大量输血，换血也属于大量输血。它是指在12～24小时内快速输入相当于受血者本身全部血容量或更多血液的输血。美国将24小时内输入75ml／kg以上的血液定为大量输血，相当于一位70kg体重的人24小时内输入5000ml的血。大量输血主要指以下情况：

（1）以24小时为周期计算，输注血液量达到患者的总血容量；

（2）3小时内输注血液量达到患者总血容量的50%以上；

（3）成年患者24小时内输注40单位以上的红细胞制剂。

由于大量输血的定义并不十分明确，而患者的个体情况差异大，很难用确定的指标进行量化。

（一）大量输血时血液制品的选择

1. 全血　以往大量输血一概使用全血，认为全血中含有各种血液成分，可以同时补充血容量、凝血因子和红细胞等成分，其实不然，因为全血中的血小板、白细胞和不稳定的凝血因子已基本丧失活性。现主张采用成分输血，适当输入部分全血。一般可选用ACD保存5天或CPD保存10天内的全血，不宜大量输入保存时间过长的血液，例如快要过期的血液。

2. 悬浮红细胞　在使用晶体、胶体液充分扩容抗休克治疗的基础上，紧急输注悬浮红细胞制品2～4单位，以快速缓解组织供氧不足的情况，以后视情况决定是否要继续输入红细胞或全血。

3. 浓缩血小板　大量出血使血小板同时丧失，再加上大量输入保存的全血、红细胞和大量输液可发生稀释性血小板减少，当血小板计数低于$50×10^9$／L时应输注浓缩血小板。

4. 新鲜冰冻血浆　输血量达到受血者自体血容量的2倍时，其凝血因子降至出血前的30%以下。当PT和aPTT超过正常对照的1.5倍时，特别是肝功能障碍的患者，应输注一定量的新鲜冰冻血浆，以补充丧失的血浆蛋白和多种凝血因子，特别是一些不稳定的凝血因子。

5. 冷沉淀　当输血量达到受血者自体血容量的1.5倍，其纤维蛋白原降至1.0g／L以下时，可使用冷沉淀治疗。

6. 其他血液成分　对于肝功能障碍或维生素K缺乏的患者可使用凝血酶原复合物

（prothrombin complex concentrate，PCC）以减少出血。

（二）注意事项

1. 大量输血（指24小时内输血量接近或超过自身血容量）时，无论输注的是全血还是悬浮红细胞，都将会出现血小板和凝血因子不足，需要适量输注血小板及FFP。

2. 在抢救过程中，要检测血压、脉搏、尿量及血细胞比容，有条件者应监测中心静脉压、肺动脉楔压、心排血量等，据此调整输液、输血量及输注速度，避免输液、输血量不足或过多引起肺水肿、心力衰竭等。有心肺疾病者，更要注意输液、输血量及输注速度。

3. 失血量大而单用晶体液及胶体液补充血容量时，要注意血液过度稀释问题。因为血红蛋白低于40～50g／L，血细胞比容<0.15时，会影响出血部位的愈合，而且易发感染。

4. 抢救过程中要积极止血。

5. 注意大量输血时可能引起的并发症，如枸橼酸盐中毒、血钾改变、酸碱平衡失调、低温、免疫性溶血等。

二、急性失血输血

急性失血时血容量减少，脏器血流灌注减少，组织缺氧，导致细胞功能障碍及脏器损伤。当收缩压降至10.7kPa（80mmHg）以下时，肾排泄功能显著下降，甚至引起少尿或无尿而发生尿毒症，如不及时纠正，将危及生命；脑细胞严重缺氧可引起细胞水肿甚至坏死；心肌严重缺氧可导致心肌受损产生心力衰竭，对冠状血管供血不足者，将引起严重后果。因此，急性失血要首先补足血容量，保证组织灌流，再考虑补充红细胞以纠正贫血。

对于造血功能正常的患者，失血量小于自体血容量的20%时，经晶体液扩容后，如果血压稳定，血细胞比容大于或等于0.30，则不必输血。如果失血量过大，红细胞的丢失增多，血液携氧能力下降，难以保证组织氧的供应，就需要输血。输血时可根据实际情况选用下列血液制品：

（1）全血：由于全血在4℃保存过程中血小板无活性，不稳定的凝血因子也逐渐丧失功能，因此全血的输注不能完全替代丢失的全血。全血仅适用于急性大量失血可能出现低血容量休克患者，或存在持续性、活动性出血，估计失血量超过自体血容量30%的患者。全血的输注应在输晶体液和胶体液后进行。

（2）悬浮红细胞：急性失血患者的血容量补足后，为了提高血液携氧能力，应输注一定量的悬浮红细胞。一般输注1个单位的红细胞，可使成年人的血红蛋白提高5g／L。

（3）根据临床情况和实验室检查结果，适量补充冷沉淀、新鲜冰冻血浆、血小板等制品。

总之，决定急性失血患者是否需要输血或如何进行输血，应根据患者失血前的身体情况、失血的原因、失血速度及失血量等临床情况综合分析。如果患者急性失血前本身就存在造血功能异常、贫血、心功能不全、心肌缺血或其他重要器官疾病等情况，应积极补充红细胞以保证组织供氧。婴幼儿、老年患者的代偿功能较差，应更积极地做好输血准备，但要严密观察，以免发生不良反应。

三、急性溶血输血

急性溶血时产生大量红细胞碎片及血红蛋白，血红蛋白除与血浆中结合珠蛋白结合外，大量的游离血红蛋白经肾脏排出，严重溶血时可引起重要脏器功能障碍，如心力衰竭、肾衰竭、休克、胆红素脑病等。急性溶血病的输血需特别慎重，否则，会加重溶血。

（一）输血原则

1. 及时阻断溶血的原因和诱因，注意电解质平衡。

2. 严重贫血，特别是引起心、肾、脑功能障碍时，应及时输血。

3. 必须输血时，选择少白细胞红细胞或洗涤红细胞输注，输血量无须过大，1次输血2U即可，并严格配血。

（二）抢救措施

1. 终止溶血　输血所致者应立即终止输血，与抗原抗体反应有关者多采用肾上腺皮质激素或免疫抑制剂治疗。近年来自身抗体介导的顽固性免疫性溶血性贫血多采用血浆置换术。

2. 防止休克及急性肾衰竭　有休克表现者，可适量输注中分子右旋糖酐。给予适量5%碳酸氢钠滴注以碱化尿液。出现肾衰竭时，尚需补充晶体液并给予利尿剂，保证有足够尿量，同时注意监测并治疗高钾血症、酸中毒。

3. 纠正贫血　由于不少溶血性疾病输血不当时反而加重溶血，故对溶血性疾病尽可能不输血。但急性溶血引起严重贫血时，仍应紧急输血以挽救生命。

输血量无须过大，目前强调输少白细胞红细胞或洗涤红细胞，一般输红细胞2个单位即可。如能积极治疗原发病、及时终止溶血以及防止休克和急性肾衰竭，往往一次输血即可缓解。约有10%的病例溶血继续存在，输血后未见明显改善者，可考虑第二次输血。目前提倡输注年轻红细胞，效果更佳。

（三）急性溶血的输血注意事项

1. 溶血性疾病的急性溶血多数有抗原抗体反应及补体参与。由于患者体内有可能存在自身抗体或同种抗体，所以要严格配血。

2. 要结合原发病慎重选择适合的血液制品。

3. 严格掌握输血适应证　可输可不输者不输，即使要输血，也以少量为宜，开始输注应慢，观察10～15分钟无不良反应后再加快速度。

四、慢性贫血输血

慢性贫血是由许多不同原因或疾病引起的一组临床综合征。由于起病慢，机体常能逐步适应，一般症状为头晕，活动后心悸，有时有耳鸣、无力、食欲缺乏等。皮肤黏膜苍白是常见的客观体征。贫血是一种症状，而不是独立的疾病。积极寻找贫血的原因并进行对因治疗比输血更为重要。

（一）慢性贫血的原因

慢性贫血的原因较为复杂，归纳起来有以下三点：

1. 红细胞生成减少

（1）当造血干细胞受损或受到抑制而发生增殖分化障碍或骨髓红系祖细胞受到恶性血液病或骨髓转移癌的侵袭时可导致红细胞生成减少。

（2）当维生素B_{12}、叶酸缺乏引起的代谢异常及由嘌呤、嘧啶合成异常所致的幼红细胞增殖异常，可发生巨幼细胞性贫血；当缺铁或铁代谢异常可导致血红素合成障碍而引起缺铁性贫血。

2. 红细胞破坏过多 由于红细胞膜异常、酶异常、血红蛋白异常以及红细胞周围环境异常（如抗红细胞抗体和血管异常等）可导致红细胞破坏过多，超过骨髓代偿增生所能补偿的能力时发生的贫血。

3. 慢性失血 由于慢性失血长期丢失血红蛋白，以致造血物质缺乏，特别是铁的丢失，如消化道溃疡慢性失血、痔疮出血、月经过多等。

（二）慢性贫血的特点

1. 慢性贫血患者通常无须紧急输血 慢性贫血患者有较充足的时间进行病因诊断，很多时候原发病的治疗比单纯纠正贫血更为重要。慢性贫血患者通常伴有与病因相关的临床表现，如缺铁时可能因上皮细胞含铁酶的障碍而出现的反甲、舌炎、食道炎症状；慢性溶血患者常伴有黄疸、肝脾肿大；维生素B_{12}缺乏常伴有神经症状；造血干细胞增殖能力低下者常由于白细胞及血小板的减少而引起感染及出血症状。只有针对不同病因进行合理有效的治疗才能有较好的效果。

2. 慢性贫血患者的贫血往往缓慢发生 大多患者通过代偿能够耐受和适应血红蛋白的降低，因此血红蛋白浓度和血细胞比容的高低不是决定输血的最好指标。是否需要输血，主要依据患者的临床表现和对贫血的耐受程度，并考虑所患疾病的自然病程与存活期之间的利弊（输血的直接效益和远期危险），无明显贫血症状者可暂不输血。

3. 慢性贫血不存在血容量不足的问题 有输血指征只需输添加剂红细胞，无须输全血。

4. 某些慢性贫血尚无特殊治疗方法 需定期输血维持生命活动者，常会引起体内含铁血黄素的沉着，导致血色病。

（三）慢性贫血的输血指征

目前临床上慢性贫血患者的输血指征往往偏宽，这不但造成血液资源的浪费，还给患者带来输血不良反应和输血传播疾病的风险，因此应严格掌握慢性贫血患者的输血指征。一般认为，血红蛋白小于60g／L，并伴有明显贫血症状者，或贫血严重，又因其他疾病需要手术或待产孕妇需要输血。另外，某些暂无特殊治疗方法的遗传性血液病者，在其生长发育期，应给予输血，将其血红蛋白提高到不影响正常生长发育的水平。

慢性贫血患者不存在血容量不足的问题，故输血时只需输注红细胞即可，而不需要输注全血，以免引起循环超负荷，特别是婴幼儿和老年患者输注全血更易发生循环超负荷。某些需要长期靠输血才能维持生命的慢性贫血患者，常会引起体内含铁血黄素的沉着，发生血色病。

（四）慢性贫血的输血方法和注意事项

1. 制订输血方案　如果判定患者需要长期输血时，头几个月的时间应用来进行临床试验。应仔细和经常评估患者的氧需要是否已经达到。并估计出维持此水平所需的最低输血量。

2. 输血量的间隔时间　一般来说，慢性骨髓造血功能障碍的患者，每2周输红细胞2个单位。造血物质缺乏的患者需要输血时，往往输一次红细胞即可。

3. 输血效果判断　输血后测定血红蛋白或血细胞比容可很快评估出输血的效果。如果效果不佳，应仔细检查，查明原因，如是否存在症状尚不明显的隐性同种免疫性溶血，是否存在胃肠道或其他部位的隐性出血，是否有脾功能亢进，是否同时伴发溶血。

4. 病因不同，输血时应注意其不同要求。纯粹以血红蛋白水平来确定输血不一定完全正确，应根据病因、临床症状和是否合并其他疾病来决定。

5. 长期输血者，不宜用维生素C。维生素C虽可增加尿铁的排泄，但也可增加胃肠道对铁的吸收。如血浆铁明显增高，应加用去铁胺，防止含铁血黄素沉着症或血色病的发生。

6. 注意治疗原发病。

7. 心肺功能不全者或老年人，需注意输血速度，一般以1ml／（kg·h）为宜，并在输血过程中严密观察，及早发现心衰的征兆。输血时如已有心功能不全征象，可同时加用利尿剂。

五、肝脏移植患者的输血

输血在肝脏移植中扮演着重要的角色。由于凝血因子合成障碍和大量的血液丢失，需要输血科的密切配合。一旦供体器官就绪，应立即通知血库，并对受者作输血前检查。输血主要解决以下问题：

（1）补充肝移植手术进行时的失血量；

（2）稀释细胞毒抗体的滴度；

（3）产生免疫抑制作用（immunosuppression）；

（4）补充凝血因子等。

在过去的几年中，肝移植患者对血液的需求量稳步下降，但常常仍需要一个相当于患者总血容量的血或更多。一般情况下，供者与受者的ABO血型是相合的。

（一）肝移植患者的术前备血

肝移植是创伤极大的手术，在手术过程中可能会合并大出血，因此术前应积极备血。虽然近10年来随着手术技术的提高，肝移植的输血量不断减少，甚至有因肝癌进行肝移植的患者不需输入红细胞的报道，但术前还是应做好充分准备，备足血源。通常术前应准备20～40U的红细胞制品，3000ml以上的新鲜冰冻血浆，20U以上的浓缩血小板或1个治疗剂量以上的机采血小板，20～40U的冷沉淀，同时还可适当准备部分新鲜全血。由于肝移植手术可能会出现意外的大出血，因此手术室和输血科（血库）应有良好的通讯联系，以便随时掌握术中的血液需求情况。对于稀有血型患者，更应备好充足的血液或血液成分才能手术。在手术中使用回收式自体输血的肝移植手术，术前备血可适当减少。

（二）肝移植患者的成分输血

肝移植患者的成分输血为手术期的输血应根据病情和实验室检查结果来进行，术前应尽可能纠正贫血、低蛋白血症和凝血功能障碍，可补充红细胞、血小板、纤维蛋白原、凝血酶原复合物和冷沉淀等。由于患者是高血容量的贫血，因此应输注红细胞而不是全血，同时应注意严重肝病患者常伴营养不良，铁和叶酸等造血物质缺乏，在输注红细胞前应予纠正。

（三）肝移植患者输血的注意事项

1. 肝移植患者输血量大，品种多，容易发生输血不良反应，因此在输血过程中应严密监测，发现输血不良反应及时处理。

2. 肝移植手术持续时间长，创面长时间暴露在室温，加上无肝期的低温，如果输入温度较低的血液制品，可使体温降至32℃以下，引起凝血功能障碍、心律失常等并发症。

3. 供体肝脏中的过客淋巴细胞（passenger lymphocytes）可产生术后溶血反应。当肝脏供体和受体的红细胞血型相容但不同型时，供体的部分B淋巴细胞随着器官的移植同时进入受者体内，这些淋巴细胞在一段时间内能够继续产生抗体，引起红细胞的溶血反应。虽然过客淋巴细胞引起的溶血可发生于任何ABO相容但不相同的移植，但以 A_1 受体接受O型供体最常见。

六、肾脏移植患者的输血

肾脏移植目前已成为治疗晚期肾脏疾病患者的有效方法。输血有助于提高肾移植的成功率，可能通过以下机制：

（1）抑制受体细胞毒抗体的产生；

（2）产生特异性及非特异性抑制性T细胞；

（3）产生封闭或抗独特型抗体，从而抑制排异反应，提高移植物的存活率。

在肾移植前，增加输血次数可增加肾移植的存活率，可能是由于在反复输血过程中，输入的淋巴细胞使机体对同种抗原产生免疫耐受。

七、心功能不全患者的输血

有心功能不全的贫血患者输注红细胞的指征与其他贫血患者不同，可能当血红蛋白浓度＜100g／L时就需要考虑输注红细胞。对心功能不全的患者输血，可能需要重点权衡的利弊之一是如何解决输血增加循环负荷与不输血或少输血会影响心肌供氧、加重心功能不全之间的矛盾，因此需慎重处理输血与心功能不全之间的矛盾。对病情稳定的心血管疾病患者，维持血红蛋白浓度在80g／L以上，可满足患者的需氧量。

血容量不足的心功能不全，在有明确的输血指征时，应在晶体液、胶体液充分扩容的基础上，适当输注红细胞，以改善组织器官的供氧。长期慢性贫血的患者，贫血加重时可能出现心功能不全，应适当给予输注红细胞改善贫血、组织供氧和心功能状况，但输血指征应从严掌握。

八、严重肝病患者的输血

库存时间较长的全血、悬浮红细胞等血液制剂输入严重肝病患者体内，可能加重业已存在的高钾血症和酸中毒；输入的红细胞若在体内被破坏，可进一步加重患者肝脏对胆红素处理的负担；大量输血时，凝血因子可能被进一步稀释加重凝血障碍。因此，合并贫血的严重肝病患者输血宜选用库存时间较短的新鲜红细胞制剂，必要时进行洗涤处理，以减少血液制品中的保存液成分以及库存血液的代谢产物加重肝脏负担，不宜采用库存全血。另外，严重肝病的患者多并发心、肾功能不全，决定输血方案时应综合考虑。

九、尿毒症患者的输血

肾性贫血治疗主要是改善肾功能、减少血液中的毒素、补充外源性的促红细胞生成素（erythropoietin，EPO）。通常当血红蛋白水平≤60g／L才考虑给予红细胞输注，伴有心肌缺血、脑组织缺血、心功能不全等其他表现时应根据具体情况调整输血方案。对将来有可能进行肾移植的患者，还应进行白细胞去除，减少HLA同种免疫机会，降低将来移植和输血配型的困难。

十、烧伤患者的输血

烧伤可由多种原因所引起，热烧伤所造成的病理改变取决于热源温度和受热时间。面积较小的浅表烧伤，除疼痛刺激外，对全身影响不明显。面积较大，较深的热烧伤，则可引起血容量减少、能量供应不足和红细胞丢失等全身性变化。另外，烧伤患者红细胞的生成减少、消化道出血和外科手术也使红细胞的丢失增加。血液的丢失量与烧伤面积有关，成人可按每1%的烧伤面积丢失全身血容量的2.6%计算，而儿童每1%的烧伤面积丢失全身血容量的3.4%。

虽然对烧伤早期是否输注全血尚存在争论，但一些学者认为，输注全血可起到改善贫血、补充血容量、调节酸碱平衡、改善血流动力学的作用。在烧伤后24小时内不宜输注红细胞，因为此时血浆丢失造成血液浓缩和黏稠度增高。红细胞输注可在补充血容量的基础上进行，以改善由于红细胞破坏、手术和消化道出血引起的贫血。对于严重感染又对抗生素治疗无效的患者，可选用浓缩粒细胞进行治疗。纤维蛋白原降低的患者可输注冷沉淀。

由于输血可引起免疫抑制，增加感染的概率，因此烧伤患者应严格掌握输血的适应证，只有患者的血细胞比容低于0.30，甚至低于0.25，或患者存在心血管疾患时才进行输血。

十一、新生儿溶血病（hemolytic disease of newborn，HDN）输血

HDN是母子ABO、Rh或其他血型系统不合所致的同种免疫性溶血性疾病。ABO系统占80%以上，Rh系统占20%以下，其他血型系统偶见。

母体中存在与胎儿血型不相容的血型抗体（IgG），该抗体可通过胎盘进入胎儿体内，引起胎儿血管内的红细胞破坏，重者流产、死胎，轻者引起新生儿溶血病。新生儿体内的母血IgG抗体大多数在生后3周内消失，个别可持续至生后2~3个月。

（一）临床特点

1. 患儿母亲为O型，患儿为A或B型出现ABO溶血病多见，第1胎即可发病，新生儿出生后24~72小时内出现黄疸，严重者伴脾大、贫血和网织红细胞增多或并发胆红素脑病（核黄疸），危及生命，幸存者出现神经系统后遗症。个别病例于生后2~6周出现"晚期贫血"，8~12周"生理性贫血"加重。

2. 患儿母亲为Rh（D）阴性，患儿为Rh（D）阳性，易出现Rh溶血病，一般于第2胎后发病，临床表现同ABO溶血病。

（二）治疗

主要是预防胆红素脑病。

1. 阻止胆红素入脑，纠正患儿代谢性酸中毒，输注白蛋白结合血浆中过多的游离胆红素，每输1g白蛋白可结合间接胆红素8.5mg，剂量为1g／（kg·d）。

2. 降低血清游离间接胆红素首选光照疗法，配合肝酶诱导剂等治疗。

3. 重症者用换血疗法。

4. 输红细胞前应先给予肾上腺皮质激素，并维持3~5天，以抑制溶血加重。

输血原则：

（1）ABO血型系统不合引起的HDN，3周内输注同型血有可能加重溶血，应输注O型洗涤红细胞或O型红细胞混合AB型血浆；

（2）Rh血型系统不合引起的HDN，应输注Rh阴性的ABO同型血；

（3）ABO血型系统和Rh血型系统同时不合引起的HDN，应输注O型Rh阴性洗涤红细胞；

（4）当新生儿严重贫血已导致贫血性心力衰竭时，首选换血疗法，无条件时，才考虑输注洗涤红细胞并用快速利尿药。

十二、自体输血

自体输血（autologous transfusion）是指采集患者体内血液或手术中收集自体失血，经过洗涤、加工，再回输给患者的方法，即回输自体血。自体输血是最安全的输血方法，无须做血型鉴定和交叉配血试验，不会产生任何过敏反应，避免了因输血而引起的疾病传播，不仅减少了发生输血并发症的危险，而且减少甚至消除了输血者对异体输血的需求。

（一）自体输血方法

1. 预存式自体输血　即术前抽取患者的血液，在血库低温下保存，待手术时再回输给患者。适用于择期手术患者，估计术中出血量较大需要输血者。在术前1个月开始采集自体血，每3~4天一次，每次300~400ml，直至手术前3日为止，以利机体应对因采血引起的失血，恢复正常的血浆蛋白水平。术前自体血预存者应每日补充铁剂和给予营养支持。

2. 稀释式自体输血　指手术日手术开始前从患者一侧静脉采血，同时从另一侧静脉输入采血量3~4倍的电解质溶液或适量血浆代用品以维持血容量。采血量取决于患者状况和术中可能的失血量，每次可采800~1000ml，以血细胞比容不低于25%、白蛋白30g/L以上、血红蛋白100g/L左右为限。采血速度约200ml/5min，采得的血液以备术中回输用。待手术中失血量超过300ml即可开始回输自体血。一般应先输最后来的血，因为最先采取的血液中含红细胞和凝血因子的成分最多，宜在最后输入。

3. 回收式自体输血　是将收集到的创伤后体腔内积血或手术过程中的失血，经抗凝、过滤后再回输给患者。适用于外伤性脾破裂、异位妊娠输卵管破裂等造成的腹腔内出血，大血管、心内直视手术及门脉高压症手术时的失血回输等。目前多采用血液回收机收集失血，经自动处理后去除血浆和有害物质，所得到的浓缩红细胞，然后再回输。

（二）禁忌证

1. 血液受胃肠道内容物、消化液或尿液污染。
2. 血液可能受肿瘤细胞污染。

3. 合并心脏病、阻塞性肺部疾病、肝肾功能不全、贫血者。

4. 有脓毒血症和菌血症患者。

5. 凝血因子缺乏者。

6. 胸腹腔开放性损伤达4小时以上者。

第五节　成分输血

成分输血（blood component therapy）是用物理的或化学的方法把全血分离制备成各种较浓和较纯的制品以供临床输用。血液成分包括血细胞成分和血浆成分等。血细胞成分有红细胞、白细胞、血小板；血浆成分有白蛋白、免疫球蛋白以及其他凝血因子。本章主要叙述用物理方法根据血细胞在血液中比重不同制备的各种血液成分，包括红细胞、白细胞、血小板、血浆和冷沉淀等类制品。随着科学的发展和技术的进步，血液成分制备方法目前可分为两种，一种为手工制备；另一种是用血细胞分离机从单一献血者采集高度浓缩的某种成分，而将其他成分回输给献血者。

目前临床上各种血液成分制剂的应用主要是对缺少的血液成分进行补充，仅仅是一种替代性疗法。近年来，临床实践表明血液成分制剂也可用于疾病的治疗，即非替代性输血。

（1）输血能改善和提高肾移植的存活率。

（2）大剂量静脉输注免疫球蛋白对输血后紫癜和自身免疫性中性粒细胞减少症有一定疗效。

（3）采用输血浆治疗溶血性尿毒症综合征（hemolytic uremic syndrome，HUS）也可获得较满意的疗效。

一、红细胞制品

浓缩红细胞、洗涤红细胞、冰冻红细胞。

1. 浓缩红细胞　也称压积红细胞，细胞体积占70%~75%，仍含少量血浆，可直接输用，也可加等量盐水配成红细胞悬液备用。主要用于血容量正常而须补充红细胞的贫血。如长期慢性贫血，特别是老年人或合并有心功能不全的贫血患者，儿童慢性贫血、多次输血后产生白细胞凝集抗体而有发热反应的贫血。浓缩红细胞分离后应在24小时内使用。

2. 洗涤红细胞　红细胞经等渗盐水洗涤3次后，再加入适量等渗盐水，含抗体物质少，适用于脏器移植术后患者、尿毒症以及血液透析后高血钾的患者。

3. 冰冻红细胞　可长期保存，为稀有血型者保存部分红细胞和已被致敏以及需长期输血治疗的患者。

红细胞输注的指征：

（1）血红蛋白浓度：患者输血前的血红蛋白（hemoglobin，Hb）浓度对决定是否输注红细胞有重要的参考价值。

1）急性贫血：Hb>100g／L可以不输血；Hb<70g／L应考虑输血；Hb在70～100g／L之间时根据心肺代偿功能、有无代谢率增高及年龄等因素决定输血与否。

2）慢性贫血：Hb<60g／L应考虑输红细胞。

（2）Hb浓度：对决定输血十分重要，但不是决定性指标，应根据具体病情综合分析判断。综合分析疾病的种类、患者的年龄及一般情况、创伤程度及外科手术过程、失血量及速度、引起贫血的原因等；有无冠状动脉疾病、充血性心功能衰竭、肺部疾病、外周血管疾病及影响心排出量增加的药物治疗等情况。

红细胞输注的剂量：

（1）根据病情而定，成人一般输注约7ml／kg全血制备的红细胞可提升10g／L血红蛋白和血细胞比容0.03，一个60kg体重的成人输注2U悬浮红细胞可提升10g／L血红蛋白和血细胞比容0.03。

（2）儿童一般输注6ml／kg全血制备的红细胞可提升10g／L血红蛋白和血细胞比容0.03。

（3）外科手术患者血红蛋白达到100g／L以上即可；一般病情稳定的慢性贫血患者，每2周输注400ml全血或由其制备的红细胞，使血红蛋白达到60g／L或80g／L以上即可。

红细胞输注的输注速度：

（1）一般成人为200ml／h或1～3ml／（kg·h）。

（2）心血管疾病患者及儿童患者速度应慢，以1ml／（kg·h）为宜。

（3）急性失血患者输注速度宜快，但开始输血速度宜慢，观察体温、脉搏、呼吸和血压，15分钟后，如一切正常可适当加快输注速度。

二、血小板

（一）血小板输注的适应证及禁忌证

1. 适应证　血小板输注（platelet transfusion）是用于预防和治疗血小板减少或血小板功能缺失患者的出血症状，恢复和维持人体的正常止血和凝血功能。血小板输注并不适用于所有的血小板减少的情况，在某些情况下可能并不适宜输注血小板。

适应证如下：

（1）急性血小板减少，如体外循环、大量失血、严重感染。

（2）血小板功能障碍性疾病，如血小板无力症、巨大血小板综合征、血小板型血管性假血友病及药物、肝肾疾病等引起的血小板功能异常等。

（3）血小板生成障碍所致的血小板减少性疾病，如再障、骨髓衰竭、淋巴瘤、白血病等。

（4）预防性输注血小板，如大手术、严重创伤、宫内大出血等。

（5）骨髓移植或反复长期输血小板的患者。

（6）大面积挤压伤所致的DIC。

2. 相对禁忌证

（1）血栓性血小板减少性紫癜（thrombotic thrombocytopenic purpura，TTP）：该病患者血小板计数极低，可能是由于血栓的形成造成血小板的大量消耗所致。

（2）免疫性血小板减少：如原发性或特发性血小板减少性紫癜（idiopathic thrombocytopenic purpura，ITP）患者，体内存在血小板自体抗体，输入的血小板会很快被破坏，经常输注血小板但效果差，而且容易引起同种免疫反应，使以后真正需要输注血小板挽救生命时产生血小板输注无效。

（3）药物诱发的血小板减少和脾功能亢进、菌血症等引起的血小板减少。除非发生威胁生命的大出血，一般不输注血小板，因这类患者输注的血小板可能大量滞留在脾内或很快从循环中清除，不仅可能起不到提高患者血小板计数的作用，而且增加了发生同种免疫和其他输血不良反应的风险。

（二）血小板输注的剂量、方法和疗效观察

1. 输注剂量　取决于患者输血前血小板计数和预期要达到的血小板计数以及临床情况。

2. 输注方法

（1）除冰冻血小板需要冰冻保存外，其他各种血小板制品均要求在22±2℃连续水平振荡条件下保存。不能长时间静置，更不能放入4℃血库冰箱保存。

（2）从血库或输血科取来的浓缩血小板应立即输用，输血前应轻摇血袋混匀，严格检查血小板制品中有无凝块及细菌生长等异常情况。

（3）血小板输注时不能用小孔径滤器（如40μm滤器），这会阻滞部分血小板而影响输注效果。

（4）输注血小板速度宜快，以患者可以耐受的最快速度输入。

（5）要求ABO同型输注。

3. 注意事项　一般浓缩血小板内红细胞含量<5ml时不会引起溶血反应，但应ABO同型相输。红细胞含量>5ml时应做ABO交叉配血试验，有条件时还应做血小板血型配合试验。

（三）特殊血小板制品的临床应用

目前临床应用的特殊血小板制品有少白细胞血小板、辐照血小板和洗涤血小板等。少白细胞血小板制品是采用新型的血液成分单采机或将采集的血小板经白细胞过滤器滤除白细胞制备而成,其主要目的是为了预防非溶血性发热反应、HLA同种免疫和嗜白细胞病毒(如CMV、HLTV)的感染。辐照血小板和洗涤血小板是在单采血小板的基础上分别进行辐照、洗涤等处理制备而成,辐照血小板主要是为了预防TA-GVHD,洗涤血小板主要用于对血浆蛋白过敏的患者。

三、粒细胞

白细胞可分为粒细胞、淋巴细胞和单核细胞,粒细胞又分为中性粒细胞、嗜酸性粒细胞和嗜碱性粒细胞。中性粒细胞是白细胞中数量最多且最重要的细胞,它起源于骨髓多能干细胞。多能干细胞经增殖分化为原始粒细胞,然后继续分化为早幼粒细胞、中幼粒细胞和晚幼粒细胞,晚幼粒细胞逐渐成熟为杆状核及分叶核粒细胞。从中幼粒细胞阶段,胞浆内逐渐形成特异性颗粒,根据特异性颗粒可将粒细胞分为中性粒细胞、嗜酸性粒细胞和嗜碱性粒细胞。

要同时具备以下三个条件,且充分权衡利弊后才考虑输注,即:①中性粒细胞绝对值低于$0.5 \times 10^9 / L$;②有明确的细菌感染;③强有力的抗生素治疗48小时无效。另外,如果患者有粒细胞输注的适应证,但预计骨髓功能将在几天内恢复,则不需要输注粒细胞。

对于化疗、放疗、药物或毒物等因素引起骨髓抑制的粒细胞减少或缺乏患者,应在积极预防和控制感染的基础上,使用有助于恢复骨髓造血功能的细胞因子、生物或化学药物;多数患者能在短期内恢复正常的造血功能,粒细胞计数回升;应避免盲目冒险地进行粒细胞输注。

(二)输注粒细胞的剂量和方法

1. 剂量 由于粒细胞在人体内的寿命较短,一般要求每次输入的粒细胞量应大于1.0×10^{10}。

2. 用法 一般要求每天输注一次,连续4~6天,直到感染得到控制,骨髓造血功能恢复为止。输注时,使用Y型标准输血器缓静脉滴注,1~2小时输注完毕。

3. 注意事项

(1)本制品输注前必须做血型交叉配合试验。

(2)制备后应尽快输注,以免减低其功能。

(3)如果成年患者有明确指征需要输注粒细胞时,也应尽可能选择单个供者的单采粒细胞制品,不主张使用从全血中手工分离的浓缩粒细胞制品。但对于有明确输注指征的婴幼儿患者,需要粒细胞的治疗剂量小,可考虑使用手工法制备的浓缩粒细胞制品。

(三)不良反应

1. 非溶血性输血发热反应、寒战、皮疹等,减慢输注速度到2ml/min,可减轻反应,严重反应时必须停止输注。

2. 病毒感染，特别是巨细胞病毒（cytomegalovirus，CMV）感染和人类嗜T淋巴细胞病毒（human T-cell lymphotropic virus，HTLV）感染。

3. 肺部并发症，呼吸困难，甚至出现肺水肿，其发生率占19%～57%。

4. 移植物抗宿主病，尤其在免疫缺陷、联合化疗或骨髓移植时。

5. 同种免疫，由于粒细胞有较强的抗原性，输后可产生同种免疫。

四、血浆

血浆（plasma）是血液的非细胞成分，约占全血容积的55%～60%，含有数百种组分，其中包括水分、蛋白质、非蛋白含氮化合物、糖类、脂类和无机物等，仅蛋白质类就有100多种。根据血浆蛋白的功能不同可分为七类：白蛋白、免疫球蛋白、补体、凝血因子及纤溶蛋白、蛋白酶抑制物、转运蛋白和尚未确定功能的蛋白。

（一）血浆的制备

1. 新鲜液体血浆　全血采集后，于6小时内分离的血浆称为新鲜液体血浆，含有全部血浆蛋白质和凝血因子，并包括不稳定的V因子和Ⅷ因子。一般选用重离心力低温（4℃）离心机，以5000r/min离心7分钟取出血袋，将上层呈草黄色的液体移入另一空袋内即可。这种制剂适合于基层单位，原则上是立即输用，不得保存。

2. 新鲜冰冻血浆　新鲜全血采集后，6～8小时内在4℃离心后，将血浆分出，并迅速在-30℃以下冰冻成块即制成，其有效期为1年，超过有效期可改为普通冰冻血浆，继续贮存4年，使用时须加以融化。

3. 普通液体血浆　全血在保存期中任何时间或过期5天内，经离心或自然沉淀，分出上层血浆即为普通液体血浆。该血浆保存不得超过24小时。这种制剂凝血因子含量较低，血浆中钾离子和血红蛋白含量均极高，易产生纤维蛋白凝块，且有细菌污染的可能，故临床使用极少。

4. 普通冰冻血浆　制备同普通液体血浆，立即于-20℃以下冰箱贮存。这种制剂来源有两条途径：

（1）普通液体血浆；

（2）FFP保存到期后继续冰冻保存血浆，从采血日算起，保存期为5年，含有稳定的凝血因子。

（二）适应证

1. 单纯凝血因子缺乏的补充，如甲型血友病缺乏Ⅷ因子，乙型血友病缺乏Ⅸ因子，当患者病情较轻时可输FFP，当病情较重，用量较大时，最好输Ⅷ因子或Ⅸ因子制剂，可防止循环超负荷的危险，也可选输用冷沉淀。

2. 肝病患者凝血功能障碍。肝病患者因凝血因子合成减少，可导致活动性出血，尤其急性肝衰竭患者发生出血，需要补充所有凝血因子，这时应用FFP最合适。

3. 因大量输血后出血者，大量输血后可引起稀释性血小板减少，而产生出血，凝血因子明显低下，这时应首选输注浓缩血小板，其次选用FFP，更为合理。

4. 口服抗凝剂过量引起出血者，华法林和双香豆素这些双香豆类抗凝剂使用过量，可致Ⅱ、Ⅶ、Ⅸ、Ⅹ因子减少，使肝脏合成维生素K素严重不足，而引发出血。此时应立即静脉注射维生素K治疗，6~12小时无效，改为FFP治疗。

5. 弥散性血管内凝血（disseminated intravascular coagulation，DIC），DIC是很多疾病的一种并发症，引发大量出血，最有效的止血方法是输全血或FFP。

6. 抗凝血酶Ⅲ（ATⅢ）缺乏，先天性或获得性ATⅢ缺乏，均可发生出血。

7. 免疫缺陷综合征，无论是原发性或继发性免疫缺陷患者，应首选免疫球蛋白制剂治疗，也可使用FFP治疗。

8. 大面积烧伤者，蛋白漏出较多，引起血液浓缩症，宜选用血浆或白蛋白制剂。

9. 治疗性血浆置换术，可选用FFP、白蛋白、晶体液作为置换液。

（三）输注血浆的禁忌证

1. 血浆过敏　对于曾经输血发生血浆蛋白过敏患者，应避免输注血浆，除非在查明过敏原因后有针对性地选择合适的血浆输注。

2. 扩容　血浆用于扩容的效果较差，临床上有许多更加安全有效的扩容制品，如羟甲淀粉、白蛋白等，因此不主张使用血浆进行扩容。

3. 补充白蛋白　对于肝硬化腹腔积液、肾病综合征、营养不良及恶性肿瘤恶病质等患者，血浆中的白蛋白浓度低，不仅不能有效提高患者血浆白蛋白浓度，或达到减少腹腔积液的作用，而且可能增加水钠潴留和发生输血不良反应的风险。

4. 增强免疫力　尽管血浆中含有一定量的免疫球蛋白，但并不可能通过输注血浆达到提高患者非特异性免疫力的作用，反而还可能增加存在免疫缺陷病的患者被感染风险。对于需要输注外源性免疫球蛋白患者，应选用免疫球蛋白制品。

5. 严重心肾功能不全患者　血浆有一定扩容作用，严重心功能不全或血容量低的婴幼儿患者，输注血浆后可能加重循环负荷引起心衰，如果需要补充凝血因子时宜首选浓缩制品。血浆中含有一定量的蛋白，严重肾功能不全患者需要严格控制蛋白入量，盲目输注可能加重病情。

（四）剂量和方法

1. 用于补充凝血因子　剂量：10~20ml／kg，可提高凝血因子25%~50%，大手术或大出血患者可提高剂量至60ml／kg。

2. 用于维持血浆胶体渗透压、扩充血容量　一般在血容量损失50%~80%时输注，使血浆胶体渗透压维持在2.6kPa以上（此时血浆总蛋白52g／L，或血浆白蛋白30g／L）。

3. 输注方法　静脉输注。

4. 输注速度　以5~10ml／min为宜。

5. 输注原则　一般同型相输（同型指ABO、Rh都要同型），不需交叉配血。

（五）血浆输注不良反应和注意事项

1. 不良反应

（1）存在同种异体抗原和抗体问题：由于个体的遗传基因型不同，血细胞和血浆蛋白的抗原不同，机体输入血浆后，机体会产生相应的抗体。

（2）引起过敏反应：最常见是荨麻疹和非溶血性发热反应。

（3）引起心力衰竭和低钙血症：输注FFP剂量过大或速度过快时，可使心脏负荷过重而导致心力衰竭。由于FFP中含有枸橼酸盐抗凝剂，枸橼酸盐与人体血浆中的钙离子发生反应，生成枸橼酸钙而消耗了血中的钙，导致低钙血症。

（4）有传播疾病的危险。

2. 注意事项

（1）冰冻血浆应在35~37℃恒温水箱内快速融化，边融化边摇动血袋，不能在室温下自然融化，以免大量纤维蛋白析出。

（2）冰冻血浆融化后须立即输注，不可再冰冻，10℃放置不超过2小时，4℃保存不得超过24小时。

（3）输入量过大、速度过快会使心脏负荷加重而致心力衰竭，心、肾功能不全者更应注意输注剂量和速度。

（4）融化后的血浆为黄色、半透明，并有少量悬浮的血小板和白细胞，如果发现血浆有颜色异常、气泡、凝块时不得输注。

（5）缺IgA的患者应选择无IgA的供血者血浆输注。

五、冷沉淀

冷沉淀主要成分：Ⅷ因子（比FFP浓缩10倍）、ⅩⅢ因子、纤维蛋白原（fibrinogen，Fg）、纤维结合蛋白（fibronectin，Fn）、血管性血友病因子（von Willebrand Factor，vWF）及Ⅸ，Ⅺ、Ⅱ、Ⅴ、Ⅹ因子等。

（一）制备、成分和保存

1. 制备　将冰冻新鲜血浆放入1~6℃的水溶液中融化，待其融化尚剩少量冰碴时取出，在4℃以2000r／min离心15分钟，移去上层血浆，剩下不溶解的白色沉淀物即为冷沉淀（内含有少量血浆）。

2. 成分　冷沉淀含有大量的血浆凝血因子。一般以200ml新鲜全血的血浆作为1个制备单位，1单位冷沉淀（20~30ml）中含80~120U因子Ⅷ因子、新鲜冰冻血浆中20%~30%因子ⅩⅢ及40%~70%的vWF、250mg左右的纤维蛋白原，还含有纤维连接蛋白、免疫球蛋白及ABO异型凝集素等。因此，使用ABO血型相配的冷沉淀较为合理。

3. 保存　冷沉淀一般在-18℃以下冰冻保存，有效期为1年。

（二）适应证

1. 主要用于儿童及成人甲型血友病患者。

2. 血管性假血友病。

3. 先天性或获得性纤维蛋白缺乏症。

4. 手术后伤口渗血。

5. 也可用于改善尿毒症患者的血小板功能。

6. 严重创伤，大面积烧伤，严重感染，白血病，以及肝功衰竭引起的血浆纤维结合蛋白低下者。

7. DIC等患者的治疗。

8. 凡纤维蛋白原低于0.8g／L时，可输注冷沉淀替代治疗。

（三）剂量及用法

1. 应用冷沉淀治疗血管性假血友病时，一般以每10kg体重2U计算，每天1次，3～4天。如手术患者发生迟发性出血时，应连续输注7～10天。血小板型血管性血友病输注冷沉淀无效，可输注浓缩血小板。

2. 甲型血友病患者应用剂量按每袋2U冷沉淀中含FⅧ100U计算。一般轻度出血每千克体重可输10～15U；中重度出血时，每千克体重可输注50U。维持用药的天数视病情而定，短则3天，长则可达14天，剂量可减半。

3. FⅩⅢ因子缺乏症患者伴有出血时，以每10千克体重输2U，2～3周输1次，即可达到止血目的。

4. 纤维蛋白缺乏症患者，成人每次输注16U冷沉淀，使血中纤维蛋白原水平维持在0.5～1.0g／L为宜。

冷沉淀-30℃可保存1年，输注时，在37℃环境中以最短的时间融化，一般不超过10分钟，以患者能耐受的最快速度输注。输注量多时，也可数袋汇总，并用生理盐水稍加稀释，经输血器输入体内。

（四）注意事项

1. 冷沉淀融化时的温度不宜超过37℃，以免引起FⅧ活性丧失。若冷沉淀经37℃加温后仍不完全融化，提示纤维蛋白原已转变为纤维蛋白则不能使用。

2. 由于冷沉淀在室温下放置过久可使FⅧ活性丧失，故融化后必须尽快输用，因故未能及时输用，不应再冻存。

3. 因冷沉淀中不含凝血因子Ⅴ，一般不单独用于治疗DIC。

六、血浆蛋白制品

（一）白蛋白制品

白蛋白（albumin）是从乙型肝炎疫苗全程免疫后的健康人血浆中用低温乙醇法或依沙吖啶法制备的。白蛋白的pH多为中性，它的钠离子含量与血浆相同或略高些，但钾离子含量较低，不含防腐剂。白蛋白经60℃、10小时加热处理以灭活可能存在的病毒，热处理过程中加入辛酸钠或乙酰色谷氨酸钠作为稳定剂。白蛋白溶液相当稳定，于2~6℃保存，有效期为5年。输注白蛋白的主要作用是维持胶体渗透压。

1. 白蛋白制品输注的适应证

（1）循环血容量减少：如低血容量性休克、感染性休克、成人型呼吸窘迫综合征、烧伤等。

（2）低蛋白血症：如肝移植、急性肝功能衰竭、外科手术、肠道恶性肿瘤、心脏分流术、肾病综合征等。

（3）其他：如血浆交换（格林-巴利综合征、新生儿红细胞增多症、新生儿高胆红素血症）、透析（血液透析、腹膜透析等）、腹腔积液和原发性白蛋白缺乏症等。

2. 禁忌证　对输注白蛋白制品有过敏或降压反应者、心脏病、血浆白蛋白水平正常或偏高的患者应慎用。

3. 剂量与用法

（1）剂量：一般因严重烧伤或失血导致的休克，可以使用白蛋白5~20g，每隔4~6小时重复使用一次。在慢性肝、肾疾病导致的低白蛋白血症，可以每日注射5~10g，直至水肿消失，人血白蛋白浓度恢复正常。

（2）用法：不同厂家生产的白蛋白制品使用方法上有一定差异，使用前应仔细阅读产品说明书。一般白蛋白制品都配备有专用的稀释液。也可自行根据所需的浓度加入适量生理盐水进行配制。白蛋白的输注，一般不需要使用输血器。输注的速度应根据病情需要进行调节，需要紧急快速扩容时输注速度应较快。一般情况下，患者血容量正常或轻度减少时，5%的白蛋白输注速度为2~4ml/min，25%的白蛋白输注速度为1ml/min，儿童及老年人患者酌情减慢。

4. 不良反应

（1）热原反应：少见，临床多表现为寒战、发热，可进行对症处理；其主要原因是白蛋白生产过程中热原处理不彻底。如果输注同一批号白蛋白有多个患者有热原反应，应通知厂家进行调查。

（2）过敏反应：少见，临床多表现为皮肤瘙痒、荨麻疹，其主要原因是患者对白蛋白制品中残余的其他蛋白过敏。

（3）低血压：罕见，多为一过性表现，其主要原因是白蛋白中存在激肽释放酶原激活物（prekallikrein activator，PKA），激活激肽系统产生缓激肽所致。

5. 注意事项

（1）不主张白蛋白用于补充营养：在一定条件下，临床上也使用白蛋白作为静脉营养剂。但是，白蛋白半衰期长（约20天），所含氨基酸释放缓慢，且色氨酸含量低，完全禁食的患者，输入的白蛋白也只有45%进入蛋白代谢库。因此，不主张常规用于静脉内补充蛋白质。

（2）不主张单纯用于纠正低蛋白血症：对于肝硬化代偿期、肾病综合征等患者，不应单纯采用输注白蛋白的方法来纠正低蛋白血症。肝硬化代偿期患者无严重腹腔积液及影响其他脏器功能时，并不需要输注白蛋白。盲目地输注白蛋白，可能抑制机体自身白蛋白的合成。肾病综合征患者，输入的白蛋白迅速从肾丢失，没有明确输注指征时也不应盲目使用。

（3）不能盲目使用白蛋白扩容：急性失血引起血容量不足时，机体启动自体输液机制代偿补充血容量，将组织液动员到循环血液中，血流动力学随之发生改变，为保证重要器官血液灌注，部分组织灌注不足。如果在没有晶体盐溶液充分扩容、恢复组织灌注和纠正组织细胞脱水的情况下，先输注白蛋白、羧甲淀粉或血浆提高血浆胶体渗透压，则可以加重部分组织灌注不足和组织细胞脱水，甚至导致组织器官功能衰竭。

（4）不能过量输注白蛋白：外源性白蛋白输入过量，使得血浆白蛋白浓度>55g／L，循环血液处于高渗状态，可导致组织细胞脱水、血容量过度增加和循环负荷过重，严重时可导致心功能衰竭。应根据病情计算患者需要的剂量和输注速度，以便减少不良反应。

（二）免疫球蛋白制品

免疫球蛋白（immunoglobulin，Ig）是人体接受抗原（细菌、病毒或异种蛋白质等）刺激后，由血浆细胞产生的一类具有免疫保护作用的蛋白质。它能特异地与刺激其产生的抗原结合形成抗原-抗体复合物，从而阻断抗原对人体的有害作用。

免疫球蛋白分为IgG、IgA、IgM、IgD和IgE 5种。它们在血清中的含量（IgG70%～80%、IgA 15%～20%、IgM 7%、IgD和IgE极微）、分子量、沉降系数和半存活期等性质都各不相同。IgG、IgA、IgM、IgD和IgE半存活期分别为25天、6天、5天、2.8d天和1.5天。

在血清中能发现所有类型的免疫球蛋白。血清中对于每一种免疫球蛋白的平均浓度都依年龄而发生改变，性别仅有微小变化。在出生时体内所有类型的免疫球蛋白都存在并有其功能。

目前临床上主要应用的IgG是由浆细胞产生的，合成速度取决于抗原的刺激，其合成率为33mg／（kg·d）。IgG 45%分布于血管内，55%分布在其他体液内。

1. 免疫球蛋白制品的种类

（1）正常人免疫球蛋白：正常人免疫球蛋白即肌内注射免疫球蛋白。国内也曾称丙种球蛋白，如标签上无特殊注明者均属此种。它是从上千人份混合血浆中提纯制得的，含有多种抗体，而特异性抗体含量则因批号不同而异。国内一般应用10%免疫球蛋白。这种制品主要含IgG，具有抗病毒、抗细菌和抗毒素的抗体，而IgA和IgM的含量甚微。由于正常人免疫球蛋白抗补体活性高只能供肌内注射，禁止静脉注射。

（2）静脉注射免疫球蛋白（intravenous immunoglobulin，IVIG）：是采用胃酶消化、化学修饰、离子交换层析等进一步处理制备的适宜静脉输注的免疫球蛋白，多为冻干粉剂，可配置成5%或10%的溶液使用，适宜静脉注射。静脉注射IgG能使循环中的抗体水平迅速升高，同时也使运用大剂量IgG治疗某些疾病成为可能。临床上允许的IVIG的抗补体活性标准应≤50%。

IVIG的主要作用是补充免疫抗体和进行免疫调节。此外对预防和治疗病毒和细菌感染疾病也有好的效果。

（3）特异性免疫球蛋白：特异性免疫球蛋白与普通免疫球蛋白的区别是原料血浆来自已知血中有特定的抗体并且滴度较高的供者（免疫血浆），而后者是来源于大量的普通正常人血浆。特异性免疫球蛋白具有一般免疫球蛋白所有的生物学活性。由于其是预先用相应的抗原免疫供血者，然后从含有高效价的特异性抗体的血浆中制备而得，故比普通免疫球蛋白所含特异性抗体高，对某些疾病的治疗优于普通免疫球蛋白。

2. 适应证

（1）原发性免疫缺陷性疾病：如抗体缺陷综合征、高IgM综合征、成人免疫缺陷综合征、低球蛋白血症、联合免疫缺陷综合征、侏儒症免疫缺陷和X染色体伴性淋巴细胞增生综合征等患者，若每年有3次以上呼吸道、消化道或泌尿道感染，可考虑使用免疫球蛋白制品，以帮助提高机体免疫力。

（2）获得性免疫缺陷：如骨髓移植、肾移植、肝移植、新生儿感染、严重烧伤、白血病、多发性骨髓瘤、病毒感染等患者，可考虑使用免疫球蛋白制品，以提高机体免疫力和抗感染能力。

（3）自身免疫性疾病：如特发性血小板减少性紫癜（idiopathic thrombocytopenic purpura，ITP）、系统性红斑狼疮、自身免疫性溶血性贫血、血小板输注无效、重症肌无力等，可大剂量注射静脉免疫球蛋白（IVIG）进行辅助治疗，进行免疫封闭。

（4）特异性被动免疫：各种特异性免疫球蛋白制品，如抗RhD、抗乙肝、抗狂犬病、抗破伤风等特异性免疫球蛋白，可相应用于各种特殊情况下的被动免疫治疗。

（5）其他疾病：IVIG也可用于川崎病、干性角膜结膜炎综合征、小儿难治性癫痫和原因不明的习惯性流产等辅助治疗。

3. 剂量与用法

（1）肌内注射免疫球蛋白：仅可用于肌内注射，禁止用于静脉注射。肌内注射后吸收缓慢，在组织酶的降解作用下活性逐渐降低。临床上可根据预防和治疗的需要，给予一次肌内注射0.3～0.6g，必要时加倍。

（2）静脉免疫球蛋白：可配成5%或10%的溶液使用。剂量：100mg／kg，每3～4周静脉注射1次，一般提高患者IgG水平达2～4g／L即可。静脉注射开始时要低速，前30分钟为0.01～0.02ml／min，如无不良反应，可将输注速度提高到0.02～0.04ml／min。

（3）特异性免疫球蛋白：国内常用的有抗乙肝、抗破伤风、抗RhD免疫球蛋白，其使用剂量可参考有关产品的说明书。

注意事项：静脉注射免疫球蛋白应单独输注，不可与其他溶液混合。输注中应仔细监视患者，特别是免疫缺陷患者的血压、脉搏、体温和呼吸等变化。IVIG引起的反应往往发生在较快输注时，大多数是温和的，减慢速度反应可消失。

4. 不良反应与预防措施　肌内注射免疫球蛋白最常见的反应是注射部位的疼痛和硬结，也可有荨麻疹、皮肤发红、头痛和发热等。严重的全身性反应是少见的，其发生率只占肌内注射免疫球蛋白的1／1000。IVIG输注副反应率为1%～15%。主要为过敏反应和非过敏反应两类。

（1）非过敏反应：IVIG输注后15～30分钟发生，包括热原反应，少数病例有全身症状，肌肉痛，发冷发热，头痛，下背部疼痛，恶心呕吐，血压改变，心动过速，呼吸短促，胸部压迫感，也可能出现在输注结束，并持续数小时。此类反应可能是输注速度快，特别是开始时太快，降低输注速度可以防止发生反应。还有可能是IgG聚合物或免疫复合物激活补体释放过敏素或血管活性蛋白酶泛染、炎性细胞因子以及内毒素等污染所致。

（2）过敏反应：IVIG引起的过敏反应极为罕见，但反应较严重。典型症状为输后数秒至数分钟内，患者面部潮红、呼吸急促、胸闷、低血压，甚至休克或死亡。这种情况主要发生于选择性IgA缺乏者，其血清中存在IgA的抗体。尤其是同型特异性IgE抗体，禁忌输注IVIG。按反应严重性可分为三种：轻度出现于输注后30分钟内，腰背痛、皮肤潮红和畏寒，一般可自行缓解；中度表现为支气管痉挛和喘鸣；重度则极少见如溶血性贫血等。由于这些反应的潜在危险，在医疗实践中尤应注意。

（3）其他：慢性肾衰竭的患者，大剂量IVIG输入后可能导致一过性血肌酐水平升高。透析阶段的肾衰竭患者，禁忌输注免疫球蛋白；动脉粥样硬化的患者，大剂量IVIG输入可能诱发血栓形成；可干扰疫苗接种，尤其是接种活疫苗会影响主动免疫抗体产生。故要求最后一次输注IVIG和疫苗接种的间隔至少应为3～4个月。

输注过程中出现不良反应，可以暂停输注或降低流速，大多数症状减轻或消失。或根据症状采用对症药物治疗。预先给予氢化可的松或抗组织胺的药物，是消除一些不良反应的有效手段。

（三）各种凝血因子制品

在某些病理情况下，机体可以缺乏某些凝血因子而造成出血。因此，凝血因子缺陷病补充治疗应根据缺乏的凝血因子来选择特定的凝血因子浓缩剂。

目前，凝血因子浓缩剂已广泛地用于治疗先天性缺乏这些凝血因子的患者，如甲型和乙型血友病及血管性血友病（von Willebrand disease）等。

1. 因子Ⅷ浓缩剂 因子Ⅷ（factorⅧ，FⅧ）浓缩剂又称抗血友病球蛋白（antihemophilia globulin，AHG），是从2000～30000个供者的新鲜混合血浆中分离、提纯获得的冻干凝血因子浓缩剂。与冷沉淀相比，因子Ⅷ浓缩剂活性高，储存和输注方便，过敏反应少，目前的病毒灭活工艺保障了患者安全。近年来，基因重组的FⅧ（rFⅧ）制品也开始应用于临床。

因子Ⅷ浓缩剂的适应证如下：

（1）血友病A患者出血的治疗：所需使用的AHG量由以下因素决定：①患者原有的FⅧ：C水平；②损伤的严重程度；③出血部位；④抑制物存在与否；⑤其他止血机制是否完善；⑥患者的血浆容量。输注的间隔决定于因子Ⅷ的半寿期。

（2）血友病A患者的手术治疗：由于长期、反复的出血，血友病A患者往往存在诸如关节畸形、内脏血肿等并发症。在充足的因子Ⅷ替代治疗情况下，手术治疗可以顺利进行。

（3）血管性血友病的治疗：该病由于缺乏vWF对因子Ⅷ的保护作用，导致Ⅷ因子水平下降。因子Ⅷ的补充可以改善患者的止血状态。部分中药制品，由于含有一定数量的vWF，对血管性血友病的效果更佳。

（4）血友病A出血的预防：在小儿患者，定期给予因子Ⅷ制品，可以有效地预防出血和关节病变的发生。

（5）因子Ⅷ抗体产生的治疗：各种原因导致患者体内产生针对因子Ⅷ的抗体，需要大剂量的因子Ⅷ配合免疫抑制品进行治疗。

2. 凝血因子Ⅸ浓缩剂（coagulation factorⅨconcentrate） 凝血因子Ⅸ（FⅨ）是由人体肝脏合成的正常凝血途径中重要的凝血因子之一。FⅨ的缺乏见于各种疾病，如乙型血友病、肝功能衰竭等，可表现为明显的出血倾向。富含FⅨ的浓缩剂是常用的制剂之一，具有广泛的临床用途。其适应证包括乙型血友病、维生素K缺乏症、严重的肝功能不全和DIC等。对有血栓性疾病和易栓症等患者应禁用，对存在FⅨ抗体的患者也应慎用。

3. 凝血酶原复合物（prothrombin complex concentrate，PCC） 本品是混合人血浆制备而成的冻干制品，含有维生素K依赖性凝血因子Ⅱ、Ⅶ、Ⅸ和Ⅹ，并带有少量蛋白。目前制备的产品均已经病毒灭活处理，并添加肝素，以保证减少病毒的传染、DIC、血栓性栓塞并发症的发生。其主要适用于乙型血友病、先天性或获得性凝血酶原和因子Ⅱ、Ⅶ、Ⅸ、Ⅹ缺乏症、肝功能障碍导致的凝血功能紊乱等。使用前加30ml注射用水溶解后立即快速静脉滴注，在该品使用期间禁用氨基己酸纤溶抑制剂，以免发生血栓性栓塞并发症。

4. 纤维蛋白原制品（fibrinogen） 目前应用的纤维蛋白原制品主要有两类：注射

用和外用。在我国，注射用纤维蛋白原制品主要为冻干人纤维蛋白原，适应证主要有：①先天性无或低纤维蛋白原血症；②继发性纤维蛋白原缺乏；③DIC；④原发性纤维蛋白溶解症等。

外用纤维蛋白原制品，有纤维蛋白膜、纤维蛋白泡沫或海绵、纤维蛋白胶（fibrinsealant，FS）等。目前FS在外科领域得到了广泛应用。

纤维蛋白胶（FS）又称为纤维蛋白黏合剂，是一种由纯化并经病毒灭活的人纤维蛋白原和凝血酶所组成的复合制剂，市场上的纤维蛋白胶都由病毒灭活过的纯化的人纤维蛋白原、人凝血酶和氯化钙溶液组成。纤维蛋白原制剂中含有一定量的凝血因子XIII。一些纤维蛋白胶产品中还附有一定量的纤溶抑制剂牛抑肽酶，以防止纤维蛋白的过早降解。因具有不透气，不透液体，能生物降解，促进血管生长和形成，局部组织能生长和修复等优点而广泛应用于外科领域，如用于止血、封合伤口、促进伤口愈合等。

FS不能直接注入血管或组织，以免发生血管内栓塞，危及生命；也不适用于动脉大出血的止血处理；此外，含有牛抑肽酶的纤维蛋白胶制品不适用于对异种蛋白过敏的患者。

5. 抗凝血酶（antithrombin，AT）　是体内重要的抗凝蛋白，对多个以丝氨酸蛋白酶为活性中心的凝血因子均具有抑制作用，后者在肝素存在的情况下大大加强。抗凝血酶浓缩剂是采用肝素琼脂凝胶亲和层析技术从血浆中分离纯化制备的血浆蛋白制品。其适应证包括先天性AT缺乏症、外科手术、围生期、DIC和获得性AT缺乏症等。血浆AT水平正常和超过正常范围时，不必使用AT制剂，对AT制剂过敏者也应慎用。

（四）其他血浆蛋白制品

1. α_2 巨球蛋白　它是正常人血浆中的一种中等含量的血浆蛋白，含量约为2~3g/L，体内半衰期为135小时；它是纤维蛋白溶酶、凝血酶、胰蛋白酶、糜蛋白酶等多种蛋白水解酶的光谱抑制剂。它的生物活性为：

（1）有提高动物辐射存活率，促进造血组织放射损伤后恢复再生的能力。

（2）抑制肿瘤生长。

（3）参与凝血与抗凝血的平衡。

（4）清除循环中内源性及外源性蛋白水解酶的能力。

临床使用的 α_2 巨球蛋白是从健康人血浆制备的，浅黄色透明液体，蛋白浓度5%，每瓶装量为5ml，含 α_2 巨球蛋白的量相当于200ml全血，适用于治疗放射性损伤，包括放射性皮肤溃疡、放射性脊髓病和放射性纤维性病变等。一次深部肌内注射5ml，第一个月隔日1次，其后每周1~2次，疗程视实际情况而定。

2. 纤维粘连蛋白（fibronectin，Fn）　它是一种高分子的糖蛋白，是目前已知的最重要的调理蛋白之一，能与衰老细胞、组织碎片、纤维蛋白复合物、纤维蛋白、细菌等结合，并促进巨噬细胞吞噬这些颗粒性物质。它在血浆中含量为0.3g/L，半衰期为

72小时。纤维粘连蛋白注射液可耐受60℃、10小时加热，无传播肝炎的危险，在临床可用于治疗败血症、DIC、严重烧伤、急性呼吸窘迫综合征、肝功能衰竭等获得性Fn缺乏症，通过调理作用清除循环中的外来物、疱疹性角膜炎所致的上皮损伤、异体骨髓移植等。

3. α_1-抗胰蛋白酶（α_1-antitrypsin，α_1-AT） α_1-AT是一种相对分子量为52000的糖蛋白，其主要生理功能是抑制中性粒细胞弹性蛋白酶。其制剂主要用于治疗α_1-AT缺乏患者。最常用的方法是静脉注射。目前，还采用人血浆α_1-AT喷雾治疗。

4. 其他 目前，正在临床应用的制品还有Cl-酯酶抑制剂被用于治疗遗传性血管神经性水肿；α_1抗胰蛋白酶被用于治疗肺气肿；转铁蛋白被用于治疗先天性无转铁蛋白血症、缺铁性贫血和抗感染。还有蛋白C浓缩剂等，在临床上也有相应适应证。

第六节 输血并发症及其防治

输血可发生各种不良反应和并发症，严重者甚至危及生命。但是，只要严格掌握输血指征，遵守输血操作规程，大多数的输血并发症是可以预防的。

一、溶血性输血反应

主要因输注异型血而引起。血型是按照红细胞表面是否存在某种特殊的抗原来划分的。目前已发现人类红细胞上抗原有400多种，据此将血型划分为二十几种。其中以ABO血型系统和Rh血型系统最为重要。ABO血型不合输血引起的溶血反应最严重，其次为Rh血型不合。

（一）溶血反应的分类

根据破坏的红细胞不同，溶血反应可分成两类：

1. 输入红细胞的溶血反应

（1）即刻反应：输血后即刻（输入10～15ml）出现严重的溶血反应，以ABO血型不相容最为常见。

（2）延迟性反应：输入不相容血后1～2周，才发现溶血反应。常发生在过去曾输过血或妊娠后体内已形成抗体的患者，特别是Rh阴性患者接受过Rh阳性血后，或Rh阴性母亲怀有Rh阳性胎儿后，体内产生Rh抗体，再次输注Rh阳性血时，引起记忆反应，造成红细胞破坏。

2. 受血者红细胞的溶血反应 输入的血液中含有抗受血者红细胞表面抗原的抗体，输血后引起受血者红细胞的破坏，如O型血输给A、B或AB型患者。由于输入抗体被患者血浆稀释，每个红细胞只被少量抗体包围，所以红细胞破坏少，出现的输血反应较轻。

（二）溶血反应发生机制

不相容血型的血输入后，抗体与红细胞表面抗原结合，继而激活补体系统，引起红细胞膜破坏，血红蛋白释放，并引起一系列变化：①红细胞破坏后，血红蛋白大量释放，出现溶血性黄疸。②激活内源性凝血系统、血小板和白细胞，触发弥散性血管内凝血（DIC）。③大量血红蛋白在肾小管内沉积堵塞，加之休克、脱水、DIC等引起肾血流量减少，肾小球滤过率降低。抗原抗体反应激活某些血管活性物质，引起肾皮质微循环血管收缩，血液淤滞形成纤维蛋白栓塞，导致急性肾衰竭。④大量红细胞破坏而出现贫血。

（三）临床表现

症状轻重取决于溶血程度。一般输入10～15ml异型血液即可产生症状，严重时可短期内引起死亡。典型症状是在输入少量血液后，突然感到头痛、头胀，心前区紧迫感，腰背部剧痛，很快出现寒战、高热、恶心、呕吐、呼吸急促，患者焦虑不安，继之大汗淋漓、面色苍白、皮肤潮冷，转入休克。严重者很快昏迷死亡。如休克得到有效救治，则患者可出现黄疸、血红蛋白尿以及急性肾衰竭的表现。

溶血性反应诊断并无困难，溶血后组胺样物质释放，腰背部剧痛和心前区紧迫感是早期症状，要特别警惕。全麻下有不能解释的手术区渗血及低血压，应首先想到溶血性反应的可能，可立即抽血观察血浆颜色。输血后很快出现血红蛋白尿，亦为溶血性输血反应的重要依据。当怀疑有溶血反应时，应立即停止输血，核对血型并重新做交叉配血试验。

（四）处理

1. 一般处理　发现或可疑有溶血反应，应立即停止输血，更换全部输血器，即使是残余少量不相容血也应避免输入，并严密观察体温、血压、脉搏、尿色、尿量和出血倾向。

2. 维持血容量，防止休克的发生和发展

（1）立即皮下或肌内注射肾上腺素0.5～1mg，必要时可将肾上腺素0.1～0.5mg加入生理盐水10ml中静脉注射，或肌内注射或静注地塞米松5mg。

（2）血容量不足时可首先补充血容量，一般可输血浆、右旋糖酐或5%白蛋白液来补充血容量，以维持血压。低血压时，如无血容量不足，可酌情使用升压药，一般选用多巴胺20～60mg加于5%葡萄糖液500ml中静脉滴注。禁用能使肾动脉强烈收缩的升压药如去甲肾上腺素和血管紧张素等。当溶血原因已查明时，可输同型新鲜血液，以补充凝血因子及纠正溶血性贫血。

3. 保护肾功能　由于抗原抗体反应，血循环中过量的游离血红蛋白、低血压、尿

pH减低等原因，引起肾皮质微循环血管收缩，血流淤滞，形成纤维蛋白栓塞等，可致肾小管缺血、坏死，进而引起急性肾衰竭。因此，保护肾功能是抢救重点之一。

（1）应用渗透性强效利尿剂：在补充血容量，血压稳定的情况下，一般先用20%甘露醇250ml快速滴注，15～30分钟内滴完，如2小时后尿量不足100ml，可再注射一次。若尿量每小时少于10～15ml，且其原因与血容量不足有关，则应先纠正血容量，再给20%甘露醇250ml，于30分钟内输完。甘露醇可每4～6小时注射一次，若24小时内仍无尿或少尿，则不应再用，以防水中毒。还可应用利尿合剂（普鲁卡因1g、氨茶碱0.25g、维生素C 3g、25%葡萄糖液500ml）、呋塞米、依他尼酸钠等利尿药物。

（2）碱化尿液：以5%碳酸氢钠200～250ml／次，静脉点滴，24小时可达1000ml，甚至尿液碱化（pH 8～9），以防血红蛋白在肾小管内沉积及防止代谢性酸中毒。但应注意勿过量，以免引起中毒和肺水肿。

（3）输血、补液、维持血容量。

（4）硬膜外浸润麻醉亦具有增加肾血流量之作用。

4. 肾上腺皮质激素的应用　不可作为常规治疗药物，只有在休克期，可大量应用数日，一般不超过3天。

5. 防止DIC　如前所述，红细胞大量破坏，磷脂类物质及抗原抗体复合物能启动凝血，引起DIC，使血液凝固性增高，且可促进肾衰竭。因此，临床上应注意观察是否DIC之各种症状体征，并作有关实验室检查，避免DIC病理过程进一步发展。若患者创面及皮肤广泛出血，又有DIC消耗性低凝血期的实验室证据，则在应用肝素、低分子右旋糖酐、双嘧达莫静脉滴注的同时，输入血浆或全血，以补充凝血因子。若有继发性纤溶的实验室证据，则加用抑制纤溶药物。

6. 肾衰竭的治疗

（1）应准备记录出入液体量，严格限制水的摄入，纠正水、电解质紊乱。

（2）休克期度过后，后期如有尿闭、氮质血症或高血钾等肾功能不全症状出现，治疗重点在于促进肾功能恢复。

1）少尿期限制水分摄入，每日补液量控制在800ml左右。

2）注意纠正水、电解质和酸碱平衡的紊乱等。

二、发热反应

发热反应为最常见的输血不良反应。多发生于反复输血或多次妊娠的受血者，体内产生抗白细胞或血小板抗体引起的免疫反应为其主要原因，一些细胞因子包括IL-1、IL-6、IL-8，TNF-α等起增强或协同作用。患者的相关情况如代谢速度、受体表达、抗细胞因子抗体等，在NHFTR的发生中也是一个重要因素。临床一般表现为寒战、高热、皮肤潮红、头痛等，有时伴有恶心或呕吐，症状多在输血后1小时发生，持续1～2小时后自行消退。但其他输血反应有时也可首先表现为发热。

预防有赖于严格执行无致热原技术与消毒技术，对已有多次输血史者输血前可肌内注射哌替啶50mg或异丙嗪25mg，或选用洗涤红细胞，也可采用一次性去白细胞输血器移除大多数粒细胞和单核细胞。如已出现发热反应时要立即减慢输血速度，严重者应停止输血，并适当应用退热药物如阿司匹林等。

三、过敏反应

受血者在仅输入了几毫升血或血浆后出现咳嗽、支气管痉挛、呼吸窘迫、过敏性休克等症状，受血者或献血员常有过敏史。

1. 发生原因　受血者为过敏体质，体内有反应素，输入的血液中含有献血者敏感的反应原。或献血员血浆中含有过敏性抗体（如青霉素抗体），经输血进入受血者体内，使受血者（如正在用青霉素）发生过敏反应。也可见于血浆中缺乏IsA的受血者，因输血产生相应抗体，当再次输血时可发生过敏反应。

2. 处理办法　停止输血，注射抗过敏药。对多次输血有过敏反应者，改输洗涤红细胞或少白细胞的红细胞，输前口服或肌内注射抗过敏药。

四、细菌污染反应

血液在体外被细菌污染，或由于其他原因使细菌随输血而进入受血者体内，引起一系列反应，严重者输入少量血（10ml）即可发生寒战、发热、显著低血压、腹痛、恶心、呕吐、腹泻、感染性休克、DIC甚至死亡。感染性休克死亡率较高，可高达50%以上，反应轻重与细菌量、类别有关。一次性塑料输血袋的应用使得细菌污染的反应减少，但是输注贮存于室温的血小板浓缩剂时要特别注意防止细菌污染。

五、大量输血后的并发症

并发症主要有循环负荷过重、空气栓塞、酸碱平衡失调、枸橼酸盐中毒、高钾血症、含铁血黄素沉着和出血倾向等。酸碱平衡失调主要原因是输入大量的库存血，导致酸中毒。

枸橼酸盐中毒和高钾血症主要原因是在大量输血的同时大量输入了枸橼酸盐和钾。由于患者肝功能不全、持久休克或处在低温麻醉下，枸橼酸盐不能及时代谢，则与钙结合，而使血钙减少，导致血压下降、手足抽搐、心律失常、震颤，甚至心跳停止。由于库血中K^+增多，可导致心肌功能障碍或产生心搏骤停的严重后果。出血倾向主要有两个原因所致：

（1）抗原-抗体反应激活凝血系统，引发DIC。

（2）因库血中缺乏有活性的血小板及因子V、因子Ⅷ和因子Ⅺ，导致出血倾向。

102

第七节　输血相关传染病

输血相关疾病，又称输血传播的疾病，或输血传染病，是指受血者通过输入含病原体的血液或血液制品而引起的疾病。输血相关疾病一般有明显的症状和体征。如果只是病原体存在于体内，而受血者无明显症状与体征时，此种状态称病原体携带状态，或输血传播的感染，或输血相关感染。受血者此时为无症状病原体携带者。广义上讲，输血相关感染应包含输血相关疾病和无症状感染。由于输血相关疾病和输血相关感染的检测方法相同，有时临床上也难以严格区分。

一、输血相关传染病的种类

通过输血传播的疾病与感染已知有二十几种，其中最严重的是艾滋病、乙型肝炎和丙型肝炎。输血相关传染病的病原体及其引起的相关疾病如下（表3-4）。

表3-4　输血相关疾病与病原体

病原体名称	英文简称	引起的输血相关疾病或感染
乙型肝炎病毒	HBV	乙型肝炎，HBV感染
丙型肝炎病毒	HCV	丙型肝炎，HBV感染
丁型肝炎病毒	HDV	丁型肝炎，HBV感染
人类免疫缺陷病毒		
1型和2型	HIV-1/2	艾滋病，HIV感染
人类嗜T淋巴细胞病毒		
Ⅰ型和Ⅱ型	HIV-Ⅰ/Ⅱ	成人T细胞白血病/T淋巴瘤（ATL）和HTLV-T相关脊髓病（HAM）/热带痉挛性下肢瘫（TSP）
梅毒螺旋体	TP	梅毒
巨细胞病毒	CMV	巨细胞病毒感染（CMV感染）
Epstein-Barr病毒	EBV	传染性单核细胞增多症，EBV感染
人类微小病毒B19	HPV B19	再障贫血危象，传染性红斑，胎儿肝病
疟原虫	PLD	疟疾
西尼罗病毒	WNV	西尼罗病毒病，西尼罗热
埃博拉病毒	Ebola Virus	埃博拉出血热
变异克雅病朊毒体	Prp	变异克雅病，人类疯牛病

二、输血相关疾病的预防和控制

（一）严格筛选献血者

包括对献血者的既往医学史调查，一般体格检查和严格的血液检验。在调查询问中，应特别注意排除高危人群献血。血液检验涉及输血相关疾病的一些项目，我国目前规定有：乙型肝炎表面抗原（HBsAg），丙型肝炎病毒抗体（抗-HCV），艾滋病病毒抗体（抗-HIV），梅毒试验和丙氨酸氨基转移酶（ALT）共5项。随着科学技术的发展，今后还将增加一些检验项目，如HBV、HCV与HIV的核酸检测等。

（二）加强采血和血液制品制备的无菌技术操作

采血、血液成分制备和血浆蛋白分离过程复杂，发生细菌和病毒污染的机会很多，一定要严格按照技术操作规程进行。国家有关部门、中国药典、中国药品生物制品检定所和全国血液质量管理委员会均颁布了一些有关输血方面的技术标准，必须遵循。

（三）对血液制品进行病毒灭活

对血液制品的病毒灭活是保证输血安全的另一道防线。虽然对献血者严格筛选和血液加工中严格操作，可大大提高血液质量和安全度，但不能完全控制病毒传播。对血液制品进行病毒灭活，可以最大限度上保证输血安全。现有资料表明，人血白蛋白经60℃、10小时加热可灭活病毒，无传播肝炎的危险性。Cohn氏低温乙醇法制备的肌内注射免疫球蛋白一般也无传播肝炎的危险性。

（四）严格掌握输血适应证

输血有可能发生一系列不良反应与相关疾病的传播，要严格掌握输血适应证。在确定需要输血时要选择适当的血液成分或血液制品。一般认为自身输血是比较安全的，应当提倡。经验证明，保存血比新鲜血安全，例如4℃保存72小时以上的血无传播梅毒危险，4℃保存2周以上的血，也可减少疟疾和HTLV感染传播的危险。

（五）加强消毒和工作人员的自身防护

在医疗卫生防疫部门和输血系统工作的人员，特别是直接参加实验、手术、创伤处理和直接接触病原体的工作人员应特别注意自身保护，除了注意穿防护衣、戴防护镜、手套和防止尖锐物体刺伤外，应加强工作室和器械消毒工作，做好污染的废弃物处理。这不仅是为了保护工作人员自身，也是为了保护其他人，如献血者、受血者和周围人员。

消毒效果受很多因素的影响，如微生物的种类与污染程度，消毒剂的种类与剂量，消毒时的温度，湿度，酸碱度，干扰物质的存在与否，消毒物品的穿透条件等，应充分了解这些因素，以提高消毒效果。

可经输血传播疾病

一、艾滋病

艾滋病是获得性免疫缺陷综合征（acquired immune deficiency syndrome，AIDS）的简称，由人免疫缺陷病毒（human immunodeficiency virus，HIV）所引起的致命性慢性传染病。本病主要通过性接触和体液传播，病毒主要侵犯和破坏辅助性T淋巴细胞（CD^{4+}T淋巴细胞），使机体细胞免疫功能受损，最后并发各种严重的机会性感染和肿瘤。

（一）病原学和流行病学

本病是一种获得性免疫缺陷综合征，在得病以前原本是健康的。病因是由一种反转录病毒——人类免疫缺陷病毒（HIV），也称艾滋病毒引起的。这是属于慢病毒的一种，该病毒的靶细胞是CD_4^+细胞，即含有CD_4受体的细胞，包括巨噬细胞、单核细胞、树突状细胞、T和B淋巴细胞等。艾滋病毒对淋巴细胞特别是T_4淋巴细胞有高度亲和力，所以主要侵犯T_4细胞。病毒膜外的包膜蛋白gp120先与T_4细胞表面的CD_4受体牢固结合，随后病毒与T_4细胞融合，以病毒的R.A为模板，转录为双链D.A，与宿主细胞的D.A相螯合，从而改变宿主细胞的D.A密码，以指导新的病毒R.A和蛋白质的合成，然后经过装配形成新的病毒颗粒，并以芽生方式从胞膜释放，再感染其他细胞。由此使大量T_4细胞相继被感染破坏，严重损坏机体免疫功能，对多种病毒、真菌、寄生虫、分枝杆菌抵抗力下降，从而发生多种条件致病性感染。由于HIV感染直接损伤神经系统细胞，也可出现多种神经综合征。

艾滋病的流行病学有如下特征：传染源是艾滋病患者和病毒携带者。传播途径与乙型肝炎有相似之处，已发现在患者血液、精液、尿液、唾液、乳汁乃至泪水中均存在艾滋病病毒。目前认为其传播途径主要有以下几种：

（1）血液传播：通过输血或血液制品而传播。药瘾者易患AIDS是因滥用药物注射，注射器残留血迹，又消毒不严，导致AIDS病原经血液传播。

（2）直接接触传播：如通过混乱的性关系传播，男子同性恋者、异性间经生殖系统直接接触也可传播。

（3）母婴传播。

（4）其他因素：如海地移民，他们的生活环境，供水卫生条件均差，结核和肠道传染病较多，与这些环境因素是否相关，尚在研究中。

（二）发病机制和病理解剖

这种传染的发生是在宫内或生后的早期。供水卫生条件均差，结核和肠道传染病较HTLVⅢ主要侵犯T细胞，引起T_H细胞溶解减少，而Ts细胞基本正常。AIDS的免疫学异常主要表现为细胞免疫功能低下，从而导致各种机会性感染、kaposi肉瘤和其他恶性肿瘤的产生。对各种抗原的迟发型皮肤反应消失，淋巴细胞在体外受到有丝分裂原刺激后，对同种淋巴细胞的混合淋巴细胞反应皆消失，周围血淋巴细胞减少，特别是T细胞缺乏。

尽管艾滋病存在多种机会性病原体感染，但由于存在免疫缺陷，所以组织中炎症反应少，而病原繁殖多。其主要病理变化是淋巴结和胸腺等免疫器官。淋巴病变以第一类为反应性病变包括滤泡增殖性淋巴结肿等，另一类为肿瘤性病变如卡氏肉（kaposi sarcoma）和其他淋巴瘤，胸腺的病变可有萎缩，退行性或炎性病变。

中枢神经系统病变包括神经胶质细胞的灶性坏死，血管周围炎性浸润和脱髓鞘改变等。

（三）临床表现

患者多有与高危人群（妓女、同性恋者、高发区国家的人民、吸毒者、血友病者）性接触史，输血或血液制品史，吸毒史，共用不洁针具史，年轻的旅馆男服务员，有与外宾密切接触史的酒吧、歌舞厅、浴室等女服务员，出国归来的劳务人员，海员，长途卡车司机等。家属中有HIV阳性的配偶、亲属者。

1. 急性期（初发期） 在感染后2~6周，部分患者突然发病，有发热、乏力、头痛、肌痛、关节痛，伴盗汗、厌食、腹泻等，常有斑丘疹或荨麻疹，多处浅表淋巴结肿大。持续1~2周后上述症状消失，颇似传染性单核细胞增多症。感染后6~10周，血清抗-HIV阳性。

2. 无症状期（隐伏期） 相当于无急性期患者的潜伏期。从感染至发病，平均4.5年，可波动在几个月至10年以上。儿童患者的潜伏期较短。此期有传染性，抗-HIV阳性。

3. 持续性全身淋巴结病期 此期以多处（颈部、腋窝、枕部、肱骨内上髁等）淋巴结轻度至中度肿大（直径1cm以上）持续存在（3个月至5年）为主要表现。淋巴结质韧、不粘连，多呈对称性。此期往往还有一些其他症状、体征及实验室异常发现，如发热、腹泻、体重下降等，但无特异性，称艾滋病相关症状。

4. 艾滋病 可以包括上述症状、体征，但出现机会性感染和恶性肿瘤如卡波西肉瘤或原发性淋巴瘤。现在对免疫功能的重要性十分强调，认为T_4细胞数只要低于$0.2 \times 10^9 / L$，即使没有症状，也可列为艾滋病。因为这种患者情况严重，容易并发机会性感染，预后不良，与单纯无症状携带者完全不同。

临床表现分类：

1. Ⅰ组 急性HIV感染，临床表现类似一过性传染性单核细胞增多症，血清HIV抗体阳性。

2. Ⅱ组 无症状HIV感染，无临床症状，血清HIV抗体阳性。

3. Ⅲ组 有持续性全身淋巴结肿大，非腹股沟部位，数目在3个以上，直径

>1cm，持续3个月而原因不明者。

4. Ⅳ组　有其他临床症状，又分5个亚型。

（1）A亚型：有非特异性全身症状，如持续1个月以上的发热、腹泻、体重减轻10%以上而找不出其他原因者；

（2）B亚型：表现为神经系统症状。如痴呆、脊髓病、末梢神经炎而找不出病原者。

（3）C亚型：二重感染，由于HIV感染后引起细胞免疫功能缺陷，导致二重感染。又分为两类：

C_1：根据美国疾病控制中心所记录的艾滋病常见的感染有：卡氏肺囊虫性肺炎、慢性隐孢子虫病、弓形体病、类圆线虫病、念珠菌病、隐球菌病、组织胞浆菌病、鸟型结核分枝杆菌感染、巨细胞病毒感染、慢性播散性疱疹感染及进行性多灶性白质脑炎。

C_2：其他常见感染有口腔毛状黏膜白斑病、带状疱疹、复发性沙门菌血症、奴卡菌症、结核及口腔念珠菌病。

（4）D亚型，继发肿瘤；主要是kaposi肉瘤，非霍奇金淋巴瘤与脑的原发性淋巴瘤。

（5）E亚型：其他并发症。由细胞免疫功能不全而引起的不属于其他亚型的并发症，如慢性淋巴性间质性肺炎。

（四）诊断

根据流行病学资料及典型临床表现，结合上述实验室检查，可以诊断。

1. 确诊标准

（1）抗HIV阳性者受检血清经初筛试验（如酶联免疫吸附试验或间接免疫荧光试验等方法），检查阳性，再经确诊试验（如电泳印浸检验法即WB法）复核确诊者。

（2）抗HIV阳性者，有符合下述任何一项，可以诊断为AIDS。

1）近期内体重减轻20%以上，且持续1个月发热（38℃左右）。

2）近期内体重减轻20%以上，且慢性腹泻（每日至少3～5次）1个月。

3）卡氏肺孢子虫感染（pneumocystis carinii pneumonia，PCP）。

4）有卡波西肉瘤（kaposi sarcoma，KS）。

5）真菌或其他条件致病菌感染。

（3）若抗HIV阳性者，出现近期内体重减轻、发热、腹泻但未达到前述第2项1）或2）的程度和期限，加上以下任何一项时，可确诊为AIDS。

1）TH／TS <1。

2）全身淋巴结肿大。

3）患者出现明显的中枢神经系统占位性病变症状和体征，或出现痴呆，辨别能力丧失，或运动神经功能障碍。

2. AIDS疑似患者具有以上症状、体征，并有较可靠的接触史，但尚无血清抗HIV的结果者。

二、病毒性肝炎

病毒性肝炎是由多种肝炎病毒引起的、以肝脏损害为主的一组全身性传染病。本病具有流行范围广、传播途径复杂、发病率高、危害性大等特点。按病原学分类，目前已经确定的有甲型、乙型、丙型、丁型及戊型。其中，甲型和戊型经粪-口途径传播，且多表现为急性感染；乙型、丙型、丁型主要经血液、体液等胃肠道外途径传播，且大多呈慢性感染，少数病例可发展为肝硬化或肝细胞癌。此外，近年还发现第6型和第7型肝炎病毒，分别称为庚肝病毒（hepatitis G virus，HGV）和输血传播病毒（transfusion transmitted virus, Torque teno virus，TTV）。

（一）病原学

1. 甲型肝炎病毒（hepatitis A virus，HAV） 直径27nm，小球形颗粒，无包膜，核酸为一条线状正股RNA。根据形态和生物学特性，HAV属于微小RNA病毒科的肠道病毒72型。近年，根据HAV的如下不同于肠道病毒的特点：①嗜肝性；②60℃温度的相对稳定性；③在细胞培养中生长缓慢，病毒复制并不伴有细胞的溶解；④RNA与其他肠道病毒比较，核苷酸同源性低。因此，有必要单独列为微小RNA病毒科中的一个新属，即肝病毒属。HAV感染的宿主范围很窄，只能感染人类和几种高等灵长类动物，如黑猩猩和狨猴。

HAV在体外抵抗力颇强：60℃加热4小时不死，在低温下能长期存活，能耐受pH3.0的低酸环境。在清水、污水和土壤中12周仍可部分存活；在海水及海水沉积物中25℃3个月还分别有0.1%及2%存活；在沿海的海鲜贝壳类软体内可积聚比污染海水多得多的HAV，且能在其体内存活较长时间。例如在东方牡蛎中，即使处在12～24℃条件下，10%的HAV能存活5天。这充分说明为什么甲型肝炎能通过水源和海鲜食品引起爆发流行，为什么在水源充沛的沿海地区是甲型肝炎的高发地区。20世纪80年代上海市的甲型肝炎大流行就是由于生食毛蚶而引起的。患者粪便，特别是发病前后2周内的粪便中含有大量甲型肝炎病毒，有人试验将粪便涂于塑料表面，自然干燥后7天HAV仍存活14%，经25℃30天还有0.4%的HAV存活，由此充分说明患者粪便污染环境是非常容易造成日常生活接触传播。

HAV对甲醛、高浓度漂白粉液和其他含氯消毒剂和紫外线较为敏感，加热100℃、5分钟亦可将其杀灭。

2. 乙型肝炎病毒（hepatitis B virus，HBV） HBV为去氧核糖核酸（DNA）病毒，与鸭肝炎病毒、地松鼠肝炎病毒及土拨鼠肝炎病毒同属嗜肝DNA病毒。HBV颗粒呈球形，直径42nm，曾称之为丹氏颗粒。其外膜结构复杂，由三种蛋白组成：

（1）主要蛋白：即表面抗原HB-sAg；

（2）中蛋白：包括HBsAg和前S_2抗原；

（3）大蛋白：包括HBsAg、前S_2抗原和前S_1抗原。

外膜内部为核心蛋白，有核心抗原（HBcAg）和e抗原（HBeAg）双重抗原性、其中含乙肝病毒核酸（HBV DNA），以及与HBV复制有关HBV DNA多聚酶等。

在HBV感染者血液内有大量具传染性的完整HBV颗粒，在电镜下尚可见到大量小圆形颗粒，以及少数管形颗粒。小圆形颗粒全由HBsAg组成，管形颗粒由上述中蛋白或大蛋白构成，这两种颗粒就其本身而言并无传染性。HBV复制时，肝细胞和周围血液中均出现HBV DNA，这时传染性最强。

HBV DNA的结构及其核苷酸序列已研究清楚，环状双股HBV DNA即HBV的基因组，其外侧为长链（负链），共约3200个核苷酸；其内侧为短链（正链），约为长链的50%～90%。长链有4个编码区（ORF），按核苷酸序列区分：

（1）核苷酸155～835为S编码区，能编码主要蛋白，即HBsAg；核苷酸3172～155为前S_2编码区，编码前S_2蛋白，并与S编码区在一起编码中蛋白（HBsAg加前S_2）；2848～3171为前S_1编码区，能编码前S_2蛋白，并写前S_2及S编码区在一起，共同编码大蛋白（含HBsAg、前S_2和前S_1蛋白）。

（2）核苷酸1901～2450为C编码区，能编码核心抗原；1814～1901为前C编码区，能编码前C蛋白。前C蛋白的作用类似信号多肽，它能使核心抗原与内质网相连，在内质网上使核心抗原与表面抗原进行装配，形成完整HBV颗粒。前C和C区共同编码蛋白P25。此蛋白在内质网中经蛋白酶切去前C蛋白及其羧基端部分，即形成HBeAg（P17），释放至血液中。

（3）P编码区最长，位于核苷酸2357～1621，能编码DNA多聚酶。

（4）X编码区能编码X抗原，是145～154个氨基酸的多肽，其作用或意义尚未阐明，有人认为X抗原具有传递活化功能，使乙肝病毒的"增强子"活性提高10倍，并能在某些细胞系中诱导癌基因，所以被认为与HBV的致癌性有关。

C和S编码区编码的病毒结构蛋白，包括HBsAg、前S_2、前S_1、HBcAg和HBeAg等，除被组装HBV外，还释放到肝细胞外，刺激机体体液免疫反应产生相应的各种抗体，包括抗-HBs、抗-HBc、抗-HBe、抗-前S_1和抗-前S_2等。除HBcAg外，这些抗原和抗体都可以出现在周围血液中。HBV感染过程分为急性一过性感染与慢性持续性感染，血液中这些HBV特异性抗原抗体按此两种感染过程表现为两种类型的动态变化。HBV特异性抗原抗体的血清学检测又称HBV感染标志物（HBV-marker，HBVM）检测，是临床诊断乙型肝炎的重要检查内容。

HBsAg产生最多，每组装一个HBV颗粒，产生数百倍于一个HBV颗粒具有的HBsAg的大量HBsAg。除血液外，HBsAg还存在于唾液、尿液、乳汁、精液等内。由于HBsAg常与HBV同时存在于血液之中，故被"认作"是传染性标志，但必须指出HBsAg本身是没有传染性的。HBsAg可分为10个亚型。a为共同抗原决定簇，此外还有两组相互排斥的d和y，以及w和r抗原决定簇，从而组成8种亚型：ayw_1、ayw_2、ayw_3、ayw_4、ayr、adw_2、adw_4、adr，再加上2种混合型：adyw、adyr，共10个亚型。我国长江以北adr优势，长江以南则adr与adw混存，新疆，西藏、内蒙古等地区为ayw_2。亚型的地理分布的原因和临床意义尚不清楚。

HBV对外界的抵抗力很强、能耐受6℃ 4小时及一般消毒剂。煮沸10分钟、高压蒸汽消毒和环氧乙烷气体消毒可将其灭活。化学消毒剂以戊二醛、甲醛和含氯消毒剂为好，其次为过氧乙酸。

3. 丙型肝炎病毒（hepatitis C virus，HCV） 为黄病毒科丙型肝炎病毒属病毒。HCV是一个大小为30～80nm的单股正链RNA病毒，基因组长度为9.4kb。基因组两侧分别为5'和3'非编码区。基因的结构基因从5'端依次为核蛋白（C）区、基质（M）区和包膜（E）区，它们参与病毒颗粒的组装。非结构（NS）区，含NS1、NS2、NS3、NS4、NS5基因。

目前认为，HCV RNA的C基因最保守，5'-非编码区次之，E基因3'端和NS1基因5'端变异性最大。目前，已发现10个以上的HCV基因型和一些亚型；我国主要是Ⅱ型，其次为Ⅲ型和混合型，其他型较少见。

猩猩和一些猴类对HCV易感，接种HCV后13～32周可出现抗-HCV。人感染HCV后在肝细胞和血液中可检出HCV RNA，在血液中可检出抗-HCV。用一般化学消毒剂或加热100℃5分钟可使HCV灭活。

4. 丁型肝炎病毒（hepatitis D virus，HDV） 是必须与HBsAg共存才能复制的一种缺陷病毒。HDV定位于肝细胞核内，在血液中由HBsAg所包被，形成35～37nm的病毒颗粒。HDV基因组为单链环状RNA，内含1683个核苷酸。HDV有一个抗原、抗体系统。在HDV感染者的肝细胞、血液及体液中可检出HDV RNA、HDAg、抗-HD-IgM和抗-HD-IgG。黑猩猩和感染嗜肝DNA病毒的美洲旱獭（土拨鼠）、鸭等均为易感动物。

5. 戊型肝炎病毒（hepatitis E virus，HEV） 为无包膜球形颗粒，直径为27～38nm。HEV基因组为正链单股RNA，基因组全长为8.5kb。HEV主要在肝细胞内复制，通过胆汁经肠道排出，并持续存在至ALT恢复正常。

6. 庚型肝炎病毒 为单股正链RNA病毒，与丙肝病毒同属黄病毒科，其基因组全长为9.4kb，HGV感染的血清学模式以重叠HBV、HCV、HAV或HEV二重感染为主，单独HGV感染者约占30%～40%。

7. 输血传播病毒（transfusion transmitted virus，TTV） 为单链DNA病毒，基因组由3739个核苷酸组成，有两个开放读码区。rrv感染后可在肝组织和血清中检出TTV DNA，在血清中可检出抗-TTV。目前，对TTV的病原学、流行病学及其临床意义等问题尚有待进一步研究。

（二）流行病学

HAV、HBV感染的高发区。全国流行病学调查资料显示：人群抗-HAV流行率为80.9%；HBV人群总感染率为57.63%，HBsAg标化阳性率为9.75%；HCV的感染率为3.2%；HBsAg阳性标本中抗-HDV平均检出率为1.15%；抗-HEV流行率为17.2%（校正率）。

1. 传染源　甲型、戊型肝炎的传染源是急性期患者和亚临床感染者；乙型、丙型及丁型肝炎的传染源是急、慢性肝炎患者和病毒携带者。

2. 传播途径　甲型、戊型肝炎主要经过粪-口途径传播，包括食物传播、水传播及日常生活接触传播等，少见的情况下也可经血液或血制品传播。

乙型、丙型及丁型肝炎可通过各种体液（如血液、精液、阴道分泌物等）排出体外，通过皮肤黏膜的破损口（显性或隐性）进入易感者的体内而传播。包括血液传播、母婴传播、性传播及日常生活密切接触传播等。

3. 易感人群　感染HAV后可产生保护性抗体（抗-HAV）且可持久存在，一般不会感染第二次；感染HBV后如产生抗-HBs，可产生较持久的免疫力，一般不会再次感染；感染HEV后可产生保护性抗-HEV，但免疫力不持久。

（三）发病机制与病理

病毒性肝炎的发病机制至今尚未完全明确。过去认为甲型肝炎的发病是由HAV对肝细胞的直接损害所致，但目前研究发现甲型肝炎对肝细胞的损害是在机体清除病毒时的特异性免疫反应所致，故现在认为甲型肝炎的发病也是以宿主的免疫反应为主。乙型肝炎的发病机制很复杂。HBV本身不能引起肝细胞损害。肝损害是由细胞免疫反应引起的。因此，机体免疫功能不同，入侵机体的HBV数量不同，引起的病理变化也不同。

如果机体的免疫功能正常，进入机体的HBV较少，只有部分肝细胞受损，表现为亚临床型或无黄疸型。如果进入机体的HBV较多，受损的肝细胞多，表现为黄疸型。如果机体免疫功能严重缺损（例如先天愚型、白血病、尿毒症患者等）肝内虽有病毒存在和复制，由于缺乏有效的免疫反应，肝细胞不出现或仅出现轻度损害，则表现为"无症状的"带病毒者。如果机体免疫功能低下，只能清除部分病毒，肝细胞不断受损，则表现为慢性迁延性肝炎。如果机体免疫功能或自身稳定功能发生紊乱，产生自身免疫或其他免疫反应，使肝细胞和其他脏器受到更严重和持久的损害，则形成慢性活动性肝炎。如果机体免疫反应过强，或合并其他严重感染、内毒素血症、酗酒、劳累等，大量肝细胞损害，则表现为急性重症肝炎。亚急性重症肝炎的发病原理可能与慢性活动性肝炎相似。如果病毒未能清除，肝细胞持续受损，最终导致肝硬化或转为肝癌。

其他各型肝炎的发病机制仍不清楚，大都认为丙型肝炎的发病机制可能与乙型肝炎相似。戊型肝炎的发病机制可能与甲型肝炎相似。

病毒性肝炎的病理变化主要在肝脏，各型肝炎的病变基本相同，即肝细胞的变性、坏死和再生，以及间质组织的增生和炎症浸润，其中以变性和坏死最突出。

（四）临床表现

各型病毒性肝炎的表现大致相似，但潜伏期不同：甲型肝炎2~6周；乙型肝炎6周至6个月；丙型肝炎2~26周；丁型肝炎常与乙型肝炎同时存在；戊型肝炎15~75天。

临床上将病毒性肝炎分为急性肝炎（包括黄疸型和无黄疸型）、慢性肝炎（包括活动性和迁延性）、重症肝炎（包括急性、亚急性、慢性）、淤胆型肝炎、肝炎肝硬化等。

1. 急性肝炎

（1）急性黄疸型肝炎：病程2~4个月。

1）黄疸前期：甲型、戊型肝炎起病较急，有畏寒、发热。乙型、丙型、丁型肝炎常缓慢起病，多无发热，但皮疹、关节痛等血清表现较甲型、戊型肝炎常见。此期常见症状为乏力、食欲减退、明显厌油、恶心、呕吐、腹胀、便秘、便稀等，少数伴有腹痛。部分患者出现失眠、记忆力减退、精神不集中等。本期黄疸尚未出现，肝脏也未肿大，或可能有肝区叩压痛。肝细胞的损害最早表现为血清谷丙、谷草转氨酶增高，本期持续数天至2周，一般1周。

2）黄疸期：首先尿色加深，尿胆红素可呈阳性。继巩膜而后皮肤出现黄染，经数天至2周达黄疸极期，黄疸初期有发热，消化道症状有短期加重，待黄疸极期后，上述症状减轻，热退，食欲常有明显好转。黄疸较重者可有皮肤瘙痒。少数患者因血管渗透性增加及肝功障碍而出现鼻出血等出血现象。肝脏大，软或韧，伴有压痛及叩痛。部分患者有脾大。重症黄疸在近期时大便可呈白土色，极期过后渐转黄色。此点可与梗阻性黄疸鉴别。此期肝功能试验大多有明显改变。黄疸期一般持续2~6周。

3）恢复期：随着机体免疫力逐渐增长，病变不断修复，而进入恢复期。黄疸消失较早，肝功能随之恢复，而后肝脏缓慢缩小，一般需要1~2个月或更久，肝脏病理改变恢复最晚，临床症状完全恢复后，汇管区的炎细胞浸润常残留一个时期，绝大多数人这些病变最后消失，个别演变为慢性肝脏疾病。

（2）急性无黄疸型肝炎：病前半年内有与确诊的病毒性肝炎患者密切接触史；或接受输血、血制品及消毒不严格的注射或针刺史；透析疗法或脏器移植史等；或本单位有肝炎流行。临床特点为近期内出现持续几天以上无其他原因可解释的明显乏力、食欲减退、恶心、厌油、腹胀、稀便、肝区痛等。小儿尚多见恶心、呕吐、腹痛、腹泻、精神不振及发热。临床检查肝大且有动态性变化，并有压痛、叩痛。部分患者可有轻度脾肿大。小儿肝大较明显，脾大较多见。

2. 慢性肝炎

（1）慢性迁延性肝炎：病程超过半年以上，临床上仍有乏力、纳呆、腹胀、肝痛、肝大等症状，肝功能轻度损害或正常，部分患者可出现神经官能症症状。慢性迁延性肝炎的病程可持续1年至数年。

（2）慢性活动性肝炎（chronic active hepatitis，CAH）：既往有肝炎史，或急性肝炎病程迁延，超过半年而目前有较明显的肝炎症状，如乏力、食欲差、腹胀、溏便等。体征：肝大，质地中等硬度以上。可伴有蜘蛛痣、肝病面容、肝掌或脾肿大，而排除其他原因者。实验室检查：血清ALT活力反复或持续升高伴有浊度试验（麝浊、锌浊）长期异常或血浆白蛋白减低，或白／球蛋白比例异常，或丙种球蛋白增高，或血清胆红素长期或反复增高。有条件时作免疫学检查测定，如IgG、IgM、抗核抗体、抗平滑肌抗体、抗细胞膜脂蛋白抗体、类风湿因子循环免疫复合物。若这些检查结果阳性，则有助于慢肝诊断；肝外器官表现，如关节炎、肾炎、脉管炎、皮疹或干燥综合征等。

3. 重型肝炎

（1）急性重型肝炎（即暴发型肝炎）：发病急骤，病情发展快。有高热、严重的消化道症状（如厌食、频繁呕吐、腹胀或呃逆等），极度乏力。在发病后3周以内迅速出现精神、神经症状（嗜睡、烦躁不安、行为反常、性格改变、神志不清、昏迷等）而排除其他原因者。有出血倾向（呕血、便血、瘀斑等）。小儿可有尖声哭叫、反常的吸吮动作和食欲异常等表现。肝浊音区进行性缩小，黄疸出现后迅速加深（但病初黄疸很轻或尚未出现）。

（2）亚急性重型肝炎（亚急性重型肝炎）：急性黄疸型肝炎在发病后3周以上，具备以下指征者：黄疸迅速加深，高度无力，明显食欲减退或恶心、呕吐，重度腹胀及腹腔积液，可有明显的出血现象（对无腹腔积液及无明显出血现象者，应注意是否为本型的早期）。可出现程度不等的意识障碍，以至昏迷。后期可出现肾衰竭及脑水肿。

（3）慢性重型肝炎：临床表现同亚急性重型肝炎，但有慢性活动性肝炎或肝炎后肝硬化病史、体征及严重肝功能损害。

4. 淤胆型肝炎　起病类似急黄肝，但自觉症状较轻，常有明显肝大、皮肤瘙痒、大便灰白，肝功能检查血清胆红素明显升高且以结合胆红素为主，表现为阻塞性黄疸如碱性磷酸酶、γ-转肽酶、胆固醇均有明显增高。梗阻性黄疸持续3周以上，并排除其他肝内外阻塞性黄疸者，可诊断为急性淤胆型肝炎。在慢性肝炎的基础上发生上述临床表现者可诊断为慢性淤胆型肝炎。

5. 肝炎肝硬化　早期肝硬化临床上常无特异性表现，很难确诊，须依靠病理诊断，B超、CT及腹腔镜等检查有参考诊断意义。

凡慢性肝炎患者具有肯定的门脉高压证据（如腹壁及食管静脉曲张、腹腔积液），影像学诊断肝脏缩小、脾脏增大、门静脉增宽，且排除其他引起门静脉高压原因者均可诊断为肝硬化。

6. 慢性HBsAg携带者　又称为乙肝病毒携带者，以前曾称其为"HBsAg健康携带者"，后经肝穿刺活组织学检查证实肝组织正常者仅占少数，而且电镜下也不能排除肝炎病变。全世界乙肝病毒携带者约有3亿，我国约有1.2亿~1.3亿。

HBsAg持续阳性6个月以上、肝功能正常、无任何临床症状和体征者，称为慢性

HBsAg携带者。

（五）诊断

1. 流行病学资料　夏秋、秋冬出现肝炎流行高峰，或出现食物和水型暴发流行，有助于甲型和戊型肝炎的诊断。有与乙型、丙型肝炎患者密切接触史，特别是HBV感染的母亲所生婴儿或有输血、输入血制品的病史者，常对乙型、丙型肝炎的诊断有参考价值。

2. 临床表现

（1）急性无黄疸型肝炎：症状、体征和SGPT等3项中两项异常，有诊断价值。

（2）急性黄疸型肝炎：较无黄疸型肝炎易识别，患者血清胆红素>17.1μmol／L。

（3）慢性肝炎：病程超过半年以上，有蜘蛛痣、肝掌、脾肝大、血清A／G倒置，免疫球蛋白升高，有时可检得自身抗体，可有肝外损害，肝活检见典型组织学变化，可诊断为慢活肝。如肝病理检查无慢活肝变化者，可诊断为慢性迁延性肝炎。

（4）重型肝炎：黄疸迅速进行加深、肝缩小，有肝性脑病表现、凝血酶原时间延长者，应考虑重症肝炎。急性肝炎患者病程10日以上，并出现极度乏力、厌食、腹胀或呃逆等消化道症状，黄疸迅速加深，出血倾向明显，发生腹腔积液、水肿及肝性脑病，肝功能严重损害者，则为亚急性重型肝炎。

慢性重型肝炎的临床表现与亚急性重型肝炎相似，但有慢性肝炎或肝硬化病史，预后差。

（5）淤胆型肝炎：起病类似急性黄疸型肝炎，但黄疸及肝大较显著，并有粪色变浅、皮肤瘙痒及血清ALP升高、尿胆红素明显增多、尿胆原减少或缺如等梗阻性黄疸表现。

（6）肝炎肝硬化：多有慢性乙型或丙型肝炎病史，厌食、腹胀等消化道症状明显，有脾肿大及门脉高压表现。

3. 实验室及其他检查　多数患者依据流行病学资料和临床表现并结合病原学、生化学检测及影像学检查均易于明确诊断。疑难病例可行肝活体组织检查。

三、巨细胞病毒感染

巨细胞病毒（cytomegalovirus，CMV）是人类疱疹病毒属中的一种双链DNA病毒。在正常人群中抗-CMV抗体阳性率高达40%～90%。CMV感染很少或不引起临床症状，但将带有CMV的血液及血液制品输给早产儿、骨髓移植、组织器官移植、恶性肿瘤、AIDS等免疫功能缺陷或抑制的患者，即可引起输血后CMV感染的临床症状，甚至可以成为致死的原因。输注CMV抗体阳性血对受血者的影响：

（一）对免疫功能正常的受血者的影响

不论输血前CMV抗体阳性或阴性的受血者，输入潜伏性或活动性CMV感染的血液或血液制品，都可引起输血后CMV感染，但一般不出现临床症状，CMV在组织及白细胞中可潜伏多年。有部分患者可发生类似传染性单核细胞增多症表现，包括发热、咽痛、淋巴结肿大、淋巴细胞增多、肝炎等。对免疫功能正常的受血者，除对CMV阴性孕妇的胎儿可造成伤害外，其他患者并不一定需要应用CMV抗体阴性的血液制品。

（二）对免疫功能低下的受血者的影响

对免疫功能低下的早产儿、骨髓移植、组织器官移植、恶性肿瘤、AIDS等患者，输注CMV抗体阳性的血液制品，可能引起CMV感染。CMV感染后可出现发热、间质性肺炎（interstitial pneumonia）、肠炎、心肌炎、脑膜炎、肝炎、脉络膜炎等，并可增加细菌和真菌感染的机会，严重者可导致死亡。

四、人类T淋巴细胞病毒感染

人类T淋巴细胞病毒（human T-cell lymphotropic viruses，HTLV）是最早发现的人类反转录病毒。HTLV为RNA病毒，分为HTLV-Ⅰ、Ⅱ型。基因组全长约8000个核苷酸，gag区编码病毒的核心蛋白，pol区编码病毒的反转录酶，env区编码病毒的包膜蛋白，tax或px区则负责HTLV-Ⅰ、Ⅱ的转录调节。从目前的研究资料来看，在HTLV-Ⅰ、Ⅱ型中，HTLV-Ⅰ型流行广泛，对人类危害较大。

（一）流行情况

该病毒主要流行于日本西南部及美洲西海岸。我国以前报道少，但最近有报道称在福建山区发现较高感染率的人群，因此HTLV对我国输血安全威胁的程度要等到对该病毒在我国流行情况有全面调查研究后才能作出判断。

（二）传播途径

HTLV-Ⅰ的传播途径与HIV相似。

1. 母婴垂直传播　母婴垂直传播是HTLV-Ⅰ感染的重要途径，尤其是哺乳是HTLV-Ⅰ感染的主要途径。Ⅰ抗体阳性率为5.1%～13%。

2. 性接触传播　性活动，尤其是婚外性行为增加了HTLV-Ⅰ感染的危险。男性传染给女性较女性传染给男性更为多见。

3. 经血传播　输注HTLV-Ⅰ阳性血液及血液制品；使用未彻底消毒的注射器、针头等医疗器械均是HTLV-Ⅰ传播的重要途径。

4. HTLV-Ⅰ所致疾病　HTLV-Ⅰ感染与T细胞淋巴瘤、成人T淋巴细胞白血病、 HTLV相关脊髓病和热带痉挛性下肢轻瘫的发病相关。但感染者仅有较少部分（≤2%～4%）发生上述疾病。大部分没有任何临床症状或临床征象。

五、输血后梅毒

梅毒是由梅毒螺旋体引起的一种慢性传染病，本病传染性强。其传染源是梅毒患者，传播途径主要是性接触传染和血源性传染。梅毒螺旋体属螺旋体属、苍白种。该病原体不耐干燥，体外环境下不易生存。肥皂水和75%乙醇等一般消毒剂可迅速将其杀灭。血液在4℃保存3天以上及抗生素的广泛应用都有利于防止输血后梅毒的发生。输血后梅毒的临床表现、诊断和治疗与经由其他途径传染的梅毒相同。进行梅毒的检测，如梅毒螺旋体血凝法（treponema pallidum hemagglutination assay，TPHA）、不加热血清反应素试验和快速血浆反应素试验，提供检测阴性的血液以及血液至少在4℃保存3日才可发出等，是预防输血后梅毒的有效方法。

六、输血后疟疾

患过疟疾的人，体内和血中可能仍带有疟原虫，此种献血员的血液输入患者体内可能传染疟疾，一般于输血后一周至1个月内发病，短者一天即可发病，长者则可达2个月，绝大多数为间日疟，少数为恶性疟，最少为三日疟。输血后疟疾的临床表现、诊断和治疗由蚊传染者相同。输血后出现疟疾的临床表现但未查见疟原虫时，可行诊断性治疗。在疟疾流行区输血，可在输血后口服氯喹连续7天，或立即肌内注射氯喹来防治。

七、弓形虫病

本病是一种人畜共患的传染病。弓形虫可通过皮肤、黏膜或胃肠道使人感染，也可通过胎盘、输血、器官移植和骨髓移植传播。免疫力正常的人感染弓形虫后不出现临床症状，但当免疫力下降时，弓形虫在宿主体内随着全身各系统循环进行播散。

第八节　输血传播疾病的检测

一、艾滋病的检测

艾滋病的诊断必须有准确的实验诊断依据才能确诊，HIV感染的实验诊断以血清病毒抗体检测为主，病毒及相关抗原的检测为辅。

艾滋病的血清学检查分初筛试验和确诊试验两类，初筛试验要求敏感性极高，尽可能避免漏掉可疑的对象。初筛试验阳性的患者必须进行确诊试验才能报告结果。常用的初筛试验有：颗粒凝集试验、酶联免疫吸附试验，金标法和乳胶快速法等，确诊试验为蛋白印迹试验。

目前我国艾滋病感染人数逐年增多，因而都应进行HIV抗体的检查，以排除感染HIV的可能。

采血后要待血样干燥后再包装送检。用加有抗凝剂的真空采血管（或一次性注射器抽取静脉血，转移至加有抗凝剂的试管），反复轻摇，分离血浆和血细胞备用。应根据实验要求选用适当的抗凝剂，如CD_4^+/CD_8^+T淋巴细胞测定可选用K3 EDTA或枸橼酸钠或肝素，HIV病毒分离、核酸定性／定量检测可选用K3 EDTA或枸橼酸钠。用于核酸定性检测时，采集的抗凝全血应在4～8小时内分离PBMC和血浆，否则应在24～48小时内分离血浆和血细胞。病毒载量测定不同方法对样品的要求也不同。CD_4^+／CD_8^+T淋巴细胞测定样品采集要求。

HIV抗体检测实验室应符合《全国艾滋病检测工作规范》中对检测实验室人员、建筑设施和设备等条件的要求。应符合《实验室生物安全通用要求》对Ⅱ级生物安全实验室（BSL-2）的各项要求。

（一）免疫学检查

循环淋巴细胞显著下降，TH细胞减少，TH／TS大于1.0；T细胞功能下降，迟发型皮肤试验转阴，体外试验证明以非特异性有丝分裂原刺激时，T细胞反应降低，T细胞的细胞毒作用下降，产生白细胞介素2及α-干扰素下降，乃细胞功能失调。多克隆性高球蛋白血症，对所搞原刺激不应产生应有的抗体反应，自然杀伤细胞活性下降。

（二）病毒及抗体检查

1. HIV抗体检测的目的　HIV抗体检测可用于监测、诊断、血液筛查。

以监测为目的的检测是为了解不同人群HIV感染率及其变化趋势而进行的检测，检测的人群包括各类高危人群和一般人群。

以诊断为目的的检测是为了确定个体HIV感染状况而进行的检测，包括临床检测和自愿咨询检测、术前检测、根据特殊需要进行的体检等。

以血液筛查为目的的检测是为了防止输血传播HIV而进行的检测，包括献血员筛查和原料血浆筛查。

2. HIV抗体检测的要点

（1）筛查试验阳性不能出阳性报告。

（2）严格遵守实验室标准操作程序（SOP）。

（3）严格按照试剂盒说明书操作。

（4）注意防止样品间交叉污染。

3. 常规HIV抗体检测的方法　HIV抗体检测分为筛查试验（包括初筛和复检）和确认试验。

（1）HIV抗体检测筛查试验：筛查试剂必须是经国家食品药品监督管理总局注册批准、批检合格、在有效期内的试剂。推荐使用经临床质量评估敏感性和特异性高的试剂。

酶联免疫试验（enzyme linked immunosorbent assay，ELISA）目前国内外主要使用的第三代（双抗原夹心法）试剂，少数使用第二代试剂。血源筛查仍以第三代ELISA为主；国际上有些国家和地区已将线性免疫酶测定（第四代ELISA试剂）用于血源筛查。第四代ELISA试剂是最近发展起来的HIV抗原抗体联合测定试剂，可同时检测P_{24}抗原和抗HIV-1／2抗体。与第三代抗 HIV-1／2试剂相比，检出时间提前了4～9.1天。其优点在于能同时检测抗原、抗体，降低血源筛查的残余危险度。

快速检测（rapid test，RT）随着对HIV感染者和AIDS患者抗反转录病毒治疗的进展，及对无症状HIV感染者提供自愿咨询检测（voluntary counseling test，VCT）的迫切需求，简便、快速的HIV检测方法被广泛应用，常用的主要有以下几种：

明胶颗粒凝集试验（particle agglutination，PA）是HIV血清抗体检测的一种简便方法，是将HIV抗原致敏明胶颗粒作为载体，与待检样品作用，混匀后保温（一般为室温）。当待检样品含有 HIV抗体时，经抗原致敏的明胶颗粒与抗体发生抗原－抗体反应，根据明胶颗粒在孔中的凝集情况判读结果。

PA试剂有两种，HIV-1和HIV-2抗原共同致敏的PA试剂（AFD HIV-1／2 PA），已经我国食品药品监督管理局（CFDA）注册批准。

HIV-1、HIV-2抗原分别致敏的PA试剂（SERODIA-HIV-1／2）可初步区分 HIV-1型和HIV-2型。

斑点EIA或称斑点ELISA（dot-EIA）以硝酸纤维膜为载体，将HIV抗原滴在膜上成点状，即为固相抗原。加血清样品作用，以后步骤同ELISA。阳性结果在膜上抗原部位显示出有色斑点。反应时间在10分钟以内，使用抗原量少。

斑点免疫胶体金（或胶体硒）快速试验与斑点EIA相似，也是以硝酸纤维膜为载体。区别在于不用酶标记抗体，而代之以红色的胶体金（或胶体硒）A蛋白，用渗滤法作为洗涤方法。试剂稳定，可室温长期保存。试验时不需任何设备，迅速、简便、特异性较好，敏感性约相当于中度敏感的ELISA，适用于应急检测、门诊急诊个体检测。目前已有在国内被SFDA批准注册的国外进口试剂和国内产品。一般可在10～30分钟判读结果。

艾滋病唾液检测卡在硝酸纤维膜上包被人工合成的HIVgp41／gp36蛋白抗原，可同时检测含在唾液中的HIV-1／HIV-2抗体，原理为酶免疫间接法。主要检测唾液中的HIV IgA与IgG抗体，敏感性特异性与ELISA相近，可避免静脉穿刺。但样品预处理时间长且售价较高。以唾液为样品测定HIV抗体的ELISA、免疫印迹法（WB）试剂已经CDA批准。其他快速筛查试验方法家庭HIV检测（Home Access System）等。

尿液HIV抗体检测1996年美国FDA首次批准HIV-1尿液ELISA试剂，我国也正在研制尿液HIV抗体检测试剂。主要适用于静脉注射毒品（Injecting drug users，IDUs）人群和其他高危人群的大面积流行病学调查、监测。筛查阳性者仍需采血做确认试验才能确定。

筛查报告对呈阴性反应的样品，可由实施检测的实验室出具HIV抗体阴性报告；对呈阳性反应的样品，须进行复检，不能出阳性报告。

复检试验：对初筛呈阳性反应的样品用原有试剂和另外一种不同原理或不同厂家的筛查试剂重复检测。如两种试剂复测均呈阴性反应，则报告HIV抗体阴性；如均呈阳性反应，或一阴一阳，需送艾滋病确认实验室进行确认。

对HIV抗体筛查试验，呈阴性反应者可出具"HIV抗体阴性"报告；对初筛试验呈阳性反应者不能出阳性报告，可出具"HIV抗体待复查"报告。

（2）HIV抗体确认试验

确认试验的试剂：必须是经国家食品药品监督管理总局注册批准、在有效期内的试剂。

确认试验方法：包括免疫印迹试验（western blotting，WB）、条带免疫试验（LIATEK HIVⅢ）、放射免疫沉淀试验（radio immunoprecipitation assay，RIPA）及免疫荧光试验（immunofluorescence assay，IFA）。国内常用的确认试验方法是WB。

确认检测流程有HIV-1/2混合型和单一的HIV-1或HIV-2型。先用HIV-1/2混合型试剂进行检测，如果呈阴性反应，则报告HIV抗体阴性；如果呈阳性反应，则报告HIV-1抗体阳性；如果不满足阳性标准，则判为HIV抗体检测结果不确定。如果出现HIV-2型的特异性指示条带，需用HIV-2型免疫印迹试剂再做HIV-2的抗体确认试验，呈阴性反应，报告HIV-2抗体阴性；呈阳性反应则报告HIV-2抗体血清学阳性，并将样品送国家参比实验室进行核酸序列分析。

确认试验结果报告确认试验由确认实验室根据检测结果出具"HIV抗体确认检测报告单"，报告HIV抗体阳性（+）、HIV抗体阴性（-）及HIV抗体不确定（±）。

二、乙型肝炎的检测

（一）HBV血清标志的检测

HBV感染后的特异性血清学标志包括HBsAg、抗-HBs、HBeAg、抗-HBe、抗HBc和抗-HBc IgM6项。对这6项都有ELISA法与RIA法检测试剂，但通常都用ELISA法（表3-5）。

表3-5 HBV血清学标志检测方法

HBV标志	检测方法	确证方法
HBsAg	ELISA，双抗体夹心法	KLTSA抗体中和法
	RIA，双抗体夹心法	RTA抗体中和法
抗-HBs	PHA（间接血凝法）	
	ELISA（双抗体夹心法）	
HBeAg	免疫扩散法	
	ELISA（双抗体夹心法）	
抗-HBe	免疫扩散法	
	ELISA（竞争抑制法）	
抗-HBc	ELISA（竞争抑制法）	
抗-HBc IgM	ELISA，抗人IgM（μ链特异性）包被反应板	

献血者的常规筛查，检测HBV抗原的意义大于检测抗体。由于HBsAg检测的敏感性大于HBeAg，一般说HBeAg阳性者其HBsAg也是阳性，而且HBsAg在血清中存在时间比HBeAg长，所以对献血者筛检通常不考虑检测HBeAg。抗HBc是否列为献血者检测常规，一直有争议。

主张不做常规检测的理由是这一试验有相当多的假阳性，而作确证试验又比较困难。我国是HBV感染率甚高的国家，60%以上的人群抗-HBc阳性，这些人大多数只表示既往感染而并不是HBV携带者。此外，开展此项检查要大大增加经费和人力，并淘汰许多非HBV感染者。

（二）HBV-DNA聚合酶链反应（polymerase chain reaction，PCR）

应用PCR技术，可在体外有选择性地扩增任何一段DNA或RNA序列。在HBV感染的检测中，血清标本中即使仅有几个病毒颗粒，用PCR也能查出。这不仅比检测血清HBsAg敏感得多，而且也比斑点杂交法敏感1万倍。用斑点杂交法，每毫升血清中需有$10^5 \sim 10^6$个病毒颗粒才能测出HBV的DNA，如用套式PCR，则敏感性还要大大增加。然而，由于PCR操作技术复杂、费时、试剂昂贵，特别是常规处理大量标本仍普遍存在交叉污染问题。加之，HBV DNA测出的时间需在感染后4周以后，其窗口期接近HBsAg的窗口期，故目前还不能用于献血者的常规普查。

三、丙型肝炎的检测

（一）检测抗-HCV

根据HCV基因结构用化学合成或基因工程法生产含不同HCV抗原成分的试剂，HCVELISA试剂经历了第一、第二、第三代的发展（表3-6）。

表3-6 HCV感染的诊断试剂

试剂方法	HCV抗体筛查试剂	HCV抗体确认试剂
第一代	ELISA-1；含C100-3重组蛋白	RIBA-1；c100-1和5-1-1重组蛋白
第二代	ELISA-2；含核心区（Core），NS_3和NS_4区重组蛋白和合成肽	RIBA-2；含c22-3，c33，c100-3和5-1-1重组蛋白
第三代	ELISA-3；含核心区，NS3、NS4和INSs区重组蛋白和合成肽	RIBA-3；含c22p，c33e，c100-p和NS_5重组蛋白

第一代ELISA法检测到的抗-HCV实为抗C100-3，慢性HCV感染者阳性率80%～10%，但这种抗-HCV属IgG，出现较晚，于发病后4～32周（平均15周）方能检出，有些患者发病1年后血清抗-HCV还不能检出，急性HCV感染者阳性率仅为15%～60%，故不利于早期诊断，阳性血清不能区分有无传染性，也不说明有无获得免疫力。第二代ELISA试剂增加了核心区和NS_3区抗原，使HCV抗体检测率提高25%～30%，抗体检出可

提早16～60天。第三代ELISA试剂，除加入表达的NS抗原外，对其核心抗原和NS抗原也进行了改进，应用现代的各种蛋白质提纯手段，使各种抗原的纯度更高，抗原活性更强。HCV抗体的确认试剂第一、第二代RIBA均为基因重组抗原，到第三代又做了改进，将抗原包被在硝酸纤维素带上，用免疫印迹技术检测抗-HCV，这种方法称为重组免疫印迹法（recombinant immunoblot assay，RIBA）。

RIBA-3保留了NS，（c33c）表达抗原，而将c22-3、c100-3和5-1-1表达抗原改成合成肽，同时加入表达的NS_5，其敏感性和特异性也进一步提高。

（二）检测血清HCV-RNA

尽管改进后的抗-HCV检测法能较早地发现感染，但仍有其局限性，必须在血清抗-HCV出现时才能检出，而且无法准确判别抗，HCV阳性者是否有病毒而症。HCV感染早期，血清HCV-RNA比抗-HCV早出现数周，只有HCV病毒血症时血清HCV-RNA方呈阳性，所以，检测血清HCV-RNA已成为早期诊断HCV病毒血症的"金指标"。可用反转录聚合酶链反应（RT-PCR）技术，选择高保守性基因序列设计引物，检测血清HCV-RNA，有如下优点：

（1）敏感性高，可大大提高阳性率；

（2）是判断HCV感染及传染性的可靠指标；

（3）有助于早期诊断。

缺点是检测程序复杂，易因污染而出现假阳性。

四、梅毒的检测

梅毒是由梅毒螺旋体引起的一种全身性、慢性、性传播疾病。早期主要表现为皮肤黏膜损害，晚期常有心血管、中枢神经系统、骨骼及眼部等器官组织的病变。主要由不洁性交传染，偶尔通过接吻、哺乳，或由衣服、物品、输血等途径间接传播。梅毒诊断必须根据病史、临床症状、体检及实验室检查等进行综合分析，慎重做出诊断。

（一）病原学检查

1. 暗视野显微镜检查　暗视野显微镜检查是一种检查梅毒螺旋体的方法。暗视野，顾名思义即是显微镜下没有明亮的光线，它便于检查苍白的螺旋体。这是一种病原体检查，对早期梅毒的诊断有十分重要的意义。早期皮肤黏膜损害（一期、二期霉疮）可查到苍白螺旋体。一期梅毒苍白螺旋体多在硬下疳的硬结、溃疡的分泌物和渗出液中存在，肿大的淋巴结穿刺也可检出。二期梅毒苍白螺旋体可在全身血液和组织中检出，但以皮肤检出率最高。早期先天性梅毒，可以通过皮肤或黏膜损害处刮片发现梅毒苍白螺旋体。

2. 直接免疫荧光试验（direct immunoinfluscent assay，DFA）　将特异的抗梅毒螺旋体单克隆抗体用荧光素标记，如标本中存在梅毒螺旋体，则通过抗原抗体特异性结合，在荧光显微镜下可见到发苹果绿色的梅毒螺旋体。

3. 梅毒螺旋体镀银染色检查　梅毒 螺旋体具有亲银性，可在银溶液染成棕黑色，所以可以从普通显微镜下观察到梅毒螺旋体。

（二）梅毒血清学检测

梅毒血清学检查对于诊断二期、三期梅毒，以及判定梅毒的发展和痊愈，判断药物的疗效都有十分重要的意义。梅毒血清学检查包括非梅毒螺旋体血清学试验和梅毒螺旋体血清学试验。前者常用于临床筛选及判定治疗的效果，抽血后1小时即可出结果，费用也低廉。后者主要是用于判定试验，但是它不能判定治疗效果，一旦患有梅毒，这一试验将终身阳性。

1. 非梅毒螺旋体血清试验　这类试 验的抗原分为心磷脂、卵磷脂和胆固醇的混悬液，用来检测抗心磷脂抗体。由于这些试验具有相同的标准化抗原，所以敏感性相似。常用的有三种：

（1）性病研究实验室玻片试验（venereal disease research laboratory，VDRL）；

（2）血清不加热的反应素玻片试验（unheated serum reagin,USR）；

（3）快速血浆反应素环状卡片试验（ rapid plasma reagintest，RPR）。

可用作临床筛选，并可做定量，用于疗效观察。

2. 梅毒螺旋体血清试验　包括有：

（1）荧光螺旋体抗体吸收试验（fluorescence treponemal antibody abs orption，FTA-ABS）；

（2）梅毒螺旋体血凝试验（treponema pallidum hemagglutination assay，TPHA）；

（3）梅毒螺旋体明胶凝集试验（treponema pallidum particle assay，TPPA）；

（4）梅毒螺旋体制动试验（treponema pallidum，TPI）等。

这类试验特异性高，主要用于诊断试验。

3. 梅毒螺旋体IgM抗体检测　梅毒螺旋体Ig M抗体检测是近年来才有的新的诊断梅毒的方法。IgM抗体是一种免疫球蛋白，用它来诊断梅毒具有敏感性高，能早期诊断，能判定胎儿是否感染梅毒螺旋体等优点。特异性IgM类抗体的产生是感染梅毒和其他细菌或病毒后机体首先出现的体液免疫应答，一般在感染的早期呈阳性，随着疾病发展而增加，IgG抗体随后才慢慢上升。经有效治疗后IgM抗体消失，IgG抗体则持续存在，TP-IgM阳性的一期梅毒患者经过青霉素治疗后，2~4周TP-IgM消失。二期梅毒TP-IgM阳性患者经过青霉素治疗后，2~8个月之内IgM消失。此外，TP-IgM的检测对诊断新生儿的先天性梅毒意义很大，因为IgM抗体分子较大，其母体IgM抗体不能通过胎盘，如果TP-IgM阳性则表示婴儿已被感染。

4. 分子生物学检测　近年来分子生物学发展迅速，P CR技术广泛用于临床，所谓PCR即多聚酶链式反应，即从选择的材料扩增选择的螺旋体DNA序列，从而使经选择的螺旋体DNA拷贝数量增加，能够便于用特异性探针来进行检测，以提高诊断率。

关于对献血者血液作梅毒试验的必要性目前尚无一致的看法，主张不做筛选的理由是：①梅毒螺旋体抵抗力低，将血液放4℃冷藏3～6天后血不会传播梅毒。②血清学试验不可能预防所有的输血梅毒，这是因为第一期梅毒的早期（此时螺旋体血症是十分显著的），血清学试验常是阴性。③相当多的人心磷脂抗体试验阳性，他们的血循环中并没有螺旋体（生物学假阳性）。但现在对献血者作梅毒筛选的理由也相当多。

（1）虽然在发达国家中梅毒发生率不高，但全世界梅毒发生率在逐渐增加，我国近十几年来梅毒发病率也在上升。

（2）新鲜血液成分，特别是血小板、新鲜冰冻血浆和新生儿换血用的血液需求增加，因而增加了梅毒传播的危险性。

（3）做梅毒筛选试验有助于排除HIV、HBV、HCV感染的高危人群的献血者。

（4）在潜伏期的后期，抗体被查出时梅毒螺旋体就可能存在于血液中。

（5）英、美等国法律及欧洲药典对梅毒检测都有规定。我国也规定对每次所采的献血者血液必须检测梅毒。

五、输血相关疟疾的检测

目前世界上每年有100万～200万人死于疟疾。典型的疟疾常有间歇性寒战、高热、大汗的临床发作，并常伴贫血和脾大。然而，在献血者中有时也有隐性带虫者，当他们频繁献血时由于抵抗力下降可能引起自身疟疾发作。当患者输用他们的血液后，可引发疟疾传播。因此，为预防输血引起相关疟疾的传播，除仔细对献血者作既往史调查和流行病学调查外，还应对献血者血液进行严格的疟疾检查。

如何防止通过输血传播疟疾？其方法如下：

1. 严格审查献血者疟疾史　美国推荐在疟疾流行区的旅游者如果未服抗疟药和现在仍无症状，则在回美国1年内不准献血。从疟疾流行区来的其他人或曾患过疟疾的人，如果他们仍无症状和没有接受抗疟治疗时，则献血推迟3年。

我国也规定3年内患过疟疾的人不得献血。

2. 作血液疟原虫涂片检查　一般认为无多大价值，因为无症状的疟原虫携带者，其血液涂片很难找到疟原虫。因此需要探索更灵敏的检查疟原虫方法，这一工作国内外均已有一些探索报告。

3. 作间接荧光抗体试验（IFA）　这是一种敏感的试验，曾有报道对一些怀疑传播疟疾的献血者反复作血涂片，未发现疟原虫，然而用间接荧光抗体试验可证明疟疾感染。由于该试验花费大，而且费事，并不适合于疟疾流行国家的群体筛选。

这些国家目前唯一办法是用抗疟药治疗献血者和受血者。

4. 服抗疟药物预防　在疟疾流行区使用有疟原虫的血也许不可避免，在此情况下就给受血者口服氯喹，每日200mg，共4日，此药毒性低。20世纪90年代四川省规定对来自疟区的献血者服一剂氯喹，0.6g一次顿服。据报道，该法对防止输血疟疾和献血者疟疾都有很好的效果。

六、输血相关巨细胞病毒感染的检测

对CMV感染的实验室诊断方法包括病毒及其核酸的检测和血清学检测：

1. 病毒及其核酸的检测　组织病毒培养，电镜检查病毒，瑞氏-姬氏染色检查（细胞质或核内有无包涵体），探针杂交法和聚合酶链反应法检测标本中CMV特异性DNA片段。

2. 病毒血清学检测　此法仍是国内外检测CMV感染的重要方法。常用被动乳胶凝集法，ELISA法，间接血凝法和补体结合法。

七、弓形体病的检测

（一）病原检查

1. 直接涂片镜检　取急性感染者血液、骨髓或脑脊液，经离心沉淀作涂片，以瑞氏或姬氏染色，或取淋巴组织切片染色，然后镜检，但阳性率不高。

2. 动物接种　取患者体液接种于小鼠，1~3周后小鼠发病时取腹腔液查原虫，或取组织切片检查。

3. 细胞培养。

4. DNA PCR检测　此法敏感性与特异性均很高。

（二）免疫学检查

1. 血清抗体检查

（1）染色试验：检测血清中弓形体IgG抗体，一般在感染后1~2周开始阳性，3~5周达高峰，可持续阳性数月至数年，其后以低效价（1:4至1:64）持续终生；

（2）间接荧光抗体法：可测定IgG抗体、IgM抗体，敏感性较染色试验高，但可出现假阳性；

（3）间接血凝试验：试验方法简便，但发病1个月左右才出现阳性，且特异性较差；

（4）间接乳胶凝集试验：同间接血凝法相似；

（5）酶联免疫吸附试验：可测定IgG和IgM抗体，敏感性高，操作简便，可有假阳性；

（6）放射免疫试验：类似ELISA法。

2. 循环抗原检查　此法灵敏度高，且特异性也强，可检出抗原量0.5μg/ml，是早期及急性期的特异诊断方法。

第九节　输血传播疾病的预防与控制

一、加强对献血员的筛选检查

根据国内外经验，输用无偿献血者的血液，受血者发生输血传播性疾病的危险性大大低于输用有偿献血者的血液。因此，应大力推行无偿献血和严格按标准挑选献血者。献血员筛查包括询问病史、体格检查以及相关血液指标的检测。在我国目前大幅度提高输血安全的关键在于废除买卖血液，实行真正的无偿献血。

二、严格进行血液病毒标志物的筛选检测

病毒标志物的筛选检测是排除病毒阳性血液、避免带病毒血液用于临床而使受血者感染、提高输血安全性的有效手段。目前我国要求作为常规执行的有HBsAg、抗一HCV、抗-HIV1／2筛选检测，另外检测ALT作为检测肝炎的非特异性指标。这些检测为大幅度减少输血传播艾滋病和肝炎做出了决定性的贡献。但是，我国目前的输血检测技术和发达国家仍然有相当的距离。

三、加强对血液或血液制品的病毒灭活

目前已进入临床试验的血液成分病原体灭活的方法有：用于血小板制品病原体灭活的补骨脂素衍生物S-59光化学法；用于红细胞制品病原体灭活的Helinx技术、Intactine以及核黄素（riboflavin）等。另外，用于血浆病原体灭活的技术如溶剂／去污剂处理血浆已经广泛用于临床。

四、合理用血，提倡成分输血和自身输血

合理用血是指只为确有必要输血的患者输血，避免一切不必要的输血。输血有可能发生一系列不良反应与相关疾病的传播。故在考虑对患者输血时，要权衡利弊，严格掌握输血适应证。确定需要输血后，还应选择适当的血液成分或血液制品。通常认为自身输血是比较安全的，应当提倡。

第四章　临床血液学检查

血液由血细胞（红细胞、白细胞、血小板）和血浆组成。离体后血液自然凝固，分离的淡黄色透明液体称为血清。血液加抗凝剂后分离出来的淡黄色液体称为血浆。血清与血浆区别是：血清缺少某些凝血因子，如凝血因子Ⅰ（纤维蛋白原）、Ⅱ（凝血酶原）、Ⅴ、Ⅷ等。

全血适用于临床血液学检查，如血细胞计数、分类和形态学检查等。血浆适用于血浆生理性和病理性化学成分的测定，特别是内分泌激素测定；血浆除钙离子外，含有其他全部凝血因子，也适用于血栓与止血的检查。血清适用于临床化学和临床免疫学检查。

第一节　红细胞检查

一、参考值

成年男性：$(4.0\sim5.5)\times10^{12}/L$

成年女性：$(3.5\sim5.0)\times10^{12}/L$

初生儿：$(6.0\sim7.0)\times10^{12}/L$

二、临床意义

红细胞数的变化有可能是生理性和病理性两方面因素造成的，我们要分别看待。

（一）生理性变化

（1）年龄与性别的差异；

（2）精神因素；

（3）剧烈体力运动和劳动；

（4）气压减低；

（5）妊娠和老人。

（二）红细胞和血红蛋白量减少

见于临床上各种原因的贫血。通过红细胞计数、血红蛋白测定或血细胞比容测定可诊断贫血，明确贫血程度。贫血原因分析应结合体检和进一步检查。

（三）红细胞增多

（1）原发性红细胞增多；

（2）继发性红细胞增多。

三、红细胞大小改变

1. 小红细胞（microcyte）　直径小于$6\mu m$者称为小红细胞，正常人常见。

2. 大红细胞（macrocyte）　直径大于$10\mu m$。见于溶血性贫血及巨幼细胞贫血。

3. 巨红细胞（megalocyte）　直径大于$15\mu m$。最常见于缺乏叶酸及维生素B_{12}所致的巨幼细胞性贫血。

4. 红细胞大小不均（anisocytosis）　是指红细胞之间直径相差一倍以上而言。常见于严重的增生性贫血血涂片中。而巨幼细胞性贫血时尤为明显，可能与骨髓粗制滥造红细胞有关。

四、红细胞形态改变

1. 球形红细胞（spherocyte）　细胞直径小于正常细胞，厚度增加常大于$2\mu m$。

2. 椭圆形红细胞（elliptocyte）　细胞呈卵圆形、杆形，长度可大于宽度$3\sim4$倍，最大直径可达$12.5\mu m$，横径可为$2.5\mu m$。

3. 靶形红细胞（target cell）　红细胞中心部位染色较深，其外围为苍白区域，而细胞边缘又深染，形如射击之靶。

4. 镰形红细胞（sickle cell）　形如镰刀状。这是由于红细胞内存在着异常血红蛋白S所致，在缺氧情况下尤易形成此类红细胞。

5. 口形红细胞（stomatocyte）　红细胞中央有裂缝，中心苍白区呈扁平状，颇似张开的嘴形或鱼口。

6. 棘细胞（acanthocyte）　该红细胞表面有针尖状突起，其间距不规则。突起的长度和宽度各不一。在β-脂蛋白缺乏症病人的血涂片中出现较多。

7. 裂片细胞（schistocyte）　为红细胞碎片或不完整的红细胞。大小不一。外形不规则，有各种形态如刺形、盔形、三角形、扭转形等。

8. 红细胞形态不整（poikilocytosis）　指红细胞形态发生各种明显改变的情况言，可呈泪滴状、梨形、棍棒形、新月形等，最常见于巨幼细胞性贫血。

五、红细胞内血红蛋白含量改变

1. 正常色素性（normochmic）　正常红细胞在瑞特染色的血片中为淡红色圆盘状，中央有生理性空白区，通常称正常色素性。除见于正常人外，还见于急性失血、再生障碍性贫血和白血病。

2. 低色素性（hypochromic）　红细胞的生理性中心浅染色区扩大，甚至成为环圈形红细胞，提示其血红蛋白含量明显减少，常见于缺铁性贫血、珠蛋白生成障碍性贫血、铁幼粒细胞性贫血，某些血红蛋白病时也常见到。

3. 高色素性（hyperchromic） 指红细胞内生下性中心浅染区消失，整个红细胞均染成红色，而且胞体也大。其平均红细胞血红蛋白的含量是增高的，但平均血红蛋白浓度多属于正常。最常见于巨幼细胞性贫血。

4. 嗜多色性（polychromatic） 属于尚未完全成熟的红细胞，故细胞较大，由于胞质中含多少不等的嗜碱性物质RNA而被染成灰色蓝色。嗜多色性红细胞增多提示骨髓造红细胞功能活跃。在增生性贫血时增多，溶血性贫血时最为多见。

六、红细胞中出现异常结构

1. 碱性点彩红细胞（basophilic stippling cell） 简称点彩红细胞，指在瑞特染色条件下，胞质内存在嗜碱性蓝色颗粒的红细胞，属于未完全成熟红细胞，其颗粒大小不一、多少不等、正常人血涂片中很少见到，仅为万分之一。有铅、铋、汞中毒时增多，常作为铅中毒的诊断的筛选指标。有人认为是由于红细胞的膜受重金属损伤后，其胞质中的核糖体发生聚集性引起，也可能是由于血红蛋白合成过程中原卟啉与铁结合受损所致，而且伴有再生紊乱现象。

2. 染色质小体（howell jollys body） 位于成熟或幼红细胞的胞质内，呈圆形，有1~2μm大小，染紫红色，可1至数个，已证实为核残余物，常见于巨幼细胞性贫血、溶血性贫血及脾切除术后。

3. 卡波环（cabot ring） 在嗜多色性或碱性点彩红细胞的胞质中出现的紫红色细线圈状结构，有时绕成8字形。现认为可能是胞质中脂蛋白变性所致，常与染色质小体同时存在，见于巨幼细胞性贫血和铅中毒患者。

4. 有核红细胞（nucleated eryhrocyte） 即幼稚红细胞，存在于骨髓中。正常成人外周血液中不能见到。1周之内婴儿的血涂片可见到少量。在成人外周血涂片中出现有核红细胞属病理现象，最常见于各种溶血性贫血。由于大量红细胞破坏后，骨髓增生，除网织红细胞大量入血外，还有一些有核红细胞提前释放入血，这说明骨髓的调节功能良好。另一种可能是造血系统恶性疾患或其他部位的癌肿转移到骨髓，最常见于急、慢性白血病及红白血病。后者常见于更早阶段的幼红细胞，并伴有形态上巨幼样变及其他畸变。

七、红细胞比积测定和红细胞平均指数的计算

（一）红细胞比积（hematocrit，Hct）测定

1. 参考值 温氏法：男：0.04~0.54；女：0.37~0.47
　　　　　　微量法：男：0.467±0.039；女：0.421±0.054

2. 临床意义 红细胞比积增高可见于大面积烧伤和各种脱水病人，测定红细胞比

积后可以了解血液浓缩程度，作为补液计算的依据。在各种贫血时，红细胞减少，红细胞比积常随之减低。但可因不同性质贫血时红细胞大小不同，两者的数值不一定平行，临床上常用Hct值计算红细胞平均容积和红细胞平均血红蛋白浓度，有助于贫血的鉴别诊断。

（二）红细胞三种平均值的计算

在同一抗凝血标本中同时计数红细胞、测定血红蛋白量、红细胞比积。通过这三组数据，可进一步间接计算出平均红细胞容积MCV、平均红细胞血红蛋白含量、平均红细胞血红蛋白浓度，以便分析病人红细胞形态特征，有助于贫血的分类与鉴别。

1. 平均红细胞容积（mean corpuscular volume，MCV）

MCV=每升血液中红细胞比容（packed cell volum e，PCV）/每升血液中红细胞个数（red blood cells，RBC）=PCV$\times 10^3 \times 10^{12}$/RBC/Lfl（飞升）

参考值：手工法：80～92fl（1ml=1012fl）

血液分析法：80～100fl

2. 平均红细胞血红蛋白含量（mean corpuscular hemoglobin，MCH）

MCH=每升血液中血红蛋白含量/每升血液中红细胞个数Hb（gL）$\times 10^{12}$/L$\times$PG（皮克）

参考值：手工法：27～31pg（1g=10^{12}pg）

血液分析仪法：27～34pg

3. 平均红细胞血红蛋白浓度（mean corpuscular-hemoglobin concentration，MCHC）

MCHC=每升血液中血红蛋白含量/每升血液中红细胞比积=Hb/（g/L）/Hct

参考值：320～360g/L。

（三）三种红细胞平均值的临床意义

红细胞检测是贫血诊断和疗效观察必在的实验手段。不同病因引起的贫血，各项参数变化也不同。了解贫血的病因与病理生理变化，对于正确使用、合理分析各项试验结果至关重要。

不同病因引起的贫血，可使红细胞产生形态的变化。反之，如果用实验的手段，检查红细胞形态特点就可协助临床寻找病因，为治疗提供依据。MCV、MCH、MCHC可从不同侧面反映红细胞的病理变化。根据在某一病例中三个指数的变化情况，可将贫血分为大细胞性贫血、正常细胞性贫血、小细胞低色素性贫血及单纯小细胞性贫血，及其标准导致该类贫血病因。

八、网织红细胞计数

网织红细胞（reticulocyte）是介于晚幼红细胞和成熟红细胞之间尚未完全成熟的红细胞。因其质内尚存留多少不等的嗜碱物质，RNA，经煌焦油蓝，新亚甲蓝活体染色法染色后，嗜碱物质凝聚成颗粒，其颗粒又可连缀成线，而构成网织状，此种红细胞即网织红细胞，仍于骨髓内停留一定时间，然后再释放入血流。因此骨髓中的网织红细胞数，不但比外周血约高3倍。而且亦较幼稚。网状结构愈多，表示该细胞越幼稚，有人将其分成一、二、三、和四级。即当红细胞内几乎被网织物充满者为一级，而红细胞内含网织物极少（上个或几个颗粒）者为四级。通常网织红细胞比成熟红细胞稍大，直径为8~9.5μm。

最新血细胞分析仪的应用，为网织红细胞计数提供了更先进的测试手段。这类仪器采用荧光染色和激光测量的原理，不但能客观地测量大量网织红细胞，而且还能将其分为高荧光强度、中荧光强度、低荧光强度三类，这种分类法对估计化疗后骨髓造血功能的恢复及骨髓移植效果有较重要的意义。

（一）参考值

成人：0.008~0.02或（25~75）×10^9/L

初生儿：0.02~0.06

（二）临床意义

网织红细胞计数可以判断骨髓红细胞系统造血情况。溶血性贫血时由于大量网织红细胞进入血循环，可使网织红细胞高达0.20或更高。急性失血后5~10天，网织红细胞达高峰。2周后恢复正常。典型再生障碍性贫血病例，网织红细胞百分比常0.005。网织红细胞数低于5×10^9/L为诊断再生障碍性贫血的标准之一。

网织红细胞可作为疗效观察指标。凡是骨髓增生功能良好的病人，在给予有关抗贫血药物后，其网织红细胞在1周左右可达高峰，贫血越严重，网织红细胞数升得越高，而且其升高往往在红细胞恢复之前。贫血病有在抗贫血治疗过程中，如果网织红细胞不见升高，说明该种治疗无效或骨髓造血功能障碍。因此网织红细胞计数是对贫血病人经常随访检查的项目之一。

有人认为仅用网织红细胞百分比或者绝对值表达不够确切，若贫血时骨髓生成红细胞增加，大量尚未成熟细胞释放入血，这些网织红细胞在外周血中成熟时间需2天。而正常生理情况下骨髓释放到外周血的网织红细胞，在血流中1天后其胞质中的RNA即消失。为此Finch提出在贫血时最好记录网织红细胞生成指数（reticulocyte productionindex，RPI）。它代表网织红细胞的生成相当于正常人的多少倍。

RPI＝网织红细胞比值×100/2×病人红细胞比积/正常人红细胞比积

"2"为网织红细胞成熟时间（天），正常人红细胞比积，男性为0.45，女性为0.40。如红细胞比积正常时，网织红细胞成熟时间应为1天。网织红细胞比值即大油镜下选择红细胞分布均匀、网织红细胞染色好的部分计数1000个红细胞中的网织红细胞数，除以1000即为网织红细胞比值。

也可用网织红细胞校正值（corrected reticulocyte count）报告（见下式）：

网织红细胞校正值=网织红细胞比值×病人红细胞比积／正常人红细胞比积

九、红细胞沉降率

红细胞沉降率（erythrocyte sedimentation rate，ESR）是指红细胞在一定条件下沉降的速度而言，简称血沉。在健康人血沉数值波动于一个较狭窄范围内。在许多病理情况下血沉明显增快。红细胞沉降是多种因素互相作用的结果。

参考值　魏氏（Westergren）法：成年男性0～15mm／h

成年女性0～20mm／h

潘氏法：成年男性0～10mm／h

成年女性0～12mm／h

第二节　白细胞检查

人体外周围血中的白细胞包括粒细胞、淋巴细胞、单核细胞。

一、参考值

成人：（4～10）×10^9／L

初生儿：（15～20）×10^9／L

6月-2岁：（11～12）×10^9／L

二、白细胞分类计数

（一）参考值（成人）

见表4-1

表4-1　成人白细胞分类参考值

白细胞分类	百分比	绝对值
中性杆状核粒细胞	0.01～0.05	（0.04～0.5）×10^9／L
中性分叶核粒细胞	0.5～0.7	（2～7）×10^9／L
嗜酸性粒细胞	0.005～0.05	（0.02～0.5）×10^9／L
嗜碱性粒细胞	0～0.01	（0～1）×10^9／L
淋巴细胞	0.2～0.4	（0.8～4）×109／L
单核细胞	0.03～0.08	（0.12～0.8）×10^9／L

（二）临床意义

1. 中性粒细胞　由于中性粒细胞占白细胞总数的50%~70%，其增高和减低直接影响白细胞总数的变化。因此在临床检查中绝大多数病例白细胞总数实际反映着中性粒细胞变化。

（1）中性粒细胞数时量变化：

1）中性粒细胞生理性增多：年龄；日间变化；妊娠与分娩。

2）中性粒细胞病理性增多：急性感染；严重的损伤或大量血细胞破坏；急性大出血；急性中毒；肿瘤性增多。

3）中性粒细胞减少（neutropenia）：某些感染；某些血液病；慢性理化损伤；自身免疫性疾病；脾功能亢进。

（2）中性粒细胞的核象变化：①核象左移；②核象右移。

2. 淋巴细胞

（1）淋巴细胞增多（lymphocytosis）：①某些病毒或细菌所致的急性传染病；②某些慢性感染；③肾移植术后；④淋巴细胞性白血病、白血性淋巴肉瘤；⑤再生障碍性贫血、粒细胞缺乏症。

（2）淋巴细胞减少（lymphopenia）：主要见于接触放射线及应用肾上腺皮质激素或促肾上腺皮质激素时，要严重化脓性感染时，由于中性粒细胞显著增加，导致淋巴细胞百分率减低，但计算其绝对值，淋巴细胞数量仍在正常范围。

3. 嗜酸性粒细胞　嗜酸性粒细胞起源于骨髓内CFU-s。经过单向嗜酸性祖细胞阶段，在有关生成素诱导下逐步分化，成熟为嗜酸性粒细胞，在正常人外周血中少见，仅为0.5~5%。

嗜酸性粒细胞有微弱的吞噬作用，但基本是无杀菌力，它的主要作用是抑制嗜酸性粒细胞和肥大细胞合成与释放其活性物质，吞噬其释出颗粒，并分泌组胺酶发破坏组胺，从而起到限制过敏反应的作用。

参考值：（0.05~0.5）×10^9/L

4. 嗜碱性粒细胞　嗜碱性粒细胞胞质中含有大小不等的嗜碱性颗粒，这些颗粒中含有丰富的组按、肝素，后者可以抗血凝和使血脂分散，而组按则可改变毛细血管的通透性，它反应快而作用时间短，故又称快反应物质。颗粒中还含有缓慢作用物质，它可以改变血管和通透性，并使平滑肌收缩，特别是使支气管的平滑肌收缩而引起的哮喘。近年来已证实嗜碱性粒细胞参与特殊的免疫反应，即第三者型变态反应。

参考值：（0.02~0.05）×10^9/L

5. 单核细胞　单核细胞（mo ncyte）占白细胞总数的3~8%，骨髓多由造血干细胞分化为髓系干细胞和粒-单系祖细胞之后进而发育为原单核细胞、幼单核细胞及单核细胞，后者逐步可释放至外周血中。循环血内的单核细胞并非终末细胞，它在血中的停留只是暂时的，3~6天后进入组织或体腔内，可转变为幼噬细胞，再成熟为巨细胞。因此单核细胞与组织中的巨噬细胞构成单核巨噬细胞系统，而发挥防御功能。

参考值：（0.196 ± 0.129）$\times 10^9$ / L

6. 血小板检查

（1）参考值：（$100 \sim 300$）$\times 10^9$ / L。

（2）注意事项：

1）末梢采血时，挤出第一滴血弃去后，首先取血测定血小板。

2）静脉采血时，动作要迅速以防凝固，否则会导致血小板偏低。

3）静脉采血时，如无凝血机制检查，应首先注入血常规试管中，并充分混匀。

4）应用EDTA-K3，抗凝血，如用肝素抗凝血会使血小板结果偏低。

第五章　肝功能检验

肝功能有两层意思，一是指肝脏的生理功能，即解毒功能、代谢功能、分泌胆汁、免疫防御功能等；另一方面是指医院检验科里的医学检验项目，包括胆红素、白蛋白、球蛋白、转氨酶、γ-谷氨酰转肽酶等等。

一、肝脏的生理功能

人体的肝脏一般在1250克左右，是一个重要的器官，人不能离开肝脏而存活。有人称肝脏为人体的"加工厂"，这不仅不过分，而且也只表达了肝脏的一部分功能而已。

（一）解毒功能

有毒物质（包括药物）绝大部分在肝脏里被处理后变得无毒或低毒。在严重肝病时，如晚期肝硬化、重型肝炎，解毒功能减退，体内有毒物质就会蓄积，这不仅对其他器官有损害，还会进一步加重肝脏损害。对于这类病人，医生在用药时就会特别小心，即使使用保肝的药物也要慎重选择。

（二）代谢功能

其中包括了合成代谢、分解代谢和能量代谢。人每天摄入的食物中含有蛋白质、脂肪、碳水化合物、维生素和矿物质等各种营养物质，这些物质在胃肠内 初步消化吸收后被送到肝脏，在肝脏里被分解，"由大变小"，蛋白质变（分解）为氨基酸、脂肪分解为脂肪酸、淀粉分解为葡萄糖，等等，分解后的"小物质"又会根据身体需要再在肝脏内被合成为蛋白质、脂肪和一些特殊的碳水化合物或能量物质等，这是一个"由小变大"的过程。经过这个过程之后，摄入的营养物质就变成了人体的一部分，可想而知，如果肝脏"罢工"，人体的营养来源就会中断，生命也就危险了。

（三）分泌胆汁

肝细胞生成胆汁，由肝内和肝外胆管排泌并储存在胆囊，进食时胆囊会自动收缩，通过胆囊管和胆总管把胆汁排泄到小肠，以帮助食物消化吸收。如果肝内或肝外胆管发生堵塞，胆汁自然不能外排，并蓄积在血液里，于是出现黄疸。黄疸既可以是肝脏本身的病变，也可以是肝外病变，还可能由溶血导致，但只要出现黄疸，就要认真对待，查明原因，积极治疗。

（四）造血、储血和调节循环血量的功能

新生儿的肝脏有造血功能，长大后不再造血，但由于血液通过两根血管（门静脉和肝动脉）流入肝脏，同时经过另一根血管（肝静脉）流出肝脏，因此肝脏的血流量很大，肝脏的血容量相应地也很大。如此说来肝脏就像一个仓库，在需要时可以供出一部分血液来，为其他器官所用，比如一个人发生了消化道大出血，血液容量急剧下降，心、脑、肾经受不住缺血，肝脏就可以帮一些忙了。

（五）免疫防御功能

谈到前面四大功能大家觉得还能够理解，怎么肝脏还有免疫防御功能呢？我们且不说肝脏由于有解毒、破坏外来的有害物质这些能力就是防御功能，我们要谈的是肝脏里有一种数量不小的细胞，叫作库普弗（一个外国人的名字）细胞，它既是肝脏的卫士，也是全身的保护神，因为入血的外来分子，尤其是颗粒性的抗原物质，如有机会经过肝脏，那么就会被这种细胞吞噬、消化，或者经过初步处理后交给其他免疫细胞进一步清除。另外，肝脏里的淋巴细胞也有很高含量，尤其是在有炎症反应时，血液或其他淋巴组织里的淋巴细胞很快"赶"到肝脏，解决炎症的问题。

（六）肝脏再生功能

肝脏的再生功能实际上是一种代偿性增生，是肝脏对受到损伤的细胞修复和代偿反应。肝脏的再生功能极强大，切除70%～80%肝脏的动物，经过4～8周修复，剩余的肝脏最终能再生至原来的肝脏重量。

肝脏再生具有鲜明的特点：

（1）受到损害的肝组织剩余肝细胞表现为增生，而不是细胞代偿性肥大。

（2）肝脏的再生过程受到严密的调控，一旦达到与自身相适应的理想体积，肝细胞的复制将受到抑制。

（3）在肝脏恢复损伤丢失的肝细胞的同时，能够继续维持肝细胞特异性的功能，产生急性时相反应物质等而保持机体的自身稳定。

二、肝功检查基本项目

目前，反映肝功能的化验项目已达700多种，新的化验项目还在不断地发展和建立，但主要包括四大类：①反映肝细胞损伤的化验；②反映肝脏排泄功能的化验；③反映肝脏储备功能的化验；④反映肝脏间质变化的化验。

反映肝细胞损伤的项目：以血清酶检测常用：谷丙转氨酶（alanine aminotransferase，ALT）、谷草转氨酶（aspartate transaminase，AST）、碱性磷酸酶（alkaline phosphatase，ALP）、γ-谷氨酰转肽酶（γ-lutamyl transpeptidase，γ-GT），乳酸脱氢酶等。以上各项酶在肝细胞中均有存在，当肝细胞膜受损或细胞坏死时，这些酶进入血清便增多。通过测定血清或血浆中酶的活性，即可反映肝细胞受损情况及损伤程度。在各种酶试验中，ALT和AST能敏感地反映肝细胞损伤与否及损伤程度。各种急性病毒性肝炎、药物或酒精引起急性肝细胞损伤时，血清ALT最敏感。而在慢性肝炎和肝硬化时，AST升高程度超过ALT，因此AST主要反映的是肝脏损伤程度。

在重症肝炎时，由于大量肝细胞坏死，血中ALT逐渐下降，而此时胆红素却进行性升高，即出现"胆酶分离"现象，这常常是肝坏死的前兆。在急性肝炎恢复期，如果出现ALT正常而γ-GT持续升高，常常提示肝炎慢性化。患慢性肝炎时如果γ-GT持续超过正常参考值，提示慢性肝炎处于活动期。酒精性肝病的患者，AST的活性也常常大于ALT。

ALT与AST主要分布在肝脏的肝细胞内，正常值均为0~40国际单位。ALP和γ-GT是诊断胆道系统疾病时常用的指标。

（一）反映肝脏分泌和排泄功能的项目

总胆红素（total bilirubin，TBil）、直接胆红素（direct bilirubin，DBil）和间接胆红素（indirect bilirubin，iBil）

总胆红素的正常值为1.71~17.1μmol／L（1~10mg／L），直接胆红素的正常值为1.71~7μmol／L（1-4mg／L）。

（二）反映肝脏合成贮备功能的项目

反映肝细胞合成代谢功能的指标：总蛋白（total protein，TP）、白蛋白（albumin，ALB）、免疫球蛋白G、凝血酶原时间（prothrombin time，PT）。它们是两种通过检测肝脏合成功能来反映肝脏储备能力的常规化验。一旦肝脏合成功能下降，以上指标在血液中浓度随之降低，其降低程度与肝脏合成功能损害程度呈正相关。血清麝浊试验 简称TTT，反映了肝实质损伤的程度，也是肝脏蛋白质代谢功能紊乱的一种定性试验，其升高的程度基本与肝脏损伤的程度平行。

（三）反映肝脏纤维化和肝硬化的项目

主要包括Ⅲ型前胶原（procollagen III peptide，PⅢP）、Ⅳ型胶原（collagen type Ⅳ，CⅣ）、透明质酸（hyaluronic acid，HA）、层连蛋白（lantinin，LN）等，它们在血清中的含量可以反映肝内皮细胞、贮脂细胞和成纤维细胞的变化，是检测肝纤维化和早期肝硬化的重要指标。

（四）反映肝脏肿瘤的血清标志物

甲胎蛋白（alpha fetal protein，AFP）是用于诊断原发性肝癌的生化检验指标。虽然甲胎蛋白（AFP）升高，但此时大多数肝癌病人无明显症状。不过少数肝炎和肝硬化、生殖腺恶性肿瘤等情况下甲胎蛋白也会升高，但升高的幅度不如原发性肝癌那样高。另外，有些肝癌患者甲胎蛋白值可以正常，故应同时进行影像学检查如B超、CT、磁共振成像（magnetic resonance imaging，MRI）和肝血管造影等，以此增加诊断的可靠性。

（五）肝脏凝血功能的检测指标

肝脏能合成Ⅲ及因子α链以外的全部凝血因子，在维持正常凝血机能中起重要作用。肝病患者的凝血因子合成均减少，临床可出现牙龈、鼻黏膜出血，皮肤瘀斑，严重者可出现消化道出血。一般，最早出现、减少最多的因子Ⅶ，其次是因子Ⅱ和Ⅹ，最后出现，减少最少的是因子Ⅴ。

1. 凝血酶原时间（prothrombin time，PT） 正常值为11～15秒，较正常对照延长3秒以上有意义。急性肝炎及轻型慢性肝炎PT正常，严重肝细胞坏死及肝硬化病人PT明显延长。PT是反映肝细胞损害程度及判断预后较敏感的指标。

2. 凝血酶原活动度（prothrombin activity，PTA） 正常值为80%～100%.其临床意义同PT。

3. 肝促凝血活酶试验（hepaplastin test，HPT） 是测定肝脏储备功能的方法之一，能敏感而可靠地反映肝损害所造成的凝血因子Ⅱ、Ⅶ、Ⅹ合成障碍。临床检测表明，急性肝炎、慢性活动型肝炎、肝硬化和亚急性重型肝炎病人在病程的各个阶段，其HPT降低。病情越重，HPT越低。当肝病发展到肝细胞功能衰竭时，其HPT均显著下降，一般多低于0.5。若HPT逐渐依次恢复，则预后良好。

三、血清酶学水平

（一）ALT、AST

ALT的特异性比AST好。

（1）当ALT>正常10倍，肯定有肝损害（如慢性乙肝）。

（2）胆道疾病时ALT、AST升高，但是<正常8倍。

（3）AST／ALT的比值：①估计肝脏损害程度：越大，损害越严重；②鉴别肝病：酒精肝>2，慢乙肝>1可能有肝纤维化或肝硬化。

（二）碱性磷酸酶ALP

（1）ALP>正常4倍：胆汁淤积综合征。

（2）ALP>正常2.5倍，ALT、AST<正常8倍：90%为胆汁淤积。

（3）ALP>正常2.5倍，ALT、AST>正常8倍：90%为病毒肝炎。

（三）谷氨酰转肽酶GGT

90%肝胆疾病病人有GGT升高，GGT>正常10倍，多为酒精肝、肝内、外淤胆，原发性肝癌。

四、肝脏酶学指标的评价

1. 英国大样本健康人群调查发现，6%的无症状正常人群的ALT、AST升高，5%正常人群的所有检测结果在"正常值"范围之外。因此，一些异常的肝脏检测结果并不是真正的异常。

2. 单项转氨酶水平升高的处理是再查一次，如果升高超过正常的2倍就需要作进一步的检查。

五、肝功能检查最新项目

1. 甘胆酸　当肝细胞受损或胆汁淤滞时，血液中甘胆酸含量就明显增高，反映肝细胞的损害比目前临床上常用的ALT等更敏感，能早期发现轻度肝损害，对区别慢性肝炎病情严重程度有帮助。

2. 铁蛋白　在肝内合成并储存，肝细胞炎症反应可使铁蛋白合成增加，肝细胞变性坏死可使铁蛋白释入血中，铁蛋白上升程度与肝细胞受损轻重呈平行关系，但在严重底蛋白血症、缺铁性贫血可明显降低。

3. 前白蛋白　对早期发现重症肝炎及慢性肝损害有一定意义。病愈重值愈低。

4. 转铁蛋白　是肝脏合成的一种糖蛋白，主要功能是运转铁。急性肝炎时转铁蛋白升高，慢性肝炎、肝硬化则可低。其他多种感染时转铁蛋白降低，而缺铁性贫血和妊娠末期转铁蛋白升高。

5. 胆汁酸　是肝排泄的主要有机阴离子，其代谢情况主要受肝脏控制，当肝功能损害时，其升高往往比胆红素早而明显。因此能更敏感地反映肝损害。

第六章　骨髓细胞形态学检查

　　骨髓是人体重要造血器官。细胞形态学主要研究血细胞量与质的变化，从而诊断与造血系统有关的疾病。临床上凡遇无名热、恶病质、体重锐减、出血倾向、血细胞明显增多、减少或形态异常，不明原因之肝脾淋巴结肿大，以及怀疑有原虫病等，均可通过骨髓细胞形态学检查，提供诊断及鉴别诊断依据。

　　目前认为，所有的血细胞均起源于共同的造血干细胞。造血干细胞是造血组织中一类目前尚无形态学特征描述的功能细胞，其功能特点为具有高度自我更新的能力、具有多向分化的能力。

第一节　血细胞形态

一、血细胞的生成及正常血细胞形态

（一）血细胞的生成

　　各种血细胞均来源于骨髓的全能造血干细胞（tential hemopoietic stem cell，THSC），它受造血微环境、神经介质、体液和免疫等正负调控因子的影响而自我复制，并可进一步分化为骨髓系多能干细胞和淋巴系多能干细胞。在具有细胞系特异性的造血调控因子的参与调控下，诱导干细胞的各系祖细胞分化。骨髓系干细胞可分化为：红系祖细胞，又称红系细胞集落形成单位（colony-forming unit-E，CFU-E），CFU-E在促红细胞生成素（erythropoietin，Epo）作用下，分化发育成原红细胞，后者进一步分化、增殖为成熟红细胞。粒-单核系祖细胞，又称粒单核细胞集落形成单位（colony-forming unit-GM，CFU-GM），在集落刺激因子刺激下，分别分化为原粒细胞和原单细胞，最终发育成为成熟中性粒细胞和单核细胞。巨核系祖细胞，又称为巨核细胞集落形成单位（colony-forming unit-Meg，CFU-Meg），它在巨核细胞集落刺激因子（Meg-CSF）和血小板生成素（thrombopoietin，Tp）诱导作用下生成原巨核细胞，再进一步发育成为成熟巨核细胞和血小板。嗜酸粒系祖细胞（colony-forming unit-Eo，CFU-Eo）和嗜碱粒系祖细胞（colony-forming unit-Ba，CFU-Ba），它们分别发育为成熟嗜酸性和嗜

碱性粒细胞。淋巴系干细胞分化为T淋巴系祖细胞和B淋巴系祖细胞，然后发育为T淋巴细胞和B淋巴细胞，其中B淋巴细胞受抗原刺激后分化为浆细胞系。

（二）正常血细胞形态

1. 粒细胞系统

（1）原始粒细胞（myeloblast）：胞体直径10~18μm，圆形或类椭圆形。胞核较大，约占细胞的2/3以上，圆形或类椭圆形，居中或略偏位，核染色质呈细粒状，排列均匀、平坦如一层薄纱，无浓集，核膜较模糊。核仁2~5个，较小，清楚，呈淡蓝或无色。胞质量少，呈透明天蓝色，绕于核周，无颗粒，过氧化物酶染色阴性，但后期有时也可呈阳性反应。

（2）早幼粒细胞（promyelocyte）：胞体直径12~20μm，较原粒细胞大，圆形或椭圆形。胞核大，圆形或类椭圆形，位于中央或偏位。核染色质开始聚集，较原粒粗糙，核仁可见或消失。胞质量较多，呈淡蓝、蓝或深蓝色，浆内含大小、形态和多少不一的紫红色非特异的天青胺蓝颗粒，分布不均。过氧化物酶染色阳性。

（3）中幼粒细胞（myelocyte）：

1）中性中幼粒细胞（neutrophilic myelocyte）：胞体直径10~18μm，圆形。胞核椭圆形或一侧开始扁平，可能出现凹陷，占细胞的2/3~1/2，染色质聚集呈索块状，核仁消失。胞质量多，染淡红，偏淡蓝色，内含中等量、大小较一致的特异的中性颗粒。

2）嗜酸性中性粒细胞（eosinophilic myelocyte）：胞体直径15~20μm，胞核与中性中幼粒细胞相似。胞质内充满粗大、均匀、排列紧密、橘红色的特异的嗜酸性颗粒，颗粒内含有酸性磷酸酶、芳香硫酸酯酶和过氧化物酶，都是初级溶酶体。

3）嗜碱性中幼粒细胞（basophilic myelocyte）：胞体直径10~15μm。胞核椭圆形，轮廓不清楚，核染色质较模糊。胞质内及核上含有数量不多、排列零乱、大小不等的紫黑色特异的嗜碱性颗粒。

（4）晚幼粒细胞（metamyelocyte）：

1）中性晚幼粒细胞（neutrophilic metamyelocyte）：胞体直径10~16μm，呈圆形。胞核明显凹陷呈肾形、马蹄形、半月形，但其核凹陷程度一般不超过核假设直径的一半。核染色质粗糙，排列更紧密，核仁消失。胞浆量多，染浅红色，充满中性颗粒。

2）嗜酸性晚幼粒细胞（eosinophilic metamyelocyte）：胞体直径10~16μm，胞核在中央或偏一侧，呈肾形或椭圆形。胞质充满着嗜酸性颗粒，其颗粒粗大呈橘红色，大小一致，但有时见到深褐色或紫棕色颗粒。

3）嗜碱性晚幼粒细胞（basophilic metamyelocyte）：胞体直径10~14μm。胞核固缩呈肾形，轮廓模糊。胞质内及核上含有少量、分布不均的嗜碱性颗粒。

（5）杆状核粒细胞（stab granulocyte）：

1）中性杆状核粒细胞（neutrophilic stab granulocyte）：胞体直径10~15μm，圆形。胞核凹陷程度超过核假设直径的一半，核径最窄处大于最宽处1/3以上，形态弯曲成带状，粗细均匀，核染色质粗糙呈块状，也可见核呈"S"形、"U"形或"E"形，核两端钝圆染深紫红色。胞质充满中性颗粒。

2）嗜酸性杆状核粒细胞（eosinophilic stab granulocyte）：胞体直径11~16μm，圆形。胞核与中性杆状核粒细胞相似。胞质充满着粗大的橘红色嗜酸性颗粒。

3）嗜碱性杆状核粒细胞（basophilic stab granulocyte）：胞体直径10~12μm。胞核呈模糊杆状。胞质内及胞核上含有紫黑色、大小不匀、数量较少的嗜碱性颗粒。

（6）分叶核粒细胞（segmented granulocyte）：

1）中性分叶核粒细胞（neutrophilic segmented granulocyte）：胞体直径10~14μm，圆形。胞核分叶状，叶与叶之间有细丝相连或完全断开，或者虽未断开，但有粗而明显的切痕。核常分2~5叶，核染色质浓集或呈较多小块，染深紫红色。胞质丰富，染淡红色，浆内分布着细小紫红色中性颗粒。

2）嗜酸性分叶核粒细胞（eosinophilic segmented granulocyte）：胞体直径11~16μm。胞核多分为两叶。胞质充满着粗大呈橘红色嗜酸性颗粒。

3）嗜碱性分叶核粒细胞（basophilic segmented granulocyte）：胞体直径10~12μm，胞核可分3~4叶或分叶不明显，常融合呈堆集状。胞质嗜碱性颗粒呈紫黑色，大小不一，分布不均，常掩盖在核上，以致核的形态看不清，有时很难确定为哪一个阶段细胞。

2. 红细胞系统

（1）原始红细胞（pronormoblast）：胞体直径15~20μm，圆形或椭圆形，边缘常有钝角状或瘤状突起。胞核圆形、居中或稍偏于一侧，约占细胞直径的4/5，核染色质呈颗粒状，比原始粒细胞粗而密，核仁1~2个，大小不一，染浅蓝色。胞质量少，深蓝色，不透明，有油画蓝感，在核周围常形成淡染区。

（2）早幼红细胞（early normoblast）：胞体直径10~18μm，圆形或椭圆形。胞核圆形或椭圆形，占细胞2/3以上，居中或稍偏位，核染色质可浓集成粗密的小块，较原红细胞粗糙，核仁模糊或消失。胞质量多，染不透明蓝或深蓝色，仍可见瘤状突起及核周淡染区。

（3）中幼红细胞（polychromatic normoblast）：胞体直径8~15μm，圆形。胞核圆形或椭圆形，约占细胞的1/2，核染色质凝聚成索条状或块状，其中有明显空隙，宛如打碎墨砚感，核仁完全消失。胞质内血红蛋白形成逐渐增多，嗜碱性物质逐渐减少，因含不等量血红蛋白，可呈不同程度的嗜多色性。

（4）晚幼红细胞（orthochromatic normoblast）：胞体直径7~10μm，圆形。胞核圆形，居中或偏位，占细胞1/2以下，核染色质聚集成数个大块或凝缩成紫黑色团块状。胞质量较多，浅灰或浅红色。

（5）网织红细胞（reticulocyte）：为晚幼红细胞刚脱核的分化阶段，但仍属未成熟红细胞，胞浆内仍含嗜碱物质。在正常血液内占0.5%～1.5%，直径8～9μm。用煌焦油蓝做活体染色时，可在该细胞内看到蓝色网状、线状或颗粒状网织结构，此种结构越多，表示细胞越不成熟。

（6）红细胞（erythrocyte）：正常红细胞平均直径7.21μm，形态呈双面微凹之圆盘状，中央较薄，边缘较厚，染色后呈淡红略带紫色，中央部分淡染，无核。

3. 单核细胞系统

（1）原始单核细胞（monoblast）：胞体直径15～20μm，圆或椭圆形。胞核较大，圆形、类圆形。核染色质纤细，呈疏松网状，结构不清晰，核仁1～3个。胞质较其他原始细胞丰富，呈灰蓝色，不透明，边缘不规则，有时可见伪足状突出。

（2）幼稚单核细胞（promonocyte）：胞体直径15～25μm，圆形，不规则形。胞核圆或不规则形，呈扭曲折叠状，有凹陷或切迹，核染色质较原始单核细胞粗糙疏松，呈丝网状，核仁隐匿或无。胞质较多，染灰蓝色，可见细小染紫红色的天青胺蓝颗粒。

（3）单核细胞（monocyte）：胞体直径12～20μm，圆形或不规则形，但常可见钝伪足。胞核形态不规则，常呈肾形、马蹄形、"S"形、分叶形、笔架形并有明显的扭曲折叠。核染色质较细致，疏松呈丝网状或条索状。胞质量多，染灰蓝色和淡粉红色，半透明如毛玻璃样。浆内见更多细小的、分散均匀的灰尘样紫红色天青胺蓝颗粒，有时偶见空泡。

（4）巨噬细胞（macrophage）：单核细胞进入组织内变成巨噬细胞，定居于组织的特异性巨噬细胞可有不同名称，如肝的库普弗细胞等。静止性巨噬细胞原称组织细胞。胞体大小变异甚大，直径20～80μm，被激活后可达100μm以上，外形不规则。胞核圆形、椭圆形、肾形、马蹄形或不规则形，核染色质呈粗糙海绵状，分布不均匀，可有明显核仁，多为1～2个。胞质丰富，嗜碱，呈灰蓝色，内含天青胺蓝颗粒，空泡多见，可含有大量吞噬物。

4. 淋巴细胞系统

（1）原始淋巴细胞（lymphoblast）：胞体直径10～18μm，圆形或椭圆形。胞核大，位于中央或稍偏一侧，圆形或椭圆形，核染色质细致，呈颗粒状，但比原粒细胞稍粗，排列匀称，核膜浓厚，界限清晰，核仁多为1～2个，染淡蓝色，由于其周围的染色质浓染呈围堤状而常清晰可见。胞质极少，呈淡蓝色，透明，核周界明显，无颗粒。

（2）幼稚淋巴细胞（prolymphocyte）：胞体直径10～16μm。胞核圆形或椭圆形，偶有小的凹陷，核仁模糊不清或消失，核染色质仍较细致。胞质较少，淡蓝色，偶有少许深染紫红色天青胺蓝颗粒。

（3）淋巴细胞（lymphocyte）

1）大淋巴细胞：胞体圆形，直径12～15μm。胞核椭圆形稍偏一侧，核染色质排列紧密而均匀，浓染呈深紫红色。胞质较多，呈清澈的淡蓝色，可有少量大小不等的天青胺蓝颗粒。

2）小淋巴细胞：胞体圆形，直径6～9μm，胞核圆形或有小切迹，核染色质聚集紧密成大块状，结块的边缘不清楚，染紫红色。胞质量很少，颇似裸核，如可见，呈淡蓝色，一般无颗粒。

5. 浆细胞系统

（1）原始浆细胞（plasmablast）：胞体直径14～18μm，圆或椭圆形。胞核圆形，占细胞的2/3以上，居中或偏位，核染色质呈粗颗粒网状，染紫红色，核仁2～5个。胞质量多，染深蓝色，不透明，核附近较淡染，无颗粒。

（2）幼稚浆细胞（proplasmacyte）：胞体直径12～16μm，多呈椭圆形。胞核圆或椭圆形，占细胞1/2，居中或偏位，核染色质较原始浆细胞粗糙紧密，开始聚集，染深紫红色，核仁基本消失，有时隐约可见。胞质量多，染深蓝色，不透明，通常近核处有淡染色区，有时可有空泡及少数天青胺蓝颗粒。

（3）浆细胞（plasmacyte）：胞体直径8～15μm，圆或椭圆形。胞核明显缩小，可占细胞1/3以下，偏于细胞一侧，核染色质浓密成块，常排列成车轮状，无核仁。胞浆丰富，染蓝色或红蓝相混的蓝紫色，有泡沫感，核的外侧常有明显的淡染区，浆内常有小空泡，偶见少数天青胺蓝颗粒。

6. 巨核细胞系统

（1）原始巨核细胞（megakaryoblast）：胞体较大，直径15～30μm，圆形或不规则形。胞核较大，圆形，不规则，核染色质呈深紫褐色或浓紫红色，粗大网状，排列紧密，可见核仁2～3个，染淡蓝色，且不清晰。胞质量较少，不均匀，边缘不规则，染深蓝色，无颗粒，核周着色浅淡。

（2）幼稚巨核细胞（promegakaryocyte）：胞体明显增大，直径30～50μm，外形常不规则。胞核不规则，有重叠或扭转，呈肾形或分叶状，核染色质呈粗颗粒状或小块状，排列紧密，核仁可有可无。胞质量增多，常有伪足状突出，染蓝色或浅蓝色，近核处呈淡蓝色或浅粉红色，出现少量天青胺蓝颗粒。

（3）巨核细胞（megakaryocyte）

1）颗粒型巨核细胞：胞体甚大，直径40～70μm，有时可达100μm，其形态不规则。胞核较大，形态不规则，常层层叠叠、多叶扭曲或分叶状等，核染色质较粗糙，排列紧密呈团块状，紫红色，无核仁。胞质极丰富，染粉红色，夹杂有蓝色，质内含有大量细小的紫红色颗粒，常聚集成簇，但无血小板形成。

2）产生血小板型巨核细胞：胞体巨大，直径40～70μm，有时可达100μm。胞核不规则，高度分叶状，核染色质呈团块状。胞质呈均匀粉红色，质内充满大小不等的紫红色颗粒或血小板。胞膜不清晰，多呈伪足状，其内侧及外侧常有血小板的堆集。

3）裸核型巨核细胞：产生血小板型巨核细胞的胞浆解体后，释放出大量的血小板，仅剩一胞核，称之为裸核。

（4）血小板（platelet）：胞体很小，直径仅2～4μm，呈星形、椭圆形、逗点状或不规则形。胞质染浅蓝色或淡红色，中心部位有细小紫红色颗粒，但无细胞核。

7. 其他细胞

（1）组织嗜碱性粒细胞（tissue basophilic cell）：又称肥大细胞（mast cell）。胞体直径12～20μm，呈圆形、椭圆形、梭形、多角形或货郎鼓形等。胞核较小，圆或椭圆，居中或偏位，核染色质模糊，胞核常被掩盖，结构不清楚。胞质充满排列致密、大小一致的染深紫蓝色的嗜碱性颗粒。

（2）内皮细胞（endothelial cell）：胞体直径25～30μm，形态极不规则，多呈梭形。胞核圆或椭圆形，核染色质呈网状，多无核仁。胞质量少，分布于细胞的顶端，染蓝红色如棉絮状，可有细小的紫红色颗粒。

（3）纤维细胞（fibrocyte）：骨髓中大型细胞之一，胞体常不规则，多为长尾形。胞核呈圆形或椭圆形，核染色质纤细，成熟者无核仁。胞质丰富，多在细胞两端，染淡蓝色，胞膜模糊，浆内含纤维网状物、浅红色颗粒及少许天青胺蓝颗粒。该细胞在再生障碍性贫血的骨髓小粒中多见。

（4）成骨细胞（osteoblast）：胞体较大，直径20～40μm，长椭圆形或不规则形，单个或多个成簇分布。胞核椭圆或圆形，常偏于细胞一侧，核染色质深紫红色，排列呈粗网状，有1～3个核仁。胞质丰富，染深蓝或灰蓝色，可见核旁淡染区，胞质边缘多呈模糊的云雾状。

（5）破骨细胞（osteoclast）：胞体巨大，直径60～100μm，形态不规则，周边不整如撕纸状。胞核数目较多，3～100个，圆或椭圆形，彼此孤立，无核丝相连，核染色质呈粗网状，有1～2个核仁。胞质丰富，染淡蓝或浅红色，有很多蓝紫色颗粒。

6）脂肪细胞（fatty cell）：胞体直径30～50μm，圆或椭圆形，胞膜极易破裂。胞核较小，形态不规则，常被挤在一边，核染色质致密，呈网状，无核仁。胞质内充满大量脂肪小球，大小不等呈薄膜状或空泡样，染淡粉红色或淡紫色，有时呈一个大脂肪空泡，中间有网状细丝，在核旁呈多色性，胞质边缘常不整齐。

（7）吞噬细胞（phagocyte）：不是一种独立系统的细胞，而是胞体内含有吞噬物质（如脂肪滴、色素颗粒、细菌及各种细胞）的一组细胞的总称。这组细胞包括纤维细胞、单核细胞、粒细胞和颗粒网状细胞等。吞噬细胞的形态极不一致，视其吞噬细胞的类型和吞噬物的多少而定，如胞质内充满吞噬物，胞膜几乎被胀破或已破，则其体积甚大；反之，则体积小。胞质淡蓝或灰蓝色。胞核形态不定，早期呈圆形、椭圆形或凹陷形，可见核仁，晚期则核被挤压至细胞一侧，核染色质固缩成块，核仁消失。

（8）网状细胞（reticulum cell）：是一组不典型的骨髓固定细胞，其形态不一，命名亦异。由于这些细胞常与黏合性很大的间质物粘在一起，很不易抽出，即使抽出，细胞也常遭破坏。这组细胞的特点是：胞体大小不一，通常较大，形态不规则，边多不整齐，呈撕纸状。胞核圆或椭圆形，常有1~2个清晰的蓝色核仁，未分化细胞核较大，而分化者较小。胞质较丰富，有少许天青胺蓝颗粒。

（9）退化细胞：一组在制作涂片时被破坏的骨髓细胞。

1）退化的淋巴细胞：细胞散开，胞体大。核染色质淡紫红色，纤细较薄，有时可见假核仁，呈扁平状，无立体。胞质散乱，蓝色淡薄，有的无胞浆仅剩一散乱长圆的核。由于细胞黏性高、脆性大，推片时易被拉成扫帚状，形如竹篮，故名"篮细胞"。急性淋巴细胞白血病时，这样细胞较多，在诊断上有一定参考意义。

2）Ferrata细胞：多由被推散的晚期早幼粒细胞或早期中幼粒细胞组成。胞体大，周边不整。胞核椭圆形，偏于一侧，核染色质呈粗网状，可见核仁1~3个，比较扁平，无立体感。胞质淡蓝色，其间散布若干天青胺蓝颗粒，呈推散状分布。

3）破坏的嗜酸粒细胞：这是被推散的嗜酸性细胞，周边不整，呈长椭圆形，胞核圆形偏侧，可有核仁。胞质量多，其内充满嗜酸性颗粒，向散射端分布。

二、异常血细胞形态

在病理情况下，各系统各阶段的血细胞形态，如胞体、胞核、胞质等方面都会出现异常改变。下面只叙述发生异常的共同特点。

（一）胞体异常

1. 大小异常　胞体比同期正常细胞明显增大或缩小。

（1）巨幼红细胞，直径22~28μm，见于巨幼红细胞贫血、红白血病、急性造血功能停滞。

（2）小型原始红细胞，直径10~12μm，见于缺铁性贫血及感染等。

（3）巨大型原始粒细胞，直径17~22μm，见于急性粒细胞白血病。

（4）小型原始粒细胞，直径8~12μm，与淋巴细胞相似，见于急粒。

（5）大小不匀。

2. 形态异常

（1）幼稚细胞形态畸形显著，不规则，多形性，瘤状突起。如幼稚单核细胞、原始粒细胞、恶性组织细胞，见于急单、急粒、恶组。

（2）成熟的细胞，如红细胞呈椭圆形、口形、球形、靶形、镰刀形、泪滴形、盔形及不规则形等。

（二）胞核异常

1. 数目的异常　正常时 只有一个核的细胞在异常时变为多个核。见于各系统白血病细胞、严重贫血。

2. 形态异常　奇形怪状，极不规则，可呈凹陷、分叶、切迹、折叠、扭曲、笔架状、S形、W形、V形、肾形等。如白血病细胞、恶性异常组织细胞，变化显著。各阶段红细胞的核本为圆形，异常时也可成为分叶或其他不规则状，晚幼红细胞核呈花瓣样，中性粒细胞核分叶困难，出现粗杆状、花生状或眼镜样的Pelger-Huët异常。

3. 染色质异常　疏松、粗糙，如巨幼红细胞或巨幼样粒细胞。

4. 核仁异常　大小不一、数目增多、色泽改变等见于急性白血病的原始细胞、恶性组织细胞病的异常组织细胞。

5. 异常核分裂　正常血细胞核分裂数目约为1‰～5‰。在白血病、恶性组织细胞病易见异常核分裂，即分裂体大小不等，数目多少不一，形态不规则，排列紊乱。

（三）胞质异常

1. 胞质量异常　较正常减少或增多。

2. 内容物异常　出现Auer小体、Phi（φ）小体、中毒颗粒、空泡、Döhle体、Chediak-Higashi畸形、Alder-Reilly畸形、May-Hegglin畸形。红细胞出现Cabot环、Howell-Jolly小体、嗜碱性点彩、变性珠蛋白小体。浆细胞可见Russell小体。

3. 着色异常　如成熟的红细胞出现嗜多色性红细胞、嗜碱性红细胞、高色素大红细胞、低色素小红细胞。常见于溶血性贫血、巨幼红细胞性贫血、缺铁性贫血。

4. 颗粒异常　颗粒大小异常，增多或减少。如早幼粒细胞白血病的早幼粒细胞天青胺蓝颗粒明显增多，巨幼红细胞贫血者有的中、晚幼粒细胞颗粒减少。

5. 内外质现象　指胞质内外带发育不平衡，在色泽、颗粒大小及分布方面有明显差别，见于白血病细胞。

（四）核质发育不平衡

核发育落后于胞质即幼核老质；胞质发育落后于核即老核幼质。见于白血病、巨幼红细胞贫血及缺铁性贫血等，在各系统各阶段细胞均可出现，巨核细胞白血病可见产血小板型的幼巨核细胞。先天性Pelger-Huët异常也属此类。

（五）特殊异常细胞

如Reed-Stemberg细胞、Gaucher细胞、Niemann-Pick细胞等有多方面形态异常。

第二节　骨髓细胞形态学检查

一、骨髓检查的适应范围

1. 原因不明的发热、骨痛和恶病质。

2. 原因不明的肝、脾、淋巴结肿大。

3. 类型不明的贫血或全血细胞减少。

4. 外周血红、白细胞或血小板数量和（或）质量异常。

5. 外周血出现幼稚或异常细胞。

6. 需采骨髓做病原菌检查。

二、骨髓取材与送检的注意事项

骨髓细胞学检查结果是否正确，与标本的制备有着密切关系，必须认真、细致进行。

（一）穿刺部位

骨髓穿刺的部位随年龄而不同。成人一般穿刺部位以髂后上棘最恰当，因其骨质较薄，骨髓较为丰富操作安全，患者顾虑少；次为髂前上棘，但易于受血液稀释影响；再次为脊椎棘突，骨髓含量亦丰，但面积小，骨质稍硬；胸骨骨髓最为丰富，但该处后方有主动脉，故一般不作首选。一般反映骨髓增生程度，以胸骨为最好，脊椎棘突次之，髂棘更次。18个月以下的婴幼儿还可作胫骨穿刺。

（二）标本吸取量

以抽吸时在注射器中刚见到骨髓液（0.2~0.3ml）即止，不宜过多，以避免受外周血稀释影响结果。

（三）涂片制备

取骨髓液一滴置于载玻片的一端，将边缘平齐的推片（最好比载玻片稍窄或磨去两角）的一端放在骨髓液的前方，逐渐后移接触骨髓液，使骨髓液沿推片散开，使推片与载玻片保持约30°角，平稳地向前推进至载玻片的另一端，载玻片上便留下一薄层骨髓液膜。涂片制成后，在空气中挥动，使其迅速干燥，以免细胞皱缩。

（四）涂片的要求及注意事项

1. 要保持玻片整洁，不能用手指触摸玻片表面。一张良好的骨髓涂片，要求厚薄适宜，头、体、尾明显，细胞分布均匀。

2. 骨髓内纤维蛋白原含量高，易凝固，穿刺后应立即涂片。若明显有外周血混入，应先尽量将外周血吸去，再将沉淀下的有骨髓粒部分涂片。

3. 涂片干燥后用铅笔在髓膜头部写上姓名、编号、日期。

4. 骨髓液一般不用抗凝剂，若作细胞计数或其他检查，可用肝素抗凝，但用量不宜过多，否则影响细胞形态。

（五）骨髓涂片的染色

骨髓中有核细胞量多，又有许多幼稚细胞，因此染色时应注意以下问题：

1. 涂片后应立即进行染色，如不能立即染色，应先固定后保存，但保存时间不宜过久，否则血浆蛋白质分解，使染色背景变蓝，效果不佳。

2. 最好使用瑞特-吉姆萨复合染液染色。染液的用量应多于染血片。染色时间要长些，使幼稚细胞受色均匀，结构清楚。

3. 细胞染色时间长短除与温度有关外，也与细胞增生情况、各批染液的性能有关，故要将染色中的涂片先在显微镜下观察，待颗粒清楚，胞核与胞质分明，着色满意后再终止染色，然后再冲洗、待干、镜检。

（六）标本送检

除骨髓涂片外，应同时附血片2~3张和病历摘要1份送检。

三、骨髓细胞形态学检查结果分析

（一）骨髓增生程度

骨髓增生程度通常以骨髓中有核细胞的量来反映。估计有核细胞量的方法有多种，但一般常直接在低倍镜下观察有核细胞与成熟红细胞之间的比例，并结合观察骨髓小粒的结构及其内的细胞数量与成分来做出判断。骨髓增生程度通常采用五级法分级，见表6-1。

表6-1 骨髓增生程度分级

增生程度	有核细胞：成熟红细胞	有核细胞	常见病因
极度活跃	1：1	50%以上	白血病、红白血病
明显活跃	1：9~1：5	10%以上	白血病、增生性贫血
活跃	1：27	1%~10%	正常骨髓、某些贫血
减低	1：90	0.5%	造血功能低下
明显减低	1：200	0.5%以下	典型的再生障碍性贫血

（二）粒细胞系与有核红细胞的比例

粒细胞系各阶段细胞总和与各阶段幼红细胞总和之比称为粒、红比值。在正常人约为3：1。

1. 粒、红比值正常

（1）正常骨髓象；

（2）骨髓病变未累及粒、红两系，如原发性血小板减少性紫癜；

（3）粒、红两系平行减少，如再生障碍性贫血等。

2. 粒、红比值增高

（1）粒细胞系增生，如感染、急性或慢性粒细胞白血病；

（2）幼红细胞严重减少，如纯红细胞再生障碍。

3. 粒、红比值减低或倒置

（1）幼红细胞增生，如各种增生性贫血、巨幼细胞贫血等；

（2）粒系细胞减少，如粒细胞缺乏症。

（三）各系骨髓血细胞量和质的变异与临床关系

1. 红细胞系

（1）以原红及早幼红增多为主：见于：①急性红白血病的红血病期，且伴有幼稚红细胞的巨幼样变或多核畸形；②红白血病：粒／红比例小于4∶1或若无幼稚红细胞的巨幼样变则粒／红比例小于1∶1，且见幼稚粒细胞增多。

（2）以中幼及晚幼红增生为主：见于：①增生性贫血如溶血性贫血、急性失血性贫血、巨幼红细胞性贫血等；②原发性血小板减少性紫癜的急性期；③球蛋白生成障碍性贫血；④黑热病；⑤慢性感染性贫血；⑥慢性肾衰竭。一般红细胞体积偏小，血红蛋白合成欠佳。

（3）以晚幼红增生为主：见于：①缺铁性贫血：属小细胞低色素性贫血，细胞内外铁明显减少或消失；②慢性再生障碍性贫血；③再生障碍型粒细胞缺乏症及放射病早期；也可伴中幼红细胞增多。

（4）正常幼红细胞增多：见于：①真性红细胞增多症；②骨髓纤维化早期；③铅中毒；④红系细胞反应性增生等。这些增多的幼红细胞其形态、大小往往正常，各阶段幼红细胞比例仍保持正常。

（5）巨幼红细胞增多：见于：①巨幼细胞贫血，包括恶性贫血、妊娠性巨幼细胞贫血、营养性巨幼细胞贫血、胃癌、胃切除术后、长期腹泻等；②某些溶血性贫血、肝硬化、难治性贫血等，这些贫血除红细胞体积增大及核浆发育不平衡外，尚有粒细胞的巨幼样变等特征；③白血病治疗前后也可见巨幼红细胞增多。

（6）铁粒幼红细胞增多：见于铁粒幼红细胞性贫血，铁染色后可见大量病理性铁粒幼红细胞，铁颗粒多、大、粗，常呈环核排列。

（7）单纯红细胞系减少：见于纯红细胞再障，红系各阶段细胞均减少，但其他细胞系列正常。

（8）红系、粒系及巨核系细胞绝对减少，而淋巴细胞相对增多：见于急性及慢性再生障碍性贫血。

2. 粒细胞系

（1）以原始粒细胞增多为主：见于：①急性粒细胞白血病：常伴有不同数量的早幼粒细胞，原粒大于30%；②慢性粒细胞白血病急粒变：原粒加早幼粒常大于50%，且可伴有嗜碱性和嗜酸性粒细胞增多及核浆发育不平衡更为显著。

（2）以早幼粒细胞增多为主：见于：①急性早幼粒细胞白血病：此种颗粒增多的早幼粒细胞常大于40%，早幼粒／原粒细胞为（3～4）∶1；②粒细胞缺乏症恢复期：可见早幼粒细胞数量增多，但呈一过性；③早幼粒细胞类白血病反应：病因解除后即可恢复正常。

（3）以中性中幼粒细胞增多为主：见于：①急性粒细胞白血病M2b型：细胞核浆发育不平衡，伴有显著畸形的中幼粒细胞；②粒细胞性类白血病反应；③慢性粒细胞白血病。

（4）以中性晚幼、杆状核粒细胞为主：见于：①慢性粒细胞白血病：常伴嗜碱性及嗜酸性粒细胞增多；②感染性类白血病反应；③代谢障碍：包括尿毒症、痛风、糖尿病酸中毒；④药物和毒物：汞中毒、洋地黄中毒及异种蛋白注射；⑤严重烧伤、急性失血、大手术后等。

（5）嗜酸性粒细胞增多：见于：①变态反应性疾病即过敏性疾病；②寄生虫感染性疾病；③血液病：慢性粒细胞白血病、霍奇金病、嗜酸性粒细胞白血病、真性红细胞增多症；④家族性粒细胞增多症；⑤某些皮肤疾患。

（6）嗜碱性粒细胞增多：见于：①慢性粒细胞白血病；②嗜碱性粒细胞白血病：胞浆内含有嗜碱颗粒并具有核仁的早幼粒细胞，原粒细胞数也较多；③放射线照射反应；④慢性粒细胞白血病急性变。

（7）粒系细胞减少：见于：①粒细胞缺乏症再生障碍型，也可见于成熟障碍型。②再生障碍性贫血；③急性造血停滞。

3. 淋巴细胞系

（1）以原始淋巴及幼稚淋巴细胞增多为主：见于：①急性淋巴细胞白血病；②慢性淋巴细胞白血病急性变；③慢性粒细胞白血病急淋变；④淋巴肉瘤及淋巴肉瘤细胞白血病；⑤原始淋巴细胞性淋巴瘤。

（2）以成熟淋巴细胞增生为主：见于：①慢性淋巴细胞白血病；②淋巴细胞性淋巴肉瘤；③巨滤泡性淋巴瘤。

（3）良性增多：见于传染性淋巴细胞增多症、淋巴细胞型类白血病反应、再生障碍性贫血、骨髓纤维化、传染性单核细胞增多症（异型淋巴细胞增多）、某些病毒感染（如流行性出血热）、原发性巨球蛋白血症、淀粉样变等。

4. 单核细胞系

（1）恶性增多：见于骨髓增殖异常综合征（myelodysplastic syndrome，MDS）、急性单核细胞白血病、粒-单核细胞白血病、霍奇金病、多发性骨髓瘤、恶性肿瘤、化疗和放疗恢复期等。

（2）良性增多：见于粒细胞缺乏症、溶血性贫血、真性红细胞增多症、脾切除、髓性化生症、亚急性细菌性心内膜炎、黑热病、立克次体病、布氏杆菌病、疟疾、伤寒、结核病、结节病、药物反应、病毒感染、SLE、类风湿性关节炎、溃疡性结肠炎、肝硬化等。

5. 巨核细胞系

（1）巨核细胞增多：见于：①骨髓增生性疾病：真性红细胞增多症、慢性粒细胞白血病、原发性血小板增多症及骨髓纤维化早期。②原发性血小板减少性紫癜、Evan综合征、急性大出血、急性血管内溶血、急性感染等。③脾功能亢进：戈谢病、Felty综合征、淋巴肉瘤、系统性红斑狼疮（systemic lupus erythematosus，SLE）。

（2）巨核细胞减少：见于：①再生障碍性贫血、先天性再障、急性白血病、骨髓病性贫血、骨髓纤维化、骨髓硬化症、先天性巨核细胞缺乏症、周期性血小板减少症以及慢性中性粒细胞缺乏症等。②急性感染、化学中毒（苯、二甲苯）、药物中毒（细胞毒药物、药物过敏）、放射病及某些肝硬化等。

6. 浆细胞与组织细胞

（1）浆细胞恶性增多：见于多发性骨髓瘤和浆细胞白血病等。

（2）浆细胞良性增多：一般小于20%，且为成熟浆细胞。见于：①结缔组织病如急性风湿热、类风湿性关节炎、强直性脊柱炎、溃疡性结肠炎等；②感染如肉芽肿、麻疹、Boecks类肉瘤、淋巴肉芽肿、黑热病、传染等；③过敏性疾病如血清病、药物过敏等；④其他如再生障碍性贫血、恶性肿瘤等。

（3）组织细胞恶性增多：见于恶性组织病、组织细胞型肉瘤。

（4）组织细胞良性增多：见于感染性疾病如伤寒、结核病、败血症、亚急性细菌性心内膜炎及病毒性肝炎等；血液病如恶性贫血、真性红细胞增多症、原发性血小板增多症、多发性骨髓瘤及巨球蛋白血症等。

骨髓细胞分类参考值见表6-2。

（四）分析结果时的注意事项

1. 对血液形态学的检查应与临床资料相结合，进行综合分析，提出诊断意见或参考意见。

2. 必须强调指出，若检查骨髓象，则一定要同时做血象检查，两者结合起来分析才有诊断意义。因为有些疾病的骨髓象相似，但血象则有区别，如溶血性贫血、缺铁性贫血和急性失血的骨髓象十分近似，但血象却有显著区别；又有些疾病的血象无明显区别，而骨髓象有显著不同，如再生障碍性贫血和脾功能亢进皆有全血细胞减少，两者难以鉴别，但脾功能亢进的骨髓象常呈增生明显活跃，幼红细胞增多，而再障的骨髓象则见粒、红两系均极度减少。

3. 有些早期的血液病，查骨髓象而其细胞形态学的特征不明显，致诊断难以明确，则应根据需要，适当进行复查，在动态观察中才能明确诊断。

表6-2 健康成人骨髓细胞分类计数参考值

细胞名称			骨髓中各系细胞的%		
			范围	平均值	±标准差
粒细胞系统	原粒细胞		0~1.8	0.64	0.33
	早幼粒细胞		0.4~3.9	1.57	0.60
	中性粒细胞	中	2.2~12.2	6.49	2.04
		晚	3.5~13.2	7.90	1.97
		杆	16.4~32.1	23.72	3.50
		分	4.2~21.2	9.44	2.92
	嗜酸性粒细胞	中	0~1.4	0.38	0.23
		晚	0~1.8	0.49	0.32
		杆	0.2~3.9	1.25	0.61
		分	0~4.2	0.86	0.61
	嗜碱性粒细胞	中	0~0.2	0.02	0.05
		晚	0~0.3	0.06	0.07
		杆	0~0.4	0.10	0.09
		分	0~0.2	0.03	0.05
红细胞系统	原红细胞		0~1.9	0.57	0.30
	早幼红细胞		0.2~2.6	0.92	0.41
	中幼红细胞		2.6~10.7	7.41	1.91
	晚幼红细胞		5.2~17.5	10.75	2.36
淋巴细胞系统	原淋巴细胞		0~0.4	0.05	0.09
	幼淋巴细胞		0~2.1	0.47	0.84
	晚淋巴细胞		10.7~43.1	22.78	7.04
单核细胞系统	原单核细胞		0~0.3	0.01	0.04
	幼单核细胞		0~0.6	0.14	0.19
	单核细胞		1.0~6.2	3.0	0.88
浆细胞系统	原浆细胞		0~0.1	0.004	0.02
	幼浆细胞		0~0.7	0.104	0.16
	浆细胞		0~2.1	0.71	0.42
其他细胞	巨核细胞		0~0.3	0.03	0.06
	网状细胞		0~1.0	0.16	0.21
	内皮细胞		0~0.4	0.05	0.09
	吞噬细胞		0~0.4	0.05	0.09
	组织嗜碱细胞		0~0.5	0.03	0.09
	组织嗜酸细胞		0~0.2	0.004	0.03
	脂肪细胞		0~0.1	0.003	0.02
	分类不明细胞		0~0.1	0.015	0.04
红系核分裂细胞			0~17.0	4.90	3.10
粒系核分裂细胞			0~7.0	1.30	1.90
粒细胞:幼红细胞			1.28~5.95:1	2.76:1	0.87

第三节　常见血液病的血液学特征

一、贫血（anemia）

（一）概述

贫血是指多种原因引起全身血液循环中红细胞数量（red blood cells，RBC）、血红蛋白量（hemoglobin，Hb）和血细胞比容（hematocrit，Hct）低于参考值下限。参照公认的贫血诊断标准：成年男性Hb小于120 g/L或Hct小于0.41，成年女性Hb小于110g/L或Hct小于0.37，孕妇Hb小于100g/L，新生儿Hb小于145 g/L，一般可诊断贫血。

根据血红蛋白减少程度，贫血可分为极重度贫血Hb小于30g/L，重度贫血Hb30~60g/L，中度贫血Hb 60~90g/L，轻度贫血Hb90g/L至参考值低限。

1. 病因与发病机制　造血细胞的增殖过程必须在正常的造血微环境中，纤维样细胞、微循环和支配神经共同组成微环境。当放射线、重金属、药物、微生物毒素等作用时，CFU-S的复制和（或）分化可能发生障碍，当病变发生于造血干细胞（hematopoietic stem cell，HSC）可引起全血细胞减少，称为再生障碍性贫血，如发生在红细胞系祖细胞则发生纯红细胞再生障碍性贫血。

红细胞的生存需要铁、铜、钴、维生素B$_{12}$、维生素C、维生素B$_6$、维生素B$_1$、维生素E、叶酸、烟酸、核黄素、泛酸等参与；当缺乏这些物质时，均可能使红细胞分化障碍，临床多见缺铁、维生素B$_{12}$和叶酸引起的贫血。

转铁蛋白将铁转运至造血组织被单核-巨噬细胞吞噬，以铁蛋白的形式贮存在其胞浆中。当幼红细胞合成血红蛋白需要铁时，即向单核-巨噬细胞移动，后者将铁转送给幼红细胞，在线粒体内铁和原卟啉结合成为正铁血红素，再与珠蛋白结合成血红蛋白，当铁缺乏时使血红蛋白合成减少，形成小细胞低色素性贫血。或体内虽不缺铁，但铁和原卟啉结合障碍或铁从单核-巨噬细胞转向幼红细胞障碍均可产生小细胞性或低色素性贫血，见于铁粒幼细胞贫血和慢性炎症或慢性感染性贫血。

维生素B$_{12}$和叶酸是合成细胞DNA的主要辅酶，二者之一缺乏使DNA合成缺陷，幼红细胞核分裂迟缓，或细胞停止分裂，直接使原红细胞不经分裂发育成幼红细胞，故其体积较大，称巨幼红细胞性贫血。

当骨髓造血面积受纤维化组织、肉芽组织、骨髓转移瘤等侵犯时，也可使红细胞生成减少而发生贫血。

正常红细胞寿命为120天，当红细胞寿命缩短超过骨髓代偿能力时就会发生溶血性贫血，见于红细胞膜异常，细胞外液中的钠离子进入而使红细胞膜通透性增加；红细胞畸形，如球形红细胞增多症、椭圆形红细胞增多症，这些异形红细胞的膜骨架异常、可塑性低，易发生血管内溶血；红细胞内酶异常，如葡萄糖-6-磷酸脱氢酶（G-6-PD）缺乏等，使递氢障碍影响己糖-磷酸旁路中的糖代谢，也可发生溶血性贫血。

当血红蛋白的肽链合成时，氨基酸的顺序颠倒或某一氨基酸被另一氨基酸置换时可发生肽链质的变化称血红蛋白病，当合成肽链中氨基酸数量减少时，称地中海贫血。

红细胞寿命缩短的外在原因包括物理、化学、生物、药物、感染、免疫等因素，均可引起溶血性贫血，如人造心脏瓣膜使红细胞发生机械性损伤；砷、铅等有机化合物损害红细胞膜发生溶血；由于机体免疫功能障碍引起自身免疫性溶血性贫血；由于脾功能亢进症引起血细胞的破坏增强。

失血包括急性和慢性失血。急性失血主要造成血流动力学的变化，而慢性失血才是贫血最常见的原因。

贫血的病因和发病机制复杂多样，有时是多因素叠加的结果。临床医生不能满足于贫血的初步诊断，而应仔细寻找出贫血的病因，才能采取针对性的有效治疗。

2. 分类　贫血有多种分类方法。目前所用的分类方法各有其优缺点；临床上常合并应用，分述如下。

（1）按细胞形态分类：根据红细胞平均体积（mean corpuscular volume，MCV）和红细胞平均血红蛋白浓度（MCHC）将贫血分为三类（表6-3）。

表6-3 贫血的细胞学分类

类　型	MCV（fl）	MCHC（%）	常　见　疾　病
大细胞性贫血	>100	32~35	巨幼细胞贫血
正常细胞性贫血	80~100	32~35	再生障碍性贫血、溶血性贫血 急性失血性贫血
小细胞低色素性贫血	<80	<32	缺铁性贫血 铁粒幼细胞贫血 珠蛋白生成障碍性贫血

（2）根据贫血的病因和发病机制分类：

1）红细胞生成减少：

①造血原料缺乏：见于缺铁或缺乏叶酸和（或）维生素B_{12}所致的缺铁性贫血或巨幼细胞贫血。

②骨髓造血功能衰竭：造血干细胞疾病：如再生障碍性贫血；骨髓被异常细胞浸润：如白血病，骨髓瘤、转移癌。

2）红细胞破坏过多

①红细胞内在缺陷：红细胞膜异常，如遗传性球形细胞增多症、阵发性睡眠性血红蛋白尿；红细胞酶缺陷，如葡萄糖-6-磷酸脱氢酶缺乏；血红蛋白异常，如异常血红蛋白病；卟啉代谢异常，如遗传性红细胞生成性卟啉病。

②红细胞外在因素：免疫因素，如自身免疫性溶血性贫血、血型不合输血、药物性溶血；机械因素，如人工心脏瓣膜、微血管病性溶血性贫血，行军性血红蛋白尿；生物因素，如疟疾；毒蛇咬伤；理化因素，如大面积烧伤、接触某些化学毒物；脾内滞留破坏，如脾功能亢进。

3）红细胞丢失过多：急性或慢性失血后贫血。

（3）根据贫血的程度分类：

1）轻度贫血：Hb低于正常参考值但>90g／L；

2）中度贫血：Hb为60～90g／L；

3）重度贫血：Hb为30～60g／L；

4）极重度贫血．Hb <30g／L。

3. 临床表现　贫血的症状取决于贫血发生和发展的速度，贫血的程度、患者的年龄、心血管系统代偿能力以及与引起贫血的原发病等因素有关。贫血发生和发展较快者，症状出现较早、较重，贫血发生和发展较缓时，患者的耐受力较大，血红蛋白浓度明显降低时，症状仍较轻。儿童和青年比之老年人和有心血管疾患者，更能耐受较重程度的贫血。

（1）一般症状：乏力、疲倦、精神萎靡、全身衰弱是最常见和最早出现的症状。皮肤、黏膜苍白是最突出体征，尤以睑结膜、口唇及甲床等部位更为明显。判断皮肤颜色时，应注意不但与贫血有关，还与皮肤血管的舒缩状态、皮肤的色素多少和皮下组织所含水量有关。严重贫血患者，指甲发育差，质脆、头发干枯无光泽、易脱落。

（2）神经肌肉系统表现：糖代谢是神经活动的主要能量来源，由于缺血、缺氧，患者常出现头痛、头晕、耳鸣、晕厥、失眠、怕冷、记忆力衰退及注意力不集中等症状。老年患者可有神志模糊及精神异常的表现。维生素B_{12}缺乏者尚有肢体麻木和感觉障碍。

（3）心血管系统表现：轻度贫血对心肺功能影响不明显，中度贫血者体力活动后可出现心悸、气短，这与活动时组织得不到充足氧气的供应有关。严重贫血者轻微活动甚至休息状态均可发生呼吸困难。部分患者可有下肢水肿，心脏扩大，心尖区或心底部听到柔和的收缩期杂音，心电图ST段降低，T波平坦或倒置。贫血纠正后，这些症状和体征均会消失。

（4）消化系统表现：胃肠黏膜因缺氧引起消化液分泌减少和胃肠功能紊乱，常出现食欲减低、恶心、胃肠胀气、腹泻或便秘、舌炎和口腔炎等。

（5）泌尿生殖系统：贫血时，肾血管收缩和肾缺氧，可导致肾功能变化。早期有多尿，尿比重降低及酚红排泄减少。贫血严重时可出现蛋白尿，发生急性血管内溶血时，尿色可变成浓茶色或酱油样色。月经失调（闭经）和性欲减退也很常见。

（6）其他：严重贫血时偶可发生视网膜出血。溶血性贫血患者常有黄疸与脾大。

（二）缺铁性贫血（iron deficientanemia，IDA）

由于体内用来制造血红蛋白的贮存铁缺乏，使红细胞生成减少而引起的一种小细胞低色素性贫血。它是贫血中最常见的一种。据WHO报告，成年女性发病率为20%，孕妇40%，儿童50%，成年男性10%，缺铁性贫血也是一组综合征，并非一种疾病。

1. 铁的代谢

（1）铁的分布：铁在体内分布很广，几乎遍及人体所有组织。正常成年人含铁总量，男性为50mg／kg，女性为35 mg／kg。体内铁的分布主要是在血红蛋白中，一小部分在肌红蛋白中，血浆中与转铁蛋白结合的运输中铁仅约3mg。细胞内酶所含铁仅占全身铁的0.2%。

（2）铁的来源：

1）内源性：红细胞在体内破坏后，从血红蛋白分解出的铁几乎全部被利用作新生红细胞中血红蛋白合成或其他组织所需的铁。

2）外源性：每日普通饮食中所供给的铁量为15～20mg，含铁量较高的食物有海带、紫菜、黑木耳、各种动物的肝、血，其次为豆类、肉类、绿叶蔬菜、谷类。乳类及乳制品铁的含量很低。

（3）铁的吸收：普通食物中每日含铁量约10～15 mg，其中约10%被吸收。铁的吸收决定于体内贮存铁及红细胞生成速度。60岁以上的老人吸收铁的能力明显减退。食物中的铁大多是胶状氢氧化高价铁，需在消化道内还原为二价氢氧化亚铁才能被吸收。胃酸可将食物中的铁游离化，使铁盐溶解度增加；维生素C等还原物质将高价铁变成无机亚铁，使易于吸收。铁的吸收部位主要在十二指肠及空肠上段，一小部分在各段小肠吸收。小肠对铁吸收速度有调节作用。当体内铁的贮存消失，红细胞生成加速时以及一些病理状态如血色病、肝硬化等，铁的吸收量增多；相反，当体内储存铁过多时（血色病例外），红细胞生成减少时，或感染及胃酸缺乏等，铁的吸收减少。

（4）铁的转运：铁被吸收后与血浆中运铁蛋白（属 β_1 球蛋白）结合成运铁蛋白复合体，被输送至各组织，主要是骨髓内的幼红细胞，参与血红蛋白的合成。

（5）铁的储存：铁进入人体后，除部分为机体利用外，主要以铁蛋白和含铁血黄素存在于肝、脾和骨髓等组织。当体内铁丧失或身体对铁的需要量增加时，可用贮存铁补充。

（6）铁的排泄：铁的排泄极微，正常成人男性每天排泄0.5～1.5mg，女性每天排泄约1～2mg，主要是通过肠黏膜及皮肤脱落的细胞。妇女主要通过月经、妊娠和哺乳失去较多的铁。铁的排泄量与体内铁储存有关。当铁缺乏时，每天排泄量减少，体内铁过多时，排泄可增加。

2. 病因和发病机制

（1）铁丢失或消耗不多：长期小量出血（1ml血液含铁90μmol）可导致本病，在成人主要见于月经过多、溃疡病、痔出血、反复鼻出血、寄生虫感染特别是钩虫病等，以及反复腹泻、脂肪痢、胃肠道感染影响肠道对铁的吸收及增加铁的排泄。在哺乳婴儿见于对牛奶过敏、慢性失血。

（2）铁的需要量增加而摄入不足：生长发育期的儿童，生育期尤其是妊娠期及哺乳期的妇女，由于铁的需要量增加，如果饮食不注意补充，可使体内贮存铁耗尽而引起缺铁性贫血。人工喂养儿以含铁量低的牛乳、米、面为主要饮食，如未及时添加含铁丰富的副食（肉、肝、蛋黄及青菜），也易引起缺铁性贫血。

（3）铁的吸收不良：胃大部切除术后、胃空肠吻合术后、吸收不良综合征等，食物迅速通过胃至空肠，影响了铁的正常吸收。萎缩性胃炎因胃酸缺乏，不能使食物中的三价铁还原在二价铁，亦不利铁的吸收。小肠黏膜病变、脂肪泻或肠道功能紊乱，亦可使铁吸收不良。

缺铁不仅引起血红蛋白合成减少，而且由于红细胞内含铁酶活性降低，影响电子传递系统以及氧化还原等生物化学过程，导致红细胞异常，在脾内易于被破坏而缩短其生命期。缺铁所引起的临床表现除贫血及组织缺氧外，还与组织变化，体内含铁酶缺乏引起的细胞代谢功能紊乱相关。

3. 临床表现　贫血的发生较为缓慢，早期常无明显症状或症状很轻。贫血发展到一定程度可出现明显症状，除原发病如消化性溃疡、消化道肿瘤、月经过多、钩虫病等有其特征性表现外，还可有其特有的表现。

（1）贫血的表现：常见的症状为头晕、头痛、面色苍白、乏力、心悸、眼花、耳鸣等。

（2）缺铁的特殊表现：由于缺铁时细胞内含铁酶活性下降，常引起儿童、青少年发育迟缓，体力下降，智商低，容易兴奋，注意力不集中，烦躁。少数患者有异食癖，喜吃生米、石子、头发等，严重者可引起吞咽困难或咽下梗阻感。

（3）体征：除皮肤黏膜苍白外，头发干燥，指甲扁平甚至反甲，舌乳头萎缩，舌炎，脾脏可轻度肿大。

4. 血象　红细胞、血红蛋白均减少，以血红蛋白减少更为明显。轻度贫血时成熟红细胞的形态无明显异常；中度以上贫血才显示小细胞低色素性特征；严重贫血时红细胞中央区明显扩大而呈环状，并可见嗜多色性红细胞和点彩红细胞增多。网织红细胞轻度增多或正常。白细胞计数和分类计数一般正常。

5. 骨髓象　骨髓增生活跃或明显活跃；红细胞系增生活跃，幼红细胞百分率常>30%，使粒／红比例降低；疾病早期幼红细胞形态无明显异常，中度以上时幼红细胞内血红蛋白合成不足，细胞体积减小，胞质量少，着色偏嗜碱性；粒细胞系相对减少，但各阶段细胞的比例及形态大致正常；巨核细胞系正常；铁粒幼细胞极少或消失；细胞外铁缺失。

（三）溶血性贫血

溶血性贫血（hemolytic anemia）是由于各种原因使红细胞寿命缩短，破坏增加，而骨髓的代偿造血功能不足以补偿其损耗时所引起的一组贫血，其血液学的改变特征表现为红细胞系明显的代偿性增生。下面简单介绍几种：

1. 遗传性球形红细胞增多症（hereditary spherocytosis，HS） 这是一种家族遗传性溶血性疾病，其临床特点为程度不一的溶血性贫血、间歇性黄疸、脾肿大和脾切除能显著改善症状。血液学特征为外周血中可见到许多小球形红细胞和红细胞渗透脆性显著提高。外周血中血红蛋白和红细胞正常或轻度减低，白细胞和血小板正常。网织红细胞计数增高，最高可达92%，最低为2%，一般为5%～20%。当发生再障危象时，外周血三系均减少，网织红细胞计数降低。50%以上的HS患者MCHC增高，原因为红细胞处于轻度脱水状态，切脾不能改变。MCV可增高、正常或降低，MCH的变化与MCV一致。HS典型的红细胞形态为红细胞体积小，失去正常的双凹呈球形，细胞中央浓密而缺乏苍白区，细胞直径变短（6.2～7.0μm），但厚度增加（2.2～3.4μm），球形细胞形态与大小比较均匀一致。球形细胞仅见于成熟红细胞，有核红细胞和网织红细胞形态正常。整个血片中红细胞形态大小不均。20%～25%的HS缺乏典型的球形细胞。在重型HS，除大量球形细胞外，血涂片还可见许多棘形红细胞。蘑菇形红细胞主要见于区带3蛋白缺乏的HS。

2. 遗传性椭圆形红细胞增多症（hereditary elliptocytosis，HE） 这是一种异质性家族遗传性溶血病，特点是外周血中有大量的椭圆形成熟红细胞。目前认为HE是一组由于红细胞膜蛋白分子异常而引起的遗传性溶血病。根据不同的临床表现和分子病变，可分为四类：①普通型HE；②遗传性热变性异形红细胞增多症（hereditary pyropoikilocytosis，HPP）；③球形细胞性HE；④口型细胞性HE（又称东南亚或亚甲蓝尼西亚卵圆形红细胞增多症）。外周血成熟红细胞形状呈椭圆形、卵圆形、棒状或腊肠形，细胞横径与纵径之比小于0.78，且数量大于25%。另外，在球形细胞性HE，尚有小球形红细胞和小椭圆形细胞；在HPP，可见到大量的畸形细胞；在口形细胞性HE，有许多细胞膜僵硬的口形细胞，细胞中央有棒状分割。网织红细胞和有核红细胞形态正常。

3. 阵发性睡眠性血红蛋白尿症（paroxysmal nocturnal hemoglobinuria，PNH） 临床上主要表现为发作性血管内溶血、血红蛋白尿、全血细胞减少和血栓形成倾向等。有些患者可仅有慢性贫血，伴有中性粒细胞和／或血小板的减少，而无明显尿色的改变。约有20%～30%患者在PNH诊断前有明确再生障碍性贫血病史，30%在病程中向造血功能低下发展，但只有不到5%真正转为再障，本病易被误诊和漏诊。病情多迁延，生存期可以很长，部分患者可有自然缓解。主要死亡原因在国内是感染，在国外是血管栓塞。经异基因造血干细胞移植可获根治，但治疗风险大，正在寻求其他治疗途径。外周血中网织红细胞常增高，但往往不像其他溶血病那样明显。骨髓大都增生活跃或明显活跃，红系增生旺盛，极个别患者有某种程度的病态造血。值得提出的是虽然PNH的骨髓增生情况较好，但做骨髓细胞培养常可发现CFU-E、CFU-GM等的集落数比正常骨髓少，说明PNH骨髓造血干、祖细胞的数量和生长能力可能不足。反映血管内溶血的有关实验应阳性，有血红蛋白尿者尿潜血及尿中含铁血黄素也应阳性。

4. 自身免疫性溶血性贫血（autoimmune hemolytic anemia，AIHA）　这是由于免疫调节机能发生变异，产生了针对自身红细胞的抗体，与红细胞膜表面抗原结合，然后活化的补体，导致自身红细胞破坏增速，或是自身抗体促进补体与红细胞的结合，使红细胞寿命缩短，从而发生溶血性贫血的一组疾病。外周血象表现为血红蛋白减少，其程度各不相同，为正细胞、正色素性贫血，网织红细胞增多，血涂片可见到球形红细胞及有核红细胞。骨髓象提示增生活跃，以红系增生为主、粒/红系比例下降或倒置。白细胞计数正常或轻度增高。血小板多为正常，少数患者伴有血小板明显减少，称为Evans综合征。冷凝集素综合征常在抽血时即发现红细胞自凝现象。

（四）失血性贫血

失血性贫血（posthemorrhagic anemia）分为急性和慢性失血性贫血。急性失血性贫血的血液学改变与溶血性贫血相似，但前者在临床上于近期内有急性大出血的病史。慢性失血实质上是导致缺铁，故慢性失血性贫血的血液学改变与缺铁性贫血的变化相同。

1. 血象　急性失血期间或刚失血后最初几小时内，由于血浆容量和细胞数成比例的丢失，血管收缩，故红细胞计数，血红蛋白和血细胞比容可无明显下降，有时反升高。出血停止3小时后，血容量可因自身代偿和补液而逐渐得到恢复，致血液稀释而贫血得以显现，故病程早期应注意勿因贫血程度判断不准而对失血量估计不足，导致治疗的延误。出血后2~5小时，白细胞数可上升至（10~30）×10^9/L，以中性粒细胞增加为主，伴有休克和组织缺氧的患者，白细胞增高更为显著；血小板计数在出血期间可减少，但停止出血15分钟后血小板计数即会迅速增高，可高出正常值，甚至达1000×10^9/L。对急性失血的最早反应是网织红细胞从骨髓释放入血循环，与促红细胞生成素的作用有关。在瑞氏染色的外周血片上可见嗜多染性红细胞增多、大红细胞轻度增多。网织红细胞最高峰在急性失血后第8~10天，大多数为5%~15%，大致与失血量多少成正比。网织红细胞增多可使平均红细胞体积（MCV）暂时性增加，表现为轻度大细胞性贫血。出血停止3天以后，血细胞比容达最低值。此时平均红细胞体积为正常红细胞性贫血。白细胞计数一般在出血后3~5天恢复正常。出血后10~14天，外周血涂片红细胞增生的形态学改变消失。血红蛋白上升较缓慢，大约需6~8周恢复正常。网织红细胞计数持续在高水平则提示仍有出血。如白细胞居高不下可能是持续出血或出血进入体腔或并发感染。

2. 骨髓象　在失血后第2天做骨髓穿刺涂片可见到红细胞系增生活跃，粒/红比值可倒置，第5天红细胞系增生更为活跃。

（五）巨幼细胞贫血

叶酸或维生素B$_{12}$（Vit B$_{12}$）缺乏或某些影响核苷酸代谢的药物导致细胞核脱氧核糖核酸（DNA）合成障碍所致的贫血称巨幼细胞贫血（megaloblastic aneIma，MA）。此类贫血的幼红细胞DNA合成障碍，故又有学者称之为幼红细胞增殖异常性贫血。

根据缺乏物质的种类，该病可分为单纯叶酸缺乏性贫血、单纯维生素B$_{12}$缺乏性贫血及叶酸和维生素B$_{12}$同时缺乏性贫血。根据病因可分为：

（1）食物营养不够：叶酸或维生素B$_{12}$摄入不足；

（2）吸收不良：胃肠道疾病、药物干扰和内因子抗体形成（恶性贫血）；

（3）代谢异常：肝病、某些抗肿瘤药物的影响；

（4）需要增加：哺乳期、孕妇；

（5）利用障碍：嘌呤、嘧啶自身合成异常或化疗药物影响等。

该病在经济不发达地区或进食新鲜蔬菜、肉类较少的人群多见。在我国，叶酸缺乏者多见于陕西、山西、河南等地。而在欧美，VitB$_{12}$缺乏或有内因子抗体者多见。偏食或过长时间烹煮食品、患自身免疫病、胃肠道疾病及肿瘤等，是该病的高危因素。

叶酸是一种水溶性B族维生素，化学名叶酸，叶酸在新鲜绿叶蔬菜中含量最多，肝、肾、酵母和蘑菇中也较多。食物烹调、腌制及储存过久等均可被破坏，尤其是加水煮沸，损失量尤大。

食物中的叶酸以蝶酰多聚谷氨酸的形式存在，在小肠内被分解为蝶酰单谷氨酸方能被吸收，其吸收的部位主要在近端空肠，吸收后以N^5-甲基四氢叶酸的形式存在于血中，在维生素B$_{12}$的作用下去甲基成为四氢叶酸，并再结合成多谷氨酸盐贮存在于肝及血红蛋白内。成人每日约需叶酸50～200μg，儿童、妊娠、哺乳期、感染、发热、溶血等情况下需要量增加。全身叶酸贮存量仅为5～10mg，又易被破坏。因此在营养缺乏时，叶酸缺乏所致巨幼细胞贫血较易出现。

维生素B$_{12}$也称氰钴胺，属水溶性B族维生素。主要存在于动物内脏、肝及肾中，牛肉中较多，蔬菜中含量较少。

食物中的维生素B$_{12}$在胃中先与R-结合蛋白结合。到十二指肠后，在胰蛋白酶参与下，与胃体壁细胞所分泌的内因子结合成维生素B$_{12}$-内因子复合体，在pH 7.0左右和钙离子、镁离子存在的条件下，于回肠末端被吸收。正常情况下，食物中约70%的维生素B$_{12}$能被吸收，内因子缺乏时其吸收量不到2%。已吸收的维生素B$_{12}$随血循环被输送至肝、骨髓及其他正在增殖的细胞。部分维生素B$_{12}$可由胆汁排泄，其中2/3在内因子作用下，由回肠再吸收，成人每天仅需维生素B$_{12}$2～5μg，人体内维生素B$_{12}$总量约为4～5mg，可供3～5年之用。

1. 病因和发病机制

（1）叶酸缺乏：

1）摄入量不足、需要量增加：饮食中摄入不足，如烹调中破坏；婴幼儿、妊娠妇女、慢性疾病患者等需要量增加，未能及时补充。

2）肠道吸收不良：例如原发性或继发性小肠吸收不良综合征；长期服用某些药物，如抗癫痫药、口服避孕药等，均可抑制小肠的吸收能力。

3）叶酸利用障碍：例如叶酸对抗物氨甲蝶呤，具有影响细胞摄取叶酸和抑制还原酶的作用。此外，乙胺嘧啶、甲氧苄啶等，也可抑制还原酶，影响叶酸的利用。

4）叶酸丢失过多：例如进行血液透析时可使叶酸大量丢失。

（2）维生素B_{12}缺乏：

1）摄入量不足，需要量增加：长期严格素食；婴幼儿、妊娠、某些疾病，如肿瘤、感染等，需要量增加未及时补充。

2）胃肠吸收障碍：内因子缺乏如恶性贫血、萎缩性胃炎、胃切除，或有抗内因子抗体存在；小肠疾患及某些药物，如对氨基水杨酸钠、新霉素、苯妥英钠的作用等，均可影响小肠内维生素B_{12}的吸收。

3）维生素B_{12}利用障碍：当运钴胺蛋白缺乏、异常结合蛋白存在时，可导致维生素B_{12}吸收转运障碍，进而影响其利用。

维生素B_{12}及叶酸是核酸代谢不可缺少的辅酶，缺乏时D.A的合成减少，细胞分裂周期延长，但胞浆内R.A及蛋白质的合成则不受影响，故细胞由于分裂慢而体积逐渐增大，以及核浆发育的不平衡而形成巨幼细胞。这些异常的巨幼细胞在骨髓及血液中寿命缩短，过早死亡，而产生贫血。其他组织细胞，如胃肠黏膜细胞、阴道上皮细胞也可累及，但表现不如血细胞显著。

2. 临床表现

（1）血液系统表现：起病缓慢，常有面色苍白、乏力、耐力下降、头晕、头昏、心悸等贫血症状。重者全血细胞减少，反复感染和出血。少数患者可出现轻度黄疸。

（2）消化系统表现：口腔黏膜、舌乳头萎缩，舌面呈"牛肉样舌"，可伴舌痛。胃肠道黏膜萎缩可引起食欲缺乏、恶心、腹胀、腹泻或便秘。

（3）神经系统表现和精神症状：对称性远端肢体麻木、深感觉障碍；共济失调或步态不稳；味觉、嗅觉降低；锥体束征阳性、肌张力增加、腱反射亢进；视力下降、黑矇征；重者可有大、小便失禁。叶酸缺乏者有易怒、妄想等精神症状。VitB$_{12}$缺乏者有抑郁、失眠、记忆力下降、谵妄、幻觉、妄想甚至精神错乱、人格变态等。

3. 血象 属大细胞性贫血，MCV>100fl，可呈现全血细胞减少。血涂片中红细胞大小不等和大卵圆形红细胞为主。中性粒细胞分叶过多，可有6叶或更多的分叶。网织红细胞数正常或轻度增多。

4. 骨髓象 骨髓增生活跃，以红系细胞最为显著。各系细胞均可见到"巨幼变"，细胞体积增大，核发育明显落后于胞浆。巨核细胞减少，亦可见体积增大及分叶过多。骨髓铁染色增多。

（六）再生障碍性贫血

这是多种病因引起的骨髓造血干细胞衰竭及造血微环境的损伤，导致以全血细胞减少为特征的一种综合征。临床上以进行性贫血、出血及感染为特点，多发生于青壮年，男性多于女性。

1. 病因和发病机制　可分为原发性和继发性两大类。

（1）原发性（或特发性）：原因不明，占再障的半数以上，其中有的是先天性的（如Fanconi贫血），但多数无明显病因可查到。

1）物理因素：各种电离辐射，如X线、放射性同位素等。放射线可直接损伤干细胞及损害骨髓微循环，影响干细胞的增殖和分化。

2）化学因素：化学物质及药物中有一类，只要剂量较大，就会引起再障，如苯、三硝基甲苯、无机砷、各种化疗药物，如氮芥类、蒽环类（柔红霉素、阿霉素等）及抗代谢药（阿糖胞苷、巯基嘌呤、氨甲蝶呤等）；另一类在治疗剂量下，对有些人可引起再障，较常见的有氯霉素、磺胺类药、砷剂、吲哚美辛、保泰松、苯妥英钠、硫氧嘧啶、甲巯咪唑、氯丙嗪、氯氮、金盐。有机磷农药、染发剂等在少数情况下，也可成为再障的原因。苯和氯霉素是引起再障最常见的两种化学物质及药物。氯霉素引起的再障，据国内有的报告，可占再障病因中的20%～80%。

. 3）感染因素：严重的细菌感染，如粟粒性结核、肺炎、伤寒、白喉等，因细菌毒素抑制骨髓造血；病毒感染，其中以肝炎（主要为病毒性肝炎）后再障最为严重，可能为肝炎病毒直接抑制骨髓、损伤干细胞或通过自身免疫产生抗干细胞自身抗体等所致；严重的寄生虫病，如黑热病、晚期血吸虫病等。

4）生物因素：肝炎病毒及其他性质尚不清楚的病毒。

5）其他疾病：如阵发性睡眠性血红蛋白尿后期。

本病的病理机制尚不确切。一般认为与骨髓干细胞受损、骨髓微环境缺陷及自身免疫机制有关。在有害的化学、物理、生物等因素的影响下，骨髓造血干细胞受到损伤，自身复制率低下。干细胞的减少，最终引起全血细胞减少。骨髓微环境（包括微循环和基质）是骨髓造血功能的基础（土壤），在微环境遭受破坏后，即影响到干细胞的生长发育，以致造血功能低下。同时在自身抗干细胞抗体和淋巴细胞的细胞毒的作用下，可引起干细胞的免疫损伤，而致造血功能低下。

2. 临床表现

（1）急性型：起病急，病情进展快，病程短，以感染和出血为主要表现。随病情进展，虽经输血治疗血红蛋白仍继续下降。半数病例有内脏出血。出血倾向严重，以颅内出血最为严重，可导致患者死亡。感染以败血症、口咽部感染及肺炎最为常见，多难以控制。多数患者一年内死亡。

（2）慢性型：起病缓慢，病程长，以贫血症状为主。主要表现为倦怠乏力、劳累后气促、心悸、头晕、面色苍白。随着病程的延长，各种症状逐渐加重；出血和感染较轻，肝、脾与淋巴结不肿大。

3. 血液象　全血细胞减少。贫血多属正常细胞、正常色素型；白细胞减少以粒细胞和单核细胞为主；血小板减少，其中小型者约占50%，且有形态异常；网织红细胞绝对值显著减少。但全血细胞减少情况较急性再障为轻。

4. 骨髓象　急性再障骨髓象多部位增生低下，粒细胞、幼红细胞及巨核细胞三系列均明显减少，淋巴细胞相对增多，骨髓小粒非造血细胞增多。慢性再障骨髓至少一个部位增生不良，骨髓小粒脂肪细胞增加。若要明确诊断需多次、多部位穿刺，有条件时应做骨髓活检。

5. 骨髓活检　造血组织减少，脂肪组织增加，其比值常在2∶3以下。巨核细胞减少，非造血细胞增加，间质水肿及出血。

附：急性再障和慢性再障的诊断标准

（1）急性再障（acute aplastic anemia，AAA）亦称重型再障-Ⅰ型：

1）临床：发病急，贫血进行性加剧，常伴有严重感染和内脏出血。

2）血常规：除血红蛋白下降较快外，须具备以下三项中的二项：①网织红细胞<1%，绝对值<$15×10^9$/L；②白细胞明显减少，中性粒细胞<$0.5×10^9$/L；③血小板<$20×10^9$/L。

3）骨髓象：①多部位增生减低，粒、红、巨核三系造血细胞明显减少，非造血细胞增多，如增生活跃、须有淋巴细胞增多；②骨髓小粒中非造血细胞及脂肪细胞增多。

（2）慢性再障（chronic aplastic anemia，CAA）：

1）临床：发病慢，贫血、感染和出血较轻。

2）血象：血红蛋白下降速度较慢，网织红细胞、白细胞、中性粒细胞及血小板值常较急性型为高。

3）骨髓象：①三系或两系减少，至少一个部位增生不良，如增生良好则红系中常有晚幼红（炭核）比例增多，巨核细胞明显减少；②骨髓小粒中脂肪细胞及非造血细胞增多。

4）病程中如病情恶化，临床表现及骨髓象与急性再障相同，称为重型再障-Ⅱ。

二、白血病（leukemia）

白血病是一种病因未明的造血系统恶性疾病，特征为骨髓及其他造血组织中白血病细胞异常增生，浸润各种组织，产生不同的症状，外周血液白细胞发生质和量的改变。

白血病为我国十大恶性肿瘤之一，占恶性肿瘤死亡率的第6位（男性）或第8位

（女性），是35岁以下发病率、死亡率最高的恶性肿瘤。

在白血病类型方面，我国急性白血病多于慢性白血病（约7：1）；急性白血病中急性粒细胞白血病（急粒）多于急性淋巴细胞白血病（急淋）；慢性白血病中，我国慢性粒细胞白血病（慢粒）多于慢性淋巴细胞白血病（慢淋）。但欧美国家与此相反，慢淋多于慢粒。

白血病可发生于任何年龄，急淋多见于儿童，慢淋多见于老年，急性非淋巴细胞白血病（急非淋）及慢粒多见于30岁以上。性别分布男性多于女性。

关于白血病的分类，一般采用以下方法：

（1）白血病基本分型：按细胞分化程度分为急性、慢性。按细胞系统分为淋巴细胞型、非淋巴细胞型、粒细胞型、单核细胞型、红白血病。

（2）按周围血象中白细胞总数和幼稚细胞的多少分为：①白细胞增多性；②白细胞不增多性。

（3）特殊类型白血病：浆细胞白血病，多毛细胞性白血病，嗜酸性粒细胞白血病，嗜碱性粒细胞白血病，组织细胞性白血病，急性白血病未能分型等。

（4）按免疫学标记分类：随着单克隆抗体的应用，根据细胞的免疫学标记，把急淋分成T细胞系ALL（占20%）和B细胞系ALL（占80%）两大类。T细胞系ALL又分二型：①前T细胞型；②T细胞型。B细胞系ALL又分四型：①B细胞型；②前B细胞型；③普通型；④未分化型。免疫学分型和预后相关，应用常规的治疗方案，普通型和前B细胞型预后最好；T细胞系ALL和未分化型次之；B细胞型预后最差。由于大多数髓系细胞的单克隆抗体缺乏特异性，所以髓细胞白血病免疫学分型尚在探索中。

（5）MIC分型：由于细胞遗传学的发展，特别是高分辨分带技术的应用，发现多数急性白血病患者有染色体异常，白血病细胞对化学治疗的反应与细胞染色体核型有关，因此，细胞遗传学的改变与预后相关。把细胞形态学（M）、免疫学（I）和细胞遗传学（C）结合起来的MIC分型，将使急性白血病的分型更加完善。

人类白血病的病因至今尚不完全清楚，与白血病发生的有关因素很多，病毒感染可能是主要因素，此外还有放射、化学、遗传和免疫等综合因素。细胞凋亡缺陷和抑癌基因p^{53}的突变在白血病的发生上也起一定作用：

（1）病毒：已经证实，引起一些动物白血病的病毒是一种C型反转录酶病毒，通过反转录酶的作用，以病毒RNA为模板，复制成DNA前病毒，后者整合到宿主细胞的DNA中而诱发恶变。人类T淋巴细胞病毒是成人T细胞白血病（ATL）及淋巴瘤的病原体，又称人类T细胞白血病病毒（HILV），已发现Ⅰ、Ⅱ、Ⅳ型。1976年日本发现了ATL，并从ATL的恶变T细胞中分离出HTV-Ⅰ病毒，从患者血清中检出HTLV-Ⅰ抗体，从而证实了HTLV-Ⅰ是诱发人类ATL的病毒病因。HTLV-Ⅰ具有传染性，可通过哺乳、输血和性生活传播。其他类型的白血病尚未证实其病毒病因，因此无传染性。

（2）辐射：电离辐射有致白血病作用，一次大剂量或多次小剂量照射均可引起白血病。日本广岛和长崎遭受原子弹袭击后的幸存者中，白血病发病率比未遭受辐射的人群高30倍和17倍。强直性脊柱炎患者接受小剂量多次放射治疗，白血病发病率也较对照组高。诊断性放射线照射是否会致白血病尚无确切证据，但胎儿在母体内多次接受放射线照射可增加出生后发生白血病的危险性。

（3）化学物质：苯的致白血病作用已经肯定。抗癌药尤其是烷化剂可引起继发性白血病。氯霉素、保泰松、乙双吗啉、磺胺药等均可能诱发白血病。

（4）遗传因素：某些遗传因素与白血病发病有关。家族性白血病约占白血病的7‰。某些遗传病有较高的白血病发病率，如先天性愚型（Down综合征）约20%可发生急性白血病。

白血病的发病比较复杂，很可能是多种致病因素的作用引起遗传基因突变，致使白血病细胞株形成，通过不断增殖最终发病。免疫功能缺陷与白血病的发生有一定关系。

（一）急性白血病

急性白血病（acute leukemia）是造血干祖细胞的克隆性恶性疾病，白血病细胞分化停滞在较早阶段，主要为原始细胞和早期幼稚细胞，自然病程数月。主要表现为贫血、出血、感染、浸润和高代谢等。

1. 分类分型　根据法、美、英合作组的FAB分类，急性白血病主要分为急性淋巴细胞白血病（ALL）和急性非淋巴细胞白血病（ANLL）或急性髓细胞性白血病（AML）两大类。

急性髓细胞性白血病（AML）共分7个亚型：

（1）急性粒细胞白血病未分化型（M_1）：骨髓原始细胞Ⅰ型+Ⅱ型在非红系细胞中≥90%，≥3%细胞过氧化物酶或苏丹黑B染色阳性。此型占AML的10%~20%，年龄中位数40~50岁，仅1/3有肝、脾或淋巴结肿大。血象大多呈红细胞及血小板减少，半数白细胞增多，1/4白细胞减少。无特殊的细胞遗传学异常，通常对化疗敏感，预后较好。

（2）急性粒细胞白血病部分分化型（M_2）：骨髓原始细胞Ⅰ型+Ⅱ型在非红系细胞中占30%~89%，单核细胞<20%，其他粒细胞>10%。此型占AML的30%~45%，平均年龄为30岁。常见细胞遗传学异常，其中29%~40%为t（8；21），且Auer小体常阳性。免疫表型除具髓系特点外，可伴CD_{56}及CD_{19}阳性。

（3）急性早幼粒细胞白血病（M_3或APL）：骨髓以颗粒增多的、异常的早幼粒细胞增生为主，在非红系细胞中>30%。如胞浆颗粒粗大、密集或融合，称粗颗粒型（M_{3a}）；如颗粒细小而密集，称细颗粒型（M_{3b}）；如周围血早幼粒细胞颗粒减少或缺如，而骨髓中仍为典型的早幼粒细胞，称变异型（M_{3v}）。各型Auer小体均多见。APL占AML的5%~10%，患者常较年轻，年龄中位数30~38岁，10岁以下者罕见，欧洲、中南美洲的拉丁裔民族发病较高。90%的患者表现有继发于DIC的出血，系白血病细胞颗粒释放促凝物引起。部分患者释放促纤溶物质，致纤溶亢进而出血。但自从应用全反式维A酸（ATRA）后，出血、特别是严重出血者已少见。外周血白细胞常常减少，且大多为M_{3a}，而白细胞升高者多见于M_{3b}及M_{3v}。早幼粒细胞由于有大量颗粒，有时还伴大量柴束样的Auer小体，使细胞核观察不清，故又称为"雾细胞"。染色体17q21含有维A酸受体（RAR）α基因，而15 q24是早幼粒细胞白血病基因（PML）所在的位置，95%以上的早幼粒细胞白血病发生t（15；17），所形成的融合基因有两种形式：①PMU RARa，位于$15P^+$及它的互补位置。②RARa／PML，位于$17P^-$。前者见于所有的M_3型患者，后者则见于2／3的M_3型患者。PML在15号染色体基因断裂点有3种，分别为长型、短型及变异型。长、短型皆对ATRA治疗反应好，但短型的预后仍差于长型，而变异型对ATRA敏感性差，且常伴其他的细胞遗传学异常，预后最差。APL还有非t（15；17）的其他细胞遗传学异常，如t（5；17）（NPM／RARa）、t（11；17）（PLZF／RARα）。此两种类型的APL对ATRA耐药，预后差。

（4）急性粒-单核细胞白血病（M_4或AMMOL）：粒-单系两种细胞以不同比例同时存在于骨髓和周围血中，包括：①M_{4a}，原始和早幼粒细胞增生为主，原、幼单核和单核细胞>20%；②M_{4b}，原、幼单核细胞增生为主，原始和早幼粒细胞>20%；③M_{4c}，原始细胞既呈粒细胞系、又呈单核细胞系形态特征者>30%；④M_4E_0，除上述任一项条件者，同时存在5%～30%的细胞伴粗大而圆的嗜酸颗粒及着色较深的嗜碱颗粒，前者电镜下无中心晶体样结构。AMMOL占AML的5%～10%，年龄中位数40～45岁，肝脾及淋巴结肿大多见。外周血白细胞大多升高。其中20%～25%>$100×10^9$／L。CNS-L、齿龈及皮肤浸润多见。M_4E_0几乎均inv（16）（p13；q22），导致编码平滑肌肌球蛋白链基因（MYH_{11}）和编码核结合因子β单位基因（CBFβ）发生融合，即MYH_{11}／CBFβ。10%的无嗜酸细胞增多的M。也可检出MYH_{11}／CBFβ。长期临床CR的M_4E_0患者，其MYH_{11}／CBFβ仍可存在。M_4E_0易累及CNS，故必须采取预防措施，全身用大剂量阿糖胞苷可降低CNS-L的发生率。M_4E_0CR率高，预后相对较好。少数M_4型合并血嗜碱粒细胞增多，骨髓常有三系病态造血及环状铁幼粒细胞，伴t（6；9），预后差。

（5）急性单核细胞白血病（AMOL或M_5）：分两亚型。M_{5a}（未分化型）：骨髓中原始单核细胞在非红系细胞中≥80%；M_{5b}（部分分化型）：骨髓中原始和幼稚单核细胞在非红细胞中≥30%，原始单核细胞<80%。AMOL占AML的2%～10%，M_{5a}患者年龄偏小，75%<25岁。M，无特异性的染色体异常，但常累及第11号染色体，如t（11；9）、t（11；17）、t（11；19）、11q23平衡易位，与混合白血病（MLL）基因有关，MLL基因的氨基端分别和9号染色体的AF。基因及19号染色体的DNL基因融合。50%的AMOL有髓外病变，包括CNS、皮肤及齿龈等，肝脾肿大多见。CNS-L发生率为3%～22%。外周血白细胞常明显升高，10%～30%伴高白细胞血症。DIC的发生率也较高，以往仅次于APL，ATRA应用后DIC的发生率可能已跃居AML的首位。部分AMOL患者可伴有蛋白尿，甚至肾功能不全，可能与血清溶菌酶水平升高而损伤肾有关。AMOL的CR期较短，预后差。

（6）急性红白血病（M_6）：骨髓中红系细胞>50%，或红系细胞>30%，但其中15%以上为形态异常的幼红细胞，上述两种情况之一伴原粒细胞或原始单核细胞≥30%（非红系细胞计数即可），即为红白血病。幼红细胞常伴胞浆空泡、核异常及类巨幼变。M_6占AML的5%以下，年龄多≥50岁，男性多于女性，几乎均有明显的贫血及血小板减少。不少病例属继发性白血病，包括从MDS转化而来，故预后差。有报告1/3病例有骨痛，部分骨痛病例抗核抗体、类风湿因子及抗人球蛋白试验阳性，可伴高丙种球蛋白血症。

（7）急性巨核细胞白血病（AMKL或M_7）：骨髓中原巨核细胞≥30%时，并经免疫分型或电镜血小板过氧化物酶染色阳性证实。若骨髓"干抽"，有骨髓纤维化，则需进行骨髓活检，经免疫组化证实有原始巨核细胞增多。M_7占AML的5%以下，是AML中最少见的类型，临床表现和其他AML相似。肝脾及淋巴结肿大少见。周围血细胞常减少，但30%患者的血小板>$100×10^9$/L，血小板聚集功能降低。血清乳酸脱氢酶常明显升高。部分病例放射学显示骨硬化及骨溶解，此在急性白血病中罕见。

此外，尚有一M_0亚型，外周血及骨髓中出现原始细胞，无Auer小体，过氧化物酶染色阴性，难以诊断为AML，但免疫表型检查有髓系表型，CD_{13}、CD_{33}阳性，髓过氧化物酶阳性，CD_{34}也阳性，表明白血病细胞来自髓系。细胞遗传学检查常伴$5q^-$，或$7q^-$。患者白血病细胞常有多药耐药基因表达，化疗反应较差。

急性淋巴细胞白血病（acute lymphocytic leukemia，ALL）共分3种亚型如下：①L_1：原始和幼稚淋巴细胞以小细胞（直径≤12μm）为主。②L_2：原始和幼稚淋巴细胞以大细胞（直径>12μm）为主。③L_3：原始和幼稚淋巴细胞大小较一致，以大细胞为主；胞浆量较多，深蓝色，空泡常明显，呈蜂窝状，亦称伯基特（Burkitt）性白血病。

2. 血象 超过90%的患者在诊断时有明显血液学异常，其严重程度反映了骨髓被白血病细胞侵及的程度。80%以上的患者具有贫血，通常为正细胞、正色素性，伴有网织红细胞减少。白细胞的变异范围较大，（1~1500）×10^9/L。约50%患者发病时白细胞增高，25%患者白细胞大于$50×10^9$/L，提示预后不佳。20%~40%的患者粒细胞<$0.5×10^9$/L，此类患者易发生严重感染。血小板减少常见，3/4患者低于正常，1/3患者低于$50×10^9$/L。偶有患者血小板>$400×10^9$/L。大部分患者末梢血涂片可见数量不一的幼稚细胞。

3. 骨髓象 有核细胞的增生程度为活跃至极度活跃，以原始淋巴细胞为主，并有部分幼稚淋巴细胞，这些细胞占有核细胞的30%以上，细胞可大小不一，核浆发育不平衡。成熟淋巴细胞少见，核分裂象易见。破碎淋巴细胞多见。粒系细胞、有核红细胞和巨核系细胞增生明显受抑，比例明显减少。根据原始淋巴细胞的形态特征及其预后情况，FAB将其分为L_1、L_2、L_3三型，但在WHO新近发表的分类中已被取消，理由是L_1和L_2的形态学与免疫学、遗传学、临床特征及预后无相关性。少数患者可因骨髓白血病细胞极度增生，骨髓穿刺时呈"干抽"现象。极少数患者骨髓白血病细胞呈破碎状态，涂片显示骨髓坏死，更换部位穿刺或行骨髓活检仍可明确诊断。ALL细胞除过氧化物酶和苏丹黑呈阴性反应外，糖原染色在多数细胞中有阳性粗颗粒，以粗块状为典型表现。

4. 免疫分型　根据白血病细胞表面不同的分化抗原，采用单克隆抗体及流式细胞仪，可以诊断ALL并将其分为不同亚型。通常分为T、B细胞系。B细胞系ALL根据B细胞发育阶段分为早B前体细胞ALL（early pre-B、pre-pre-B或pro-B，ALL）、普通细胞ALL（common ALL）、前B细胞ALL（pre-B ALL）、B细胞ALL（B-c ell ALL）。早B前体细胞ALL主要表达HLA-DR、TdT、CD_{19}，有免疫球蛋白重链基因重排；普通细胞ALL特征为CD_{10}阳性，预后好；前B细胞ALL以胞质出现免疫球蛋白（cIg）为标志，B细胞ALL以出现膜免疫球蛋白（sIg）为标志，在成人及儿童中均少见，在FAB分型中通常为L_3型。T细胞ALL在成人中占15%~25%，所有病例表达CD_7，根据分化程度分为pre-T（早T前体ALL）和T-ALL（T细胞ALL），部分T细胞ALL可表达CD_{10}。多数T-ALL具有T细胞受体基因重排。

多数白血病抗原缺乏特异性，因此在诊断和区分不同亚型时应采用一组单克隆抗体，至少包含一种高敏感的标志（如B细胞系为CD_{19}、T细胞系为CD_7、髓系为CD_{13}、CD_{33}）以及一种高度特异性的标志（如胞质CD_{79a}对于B细胞、胞质CD_3对于T细胞、胞质髓过氧化物酶对于髓系细胞），据此可诊断99%的ALL。虽然根据免疫表型可以将ALL分为若干亚型，但有治疗意义的是在T系ALL、成熟B及其他B系ALL之间进行区别。对判断预后及指导治疗没有染色体检查更有意义。ALL可以出现髓系抗原共表达，儿童发生率5%~30%，成人为10%~30%。髓系抗原表达与某种原始细胞遗传学改变有关，如CD_{15}、CD_{33}、CD_{65}与MLL基因重排有关。在以往的一些研究中认为有髓系表达预后不佳，但最近的研究改变了这一观点，对微小残留病的诊断有一定意义。

5. 细胞遗传学及分子生物学　大约90%以上ALL可检出克隆性异常，最重要的是特异性染色体重排和其他结构异常，ALL特异细胞遗传学改变与不同生物学特性及预后有明显相关性，与临床表现、形态学及免疫学表型关系密切，具有重要的临床和生物学意义。

染色体倍体改变与临床密切相关。超二倍体见于25%儿童及6%成人，预后良好，相反，低二倍体预后较差。结合流式细胞仪，可以对DNA含量做更准确分析。一些特异的结构异常表型改变最具临床意义，如t（8；14），8q24的myc基因移位至14号染色体并和免疫球蛋白重链基因发生并列，重排产生了融合基因并能够转录，影响细胞增生、分化和存活，并导致细胞恶变。异常核型的类型为治疗方案的选择提供了指导，有些儿童研究单位已根据核型改变将ALL分为不同预后组并给予不同治疗。

随着分子生物学技术的发展，如PCR、FISH和原位PCR基因诊断技术，有些患者虽未发现有染色体异常，但基因诊断技术可发现异常的融合基因。如t（1；19）（q23；p13.3），如无E_2A-PBX，融合基因治疗反应好，而合并有E_2A-PBX融合基因则预后和疗效较差。再如t（9；22）（q34；q11）的ALL与CML形成的融合基因，其断裂位点非常接近，但由于碱基数不同，所表达的蛋白分子量也就有差别，因此用CML的探针就检测不到ALL基因异常改变。分子生物学异常的检测不仅可以佐证核型异常，且对急性白血病的诊断和治疗反应、生物学行为、预后判断、残留白血病检测也起着非常重要的作用。

FAB分型建立在细胞形态学和细胞化学，是白血病分型的基础，60%~70%白血病仅靠形态学即可分类，结合细胞化学可使分型的准确性达到89%，如加上细胞免疫表型分析则可提高至95%以上。最近提出的临床特征结合细胞形态学（morphology）、免疫学（immunology）、细胞遗传学（cytogenetics）、分子生物学（molecular biology）（MICM分型）的WHO分型将使白血病的诊断分型更科学、更精确，对于指导临床个体化治疗和判断预后具有十分重要的意义。

（二）慢性白血病

慢性白血病包括慢性粒细胞白血病和慢性淋巴细胞白血病，国内以慢性粒细胞白血病为多见。

1. 慢性粒细胞白血病　慢性粒细胞白血病（chronic m yelocytic leukemia，CML）为起源于造血干细胞的克隆性增殖性疾病，以粒系细胞增生为主。突出的临床表现为脾明显肿大和粒细胞显著增高。细胞遗传学的特征为具有特异性的Ph染色体和BCR/ABL融合基因。

（1）血常规：白细胞数常>50×10^9/L，有时可达500×10^9/L以上。约1/3患者血红蛋白<110g/L，贫血多为正细胞正色素性。血小板往往增多，有时高达1000×10^9/L，少数患者可正常或减少。血涂片检查中可见不同成熟阶段的粒细胞，以中、晚幼粒细胞阶段居多。原粒细胞<5%，原粒+早幼粒细胞≤10%，嗜酸性及嗜碱性粒细胞增多，有少量有核红细胞出现。

（2）骨髓象：骨髓增生极度活跃；粒细胞系显著增生，粒红比例明显增高，各阶段粒细胞均见增多，以中性中幼粒细胞以下阶段为主。嗜碱性粒细胞和嗜酸性粒细胞也增多，细胞大小不一，核染质疏松，核质发育不平衡，胞质出现空泡，分裂象增加等；幼红细胞增生受限制，成熟红细胞形态无明显异常；巨核细胞早期增多，晚期减少。中性粒细胞碱性磷酸酶染色积分减低或接近于零。

（3）细胞遗传学及分子生物学检查：90%以上的慢性期患者骨髓中期分裂细胞往往 Ph染色体阳性，分带技术证明9号染色体长臂3区4带与22号染色体1区1带部分片段相互易位，即t（9；22）（q34；q11）。荧光素染色体原位杂交术（FISH）敏感性更高。提取骨髓或外周血单个核细胞的DNA，经DNA印迹法可检测到bcr基因重排，发生在5'端（b2a2）或3'端（b3 a2）。若提取骨髓或血单个核细胞总RNA，经反转录聚合酶链反应（RT-PCR）术可检测到bcr/abl转录产物mRNA，是目前最灵敏而又特异的方法。

2. 慢性淋巴细胞白血病　慢性淋巴细胞白血病（c hronic lymphocytic leukemia，CLL）是B淋巴细胞（占95%）恶性增生性疾病，以全身淋巴结进行性肿大为主要表现。

（1）血象：红细胞及血红蛋白早期减少不明显，随病情发展，多为轻度或中度贫血；白细胞数增高，多在（15～100）×10^9/L之间，淋巴细胞≥60%～75%，晚期可达90%以上，以小淋巴细胞增多为主，有时可见少量幼淋和原淋巴细胞，易见篮细胞；中性粒细胞比值减少，尤其以晚期明显，但早期粒细胞绝对计数正常或增加。血小板减少者为晚期表现，可能源于白血病细胞骨髓浸润，脾功能亢进，少数为免疫性血小板减少。

（2）骨髓象：骨髓检查对于CLL诊断不是必需的，仅在有以下指征时需做骨髓涂片和活组织检查：当淋巴细胞增多在边界数值，临床诊断有疑问时；血小板减少原因需鉴别免疫性或严重骨髓浸润所造成；不能解释的Coombs试验阳性。

骨髓增生明显活跃或极度活跃；淋巴细胞系显著增多，占40%以上，以小淋巴细胞为主，原淋及幼淋巴细胞少见；篮细胞明显增多；粒细胞系和红细胞系均减少；晚期巨核细胞减少。

骨髓活检淋巴细胞呈不同形式的浸润，其浸润类型与CLL患者预后直接相关，分别有以下几种：①骨髓间质浸润：淋巴细胞浸润呈带状，约1/3患者呈上述表现，常为早期，患者预后较好；②结节状或结节状与间质混合浸润：10% CLL患者呈结节状，25%患者呈结节状与间质浸润混合型，这两种形式预后亦较好；③弥漫浸润：25%患者淋巴细胞呈弥漫浸润，骨髓造血细胞明显减少。此型患者临床上呈进展型或侵袭性，预后较差。

（3）免疫表型：用单克隆抗体或流式细胞仪可以测定CLL患者白血病细胞表面的B或T细胞分化抗原，表面免疫球蛋白，κ或λ轻链。不但可以鉴别CLL是T或B细胞型别，而且可以与其他易与CLL混淆的B细胞来源白血病相鉴别。CLL的B细胞免疫表型通常为CD_{19}、CD_{20}、CD_{21}、CD_{23}和CD_{24}。大多数CLL其细胞表型为Ia^+，Fc受体和小鼠RBC玫瑰花结试验阳性。但通常在正常B细胞具有的标志物转铁蛋白受体、CD_{22}大多阴性。95%B细胞CLL呈CD_5^+，是诊断CLL的重要指标。CD_5^-型CLL可能其细胞来源与CD_5^+型不同，一般其细胞免疫表型CD_{22}阳性，细胞表面IgM高水平表达，CD_{23}弱阳性、并表达髓系标志物CD_{11b}和CD_{13}，骨髓呈弥漫性浸润，临床预后差。

T-细胞CLL其细胞表面免疫表型为绵羊RBC玫瑰花结试验阳性，CD_2、CD_3、CD_7、CD_8或（和）CD_4阳性。在欧美白种人T-细胞CLL仅占1%。电子显微镜观察这些T细胞均有核仁，14号及8号染色体异常，CD_7表达强阳性。临床常累及皮肤，病程进展性，类似T细胞幼淋白血病。因而T-CLL是否为一小细胞型T细胞幼淋白血病的变型，尚有争议。亚洲人中T-CLL占10%～15%左右，其临床和免疫表型特点尚待研究。

三、骨髓增生异常综合征

骨髓增生异常综合征（myelodysplastic syndrome，MDS）是一组造血干细胞克隆性疾病，骨髓出现病态造血。主要表现为外周血中血细胞减少，而骨髓细胞增生增多，成熟和幼稚细胞均有形态异常。临床上出现贫血、感染或出血症状，部分患者可进展为急性白血病。

（一）FAB分型诊断标准

1. 难治性贫血（refractory anemla，RA）

血象：贫血，偶有粒细胞减少、血小板减少而无贫血，网织红细胞减少。红细胞和粒细胞形态可有异常，原始细胞无或<1%；

骨髓象：增生活跃或明显活跃。红系增生并有病态造血现象。很少见粒系及巨核系病态造血现象。原始细胞<5%。

2. 环状铁粒幼细胞增多性难治性贫血（refractory anemia with sideroblastosis，RA-S）铁染色显示骨髓中环形铁粒幼细胞占所有有核细胞数的15%以上，其他同RA。

3. 难治性贫血伴原始细胞增多（refractory anemia with excess of blasts，RAEB）

血象：二系或全血细胞减少，多见粒系病态造血现象，原始细胞<5%；

骨髓象：增生明显活跃，粒系及红系均增生。三系都有病态造血现象，原始细胞Ⅰ+Ⅱ型为5%～20%。

4. 慢性粒-单核细胞白血病（chronic myelomonocytic leukemia，CMMOL）骨髓和外周血中的原始粒细胞及病态造血现象与RAEB相同，原始单核细胞<5%，血中以成熟单核细胞为主且数量>1×10^9/L。

5. 难治性贫血伴原始细胞增多-转化型（refractory anemia with excess of blasts in transforma-tion，RAEB-T）骨髓中原始细胞20%～30%，余同RAEB。原始细胞包括Ⅰ型和Ⅱ型原始粒细胞。

Ⅰ型：大小不等，胞质无颗粒，核染色质疏松，核仁明显，核／质比例大。

Ⅱ型：胞浆中有少许嗜天青颗粒，核／质比例较小，核中位，其他同Ⅰ型。

（二）国内诊断标准

1. 骨髓中至少有2系病态造血表现。

2. 外周血有1系、2系或全血细胞减少，偶可白细胞增多，可见有核红细胞或巨大红细胞及其他病态造血表现。

3. 除外其他引起病态造血的疾病如红白血病、骨髓纤维化、慢粒、原发性血小板减少性紫癜、巨幼细胞性贫血、再生障碍性贫血。

诊断MDS后再按骨髓及外周血原粒+早幼粒细胞的百分比进一步分RA、RAS、RAEB、RAEB-T。FAB亚型中CMMOL已为白血病，不再归入MDS。从医院临床应用看，MDS诊断仍以应用FAB分型为宜。国内标准将原始粒及早幼粒细胞替代原始细胞Ⅰ、Ⅱ型，易使诊断中RAEB、RAEB-T所占的比例增加。

（三）WHO诊断标准

WHO基于一些病理学家的协助研究提出了MDS的诊断分型标准：①难治性贫血（RA）；②环状铁粒幼细胞增多性难治性贫血（RAS）；③难治性贫血伴原始细胞增多（RAEB）。此三型与FAB诊断标准相同，删除FAB中RAEB-T和CMMOL二型。此外又增加如下几型：④伴多系病态造血的难治性细胞减少，即指那些不伴贫血的具有二系以上病态造血的血细胞减少；⑤5q⁻综合征：患者第5号染色体长臂缺失而不伴有其他染色体畸变。临床表现为难治性巨细胞贫血。⑥不能分类，指不能归纳入上述各型的MDS。

WHO分型主要基于病理学家的观点，与MDS临床特点联系欠紧密。如RAEB-T在WHO分型中把其归入急性白血病，但本病与常发生在老年人中急性髓细胞白血病在临床、细胞生物学特点、对于治疗反应及预后有明显不同。伴多系病态造血的难治性细胞减少，不能分类，二型缺乏临床、生物学、遗传性基础，似不能独立成型。近年来，确实在国外有一些血液学者采用WHO标准，但亦有一些从事MDS研究的血液学专家持反对意见，今后当需国内医师在应用过程中进一步研究对比，给予其正确评价。

四、浆细胞病

浆细胞病系指能分泌免疫球蛋白的单克隆浆细胞过度增生的一组疾病。血清或尿中出现过量的单克隆免疫球蛋白，或其轻链，或重链片段为特点。增生的细胞均来自B淋巴细胞。

本组疾病包括：骨髓瘤（孤立性、多发性、浆细胞白血病），原发性巨球蛋白血症，重链病，原发性淀粉样变性及未定性单克隆免疫球蛋白病。后者仅在血清中有M蛋白，并无临床症状；病程可持续良性，个别在多年后转化为骨髓瘤或巨球蛋白血症。

正常免疫球蛋白由多株（克隆）浆细胞产生，所以血清蛋白电泳显示不均一性的波形。在浆细胞病时，因单株浆细胞异常增生，分泌一种结构均一的免疫球蛋白，或其轻链或重链片段。在蛋白电泳时出现一基底较窄的尖峰，称为M蛋白（monoclonal protein）。M蛋白有三种主要类型：①分子结构相同的免疫球蛋白；②游离的κ或λ链，即本-周蛋白（Bence Jones protein）；③某种重链片段。

多发性骨髓瘤（multiple myeloma，MM）由Rustizky于1873年首先描述其病理并定名，属造血系统肿瘤，由于主要来源于骨髓内的浆细胞，故又称浆细胞骨髓瘤。一般呈多发性，单发者罕见。本病多发于中老年，以50～60岁为多。本病属"骨痹""骨蚀"等范畴。

（一）病因和发病机制

病因尚不明确。目前认为骨髓瘤细胞起源于前B细胞或更早阶段。近年研究发现C-myc基因重组，部分有高水平的N-ras基因蛋白质表达。被激活的癌基因蛋白质产物可能促使一株浆细胞无节制地增殖。淋巴因子中白细胞介素6（IL-6）是促进B细胞分化成浆细胞的调节因子。进展性骨髓瘤患者骨髓中IL-6异常升高，提示以IL-6为中心的细胞因子网络失调可引起骨髓瘤细胞增生。

（二）临床分期

Ⅰ期：血红蛋白>100g／L；血清钙正常[<3mmol／L（<12mg／dL）]；X线图像正常或只有孤立性溶骨改变；M蛋白高生产率：IgG< 50g／L、IgA<30g／L、尿中轻链<4g／24h。细胞总量低<0.6×10^{12}／m^2。

Ⅱ期：既不符合Ⅰ期，也不符合Ⅲ期，细胞总量$0.6 \sim 1.20 \times 10^{12}$／$m^2$。

Ⅲ期：符合下列各项之一或以上：Hb< 85g／L；钙>3mmol／L（<12mg／dl）；晚期溶骨性改变；M蛋白高生产率：IgG> 70g／L、IgA> 50g／L、尿中轻链>12g／24h。

（三）临床表现

本病起病缓慢，可有数月至十多年的无症状期，这与骨髓瘤细胞增殖倍增时间较长有关。此时仅表现为血沉快，不明原因蛋白尿和M球蛋白增高，称为临床前期。

1. 骨髓瘤细胞浸润骨髓、骨骼和其他组织所引起的临床症状与体征

骨痛：这是骨髓瘤突出的早期症状，开始常为间歇性隐痛，周期发作，逐渐加重发展成不能忍耐的持续性剧痛。其发生是由于骨髓瘤细胞无限制增生，侵犯骨和骨膜，引起弥漫性骨质疏松或局限性骨质破坏。常累及造血活跃的骨骼如胸骨、肋骨、锁骨、脊柱、骨盆、颅骨及长骨的骨骺端。

骨骼变形和病理性骨折：骨髓瘤细胞浸润骨骼明显时局部隆起，形成包块，发生率达90%。常在肋骨、胸骨、肩胛骨及颅骨形成有弹性的肿块，大小不一，常有轻度压痛。骨髓瘤细胞分泌的淋巴激素可以激活破骨细胞，引起溶骨性破坏。骨质破坏处可发生病理性骨折。以肋骨、锁骨骨折造成的胸部畸形及胸、腰椎负重部位的压缩性骨折较为常见。

贫血：由于骨髓瘤主要在红骨髓中，故本病贫血很常见，为首发症状。贫血多为中度，患者可出现面色苍白、气短、肝脾肿大、低热、无力及体重减轻，后期更严重。由于血小板的减少，可出现紫癜，甚至并发呼吸道及消化道大出血。最后出现恶病质。

神经系统改变：胸、腰椎的骨折，椎体滑脱或瘤体压迫均可造成脊髓或脊神经根的损伤，引起截瘫、脊神经根剧痛及感觉、运动异常等。周围神经病变常因系统性淀粉样变或肿瘤组织直接浸润或压迫神经，或因胸椎病理骨折压迫脊髓引起。

髓外浸润：易受骨髓瘤细胞浸润的器官、组织以脾、肝、淋巴结、肾脏为常见。表现为肝、脾、淋巴结肿大，肾功能损害。

2. 血浆蛋白异常引起的临床症状及体征

感染：容易发生细菌性肺炎和尿路感染，甚至败血症。病毒感染以带状疱疹多见。

高黏滞度综合征：少见。可表现为头昏、眩晕、眼花、耳鸣或突发意识障碍、手指麻木、冠状动脉供血不足、充血性心力衰竭等。

3. 出血倾向　以鼻出血和齿龈出血为多见，皮肤紫癜也可发生。

4. 肾功能损害　常为本病重要表现之一，临床表现有蛋白尿、管型尿甚至肾衰竭，为仅次于感染的致死原因。

5. 其他　在少数患者可发生淀粉样变性，主要见于舌、心脏、骨骼肌、韧带、胃肠道、皮肤、外周神经及其他内脏组织。

（四）MM的临床分类

1. IgG型骨髓瘤　约占MM的半数以上，并分为IgG_1～IgG_4亚类。该型易发生感染，但淀粉样变和高血钙少见。IgG_3亚类易导致高黏滞综合征。

2. IgA型骨髓瘤　约占MM的25%，并分为IgA_1与IgA_2亚类。该型高血钙、高黏滞综合征和淀粉样变的发生机会较多，易造成肾功能损害，预后差。

3. IgD型骨髓瘤　占2%，轻链蛋白尿严重，肾衰竭、贫血、高钙血症、淀粉样变较常见，易转变为浆细胞白血病和髓外浆细胞瘤，生存期短，预后差。

4. IgE型骨髓瘤　仅有数例报道，极为罕见。

5. 轻链型骨髓瘤　约占10%～20%，λ轻链型居多，溶骨性病变、肾功能不全、高血钙及淀粉样变的发生率高，预后差。

6. 无分泌型骨髓瘤　约占1%，血清及尿内不能检出M蛋白，M蛋白仅存在于浆细胞内，为不分泌型；极少数浆细胞内亦不能测得M蛋白，为不合成型。此类浆细胞在形态上更加幼稚，临床上患者相对年轻，骨质破坏更加突出。

（五）特殊类型的骨髓瘤

1. 冒烟型骨髓瘤　血清M蛋白≥30g／L，骨髓涂片骨髓瘤细胞≥10%，一般均<20%，缺乏贫血、肾功能损害、高钙血症和溶骨性病变等表现，病程维持3～5年以上不变，一般不必急于治疗。

2. 浆细胞白血病　周围血浆细胞>20%，计数>2.0×10^9／L。本病中约60%为原发性，患者较年轻，起病急，肝、脾、淋巴结肿大发生率高，血小板计数较高，而骨骼病变罕见，血清M蛋白量低，治疗反应差，用VAD方案或烷化剂治疗仅部分有效，中位生存期6个月。40%由MM转化而来者称为继发性浆细胞白血病，为MM的终末期表现。

3. 骨硬化骨髓瘤（POEMS综合征）　以多发性神经病变（polyneuropathy）、器官肿大（organomegaly）、内分泌病变（endocrinopathy）、M蛋白（monoclonal protein）和皮肤改变（skin changes）为特征。神经病变为慢性炎症性脱髓鞘，可伴有明显的运动障碍，脑神经一般不受累，自主神经系统可有改变。50%有肝大，但脾和淋巴结肿大少见。可见皮肤色素沉着和多毛症，男子乳房发育和睾丸萎缩及杵状指（趾）。常无贫血而血小板增多，骨髓内浆细胞<5%。诊断尚须依据骨硬化病灶活检中是否有单克隆浆细胞的存在。

4. 骨孤立性浆细胞瘤　组织学上证实骨内孤立的瘤体内含单克隆浆细胞，而其他骨骼X线摄片、MRT均无MM证据。骨髓穿刺提示浆细胞<5%，仅出现少量M蛋白，随孤立病灶的治疗常可消失。部分患者可发展为MM或出现新的病灶，亦有无症状生存达10年以上者。

5. 髓外浆细胞瘤 浆细胞瘤原发于骨髓以外的部位，常见于头颈部，特别是上呼吸道如鼻腔、鼻窦、鼻咽和喉部。骨髓象、X线骨骼摄片和血、尿检查均无MM的证据。预后良好，亦有40%发展为MM。

（六）血象

红细胞及血红蛋白不同程度减少，多属正细胞正色素性贫血，少数可呈低色素性或大细胞性，红细胞沉降率明显增快；白细胞和血小板计数正常或减少，分类计数淋巴细胞相对增高，晚期可在血片中发现个别骨髓瘤细胞，若出现大量瘤细胞，应考虑为浆细胞白血病。

（七）骨髓象

骨髓增生明显活跃或增生活跃；出现典型的骨髓瘤细胞，瘤细胞在数量及形态上相差悬殊，一般占有核细胞的5%以上，多者可达80%～95%以上，在部分患者，特别在病程早期，骨髓瘤细胞可呈灶性分布，单个部位骨髓穿刺不一定检出骨髓瘤细胞，此时应做多部位骨髓穿刺或骨髓活检，方可发现瘤细胞，瘤细胞易位于涂片尾部，应注意仔细查找；粒系、红系及巨核系细胞的比例随骨髓瘤细胞百分率的高低而不同，可轻度减少或显著减少。

骨髓瘤细胞的形态与浆细胞系的细胞形态相似：细胞大小不一，一般较大，呈明显的多形性（圆形、椭圆形或不规则形），胞核圆形或椭圆形、偏位，核染质细致疏松，有时凝集成块；核仁1～2个，大而清楚。多核瘤细胞常见；胞质量丰富，呈不透明灰蓝色、蓝色或深蓝色，核周无淡染区，无颗粒或有少量嗜天青颗粒，常见小空泡。因瘤细胞分泌的免疫球蛋白不同，胞质中可能出现红色粗大包涵体（Russel小体），有时红色物质充满胞质，使胞质边缘呈火焰状（火焰状细胞），或胞质中充满大量淡蓝色小空泡（Mott细胞），或形似葡萄状的大空泡（葡萄状细胞）。

在透射电子显微镜下，瘤细胞的显著特征是内质网的增多和扩大，高尔基（Golgi）体极为发达。扩大的粗面内质网内含无定型物、椭圆形小体，这些物质与血清中M蛋白有关。发达的高尔基体内含致密小体和空泡。线粒体也增多、增大，嵴丰富。常可见到胞质内有空泡、Rusell小体、结晶体、包涵体。胞核大而圆，常偏于一侧，核染色质较粗，核仁大而多形化，有时可见核内包涵体。核与胞质发育成熟程度不成比例是瘤细胞在透射电子显微镜下的重要特征。应用抗免疫球蛋白的重链抗体和抗免疫球蛋白的轻链抗体，进行免疫荧光法检查，可发现骨髓瘤细胞呈阳性，但仅含有1种重链和1种轻链，与其血清中M蛋白的重链、轻链类型一致。

五、恶性淋巴瘤（lymphoma）

恶性淋巴瘤是一组起源于淋巴结或其他淋巴组织的淋巴细胞或组织细胞的恶性肿瘤。淋巴瘤的病因至今尚不清楚，目前认为本病与病毒感染有关。恶性淋巴瘤包括霍奇金病及非霍奇金淋巴瘤两大类：

（一）霍奇金病（Hodgkin disease，HD）

霍奇金病是淋巴结或其他淋巴组织中的淋巴细胞发生恶性增生而引起的淋巴瘤。本病的首发临床症状往往是进行性和无痛性淋巴结肿大，以颈部为常见，其次是腋下，部分患者出现不明原因的持续性或周期性发热，此常与腹膜后淋巴结群受累有关。皮肤瘙痒是本病的重要皮肤表现，多见于年轻女性患者。此外，常有肝、脾肿大。

1. 病理学检验　淋巴结穿刺或活检取材，制成涂片、印片或切片，经HE或瑞氏染色后，于显微镜下观察细胞形态，典型病例可找到特异的Reed-Sternberg（R-S）细胞。R-S细胞为巨大的双核细胞，胞体大，直径约30~50μm，最大可达100μm，细胞呈圆形、椭圆形、肾形或不规则形。胞核较大，直径15~18μm，呈圆形、分叶状或扭曲状，多为2个，也有单个或多个者。呈对称性双核者，称为"镜影核"，核膜清晰，核仁1至多个，大而明显，染色质呈颗粒状或网状，胞质较为丰富，染蓝色或淡蓝色，有不规则的胞质突起，无或有少数天青胺蓝颗粒。典型的R-S细胞在霍奇金病的诊断上有重要意义，但是，若病理组织学已证实其他条件也符合，而缺乏R-S细胞，此时结合临床亦可做出霍奇金病的诊断。

2. 血象　部分霍奇金患者有轻度到中度的贫血，可为正细胞正色素性，或小细胞低色素性。白细胞、血小板一般正常。但是，疾病晚期，尤其病变浸润骨髓后，可发生全血细胞减少，也有中性、嗜酸性粒细胞及淋巴细胞增多。

3. 骨髓象　多为非特异性改变。若骨髓穿刺涂片找到R-S细胞对诊断有重要意义，但阳性率不高，骨髓组织活检，可将阳性率提高至9%~22%。

（二）非霍奇金淋巴瘤（non-Hodgkin lymphoma，NHL）

非霍奇金淋巴瘤是另一种类型恶性淋巴瘤。临床表现与霍奇金病相似，但原发淋巴结外的病变较多见，累及胃肠道者较霍奇金病为多，主要是小肠，其次是回肠及胃，结肠较少。

1. 病理学检验　非霍奇金淋巴瘤需依赖组织病理学诊断：淋巴细胞型的形态多样化，分化良好的肿瘤性淋巴细胞与"成熟"的小圆形淋巴细胞相似，胞体小，多呈圆形或卵圆形，胞质量少，胞核圆，有凹陷、切迹、不规则。核染色质呈粗颗粒状，分布不均，多无核仁。分化不良者，以原淋及幼淋细胞为主的瘤细胞胞体较大，呈圆形或椭圆形，常有凹陷、切迹、分叶、折叠、结节及花瓣状等畸形。核仁1~2个，染色质常凝集，呈粗颗粒状，分布较均匀。胞质染深蓝色或浅蓝色，胞质量增多。组织细胞型，即所谓的"网状细胞肉瘤"，以肿瘤性组织细胞为主。其特征是胞体大小不等，直径15～25μm，呈多形性如圆形、椭圆形、锤形及不规则形等。核形多样化如圆形、椭圆形、不规则形，胞核有凹陷、切迹、扭曲、折叠、多叶或双核等。核染色质疏松呈网状，分布均匀或不均，核仁1至多个，亦可隐约不显。核分裂象较多见。胞质较丰富，着色浅蓝或灰蓝，常不均匀，可有小空泡或紫红色颗粒出现。混合细胞型：兼有淋巴细胞及组织细胞型特征。未分化型瘤细胞形态较为特殊。

2. 血象和骨髓象　白细胞数多正常，淋巴细胞可增多。约20%淋巴肉瘤病例在晚期可并发白血病，此时血象及骨髓象类似急淋。约5%的组织细胞型淋巴瘤也可并发急性组织细胞或单核细胞白血病。

六、骨髓增生性疾病

（一）真性红细胞增多症（polycythemia vera，PV）

真性红细胞增多症简称真红，是一种克隆性的以红细胞异常增殖为主的慢性骨髓增生性疾病。其外周血总容量绝对增多，血液黏滞度增高，常伴白细胞和血小板升高，脾大，病程中可出现出血、血栓形成等并发症。临床特征有皮肤黏膜红紫、肝脾大及血管性与神经性症状，起病隐袭，病程进展缓慢。发病高峰年龄集中在50～60岁之间，因此是一种中老年性疾病。男性患病稍多于女性。

本病的病因和发病机理仍不清楚，目前认为红细胞增多是红细胞生成增多的结果，而并非红细胞寿命延长所致。研究证明红细胞生成素在本病并无增多，提示红细胞的增生与造血干细胞的异常有关，认为患者骨髓除正常红系统定向干细胞外，还有一种异常干细胞克隆，其特点是增生速度比正常快，对红细胞生成素不敏感，不会因红细胞增多而起反馈抑制作用，结果使红细胞不断增生，血容量增多，血液黏稠比正常增高5～8倍。

患者多为中年或老年，男性多于女性。起病缓慢，可在病变若干年后才出现症状。有的在偶然查血时才被发现。因血容量增多，血液黏滞度增高，导致全身各脏器血流缓慢和组织缺血。早期可出现头痛、眩晕、疲乏、耳鸣、眼花、健忘等类似神经症症状。以后有肢端麻木与刺痛、多汗、视力障碍、皮肤瘙痒及消化性溃疡症状。本病嗜碱性粒细胞也增多，嗜碱颗粒富有组胺，大量释放刺激胃腺壁细胞，可导致消化性溃疡，刺激皮肤有明显瘙痒症。由于血管充血、内膜损伤以及血小板第3因子减少、血块回缩不良等原因，可有出血倾向。约半数病例有高血压。Gaisbock综合征指本症合并高血压而脾不大。当血流显著缓慢，尤其伴有血小板增多时，可有血栓形成和梗死。血栓形成最常见于四肢、肠系膜、脑及冠状血管。严重时出现瘫痪症状。

患者皮肤和黏膜显著红紫，尤以面颊、唇、舌、耳、鼻尖、颈部和四肢末端（指趾及大小鱼际）为甚。眼结合膜显著充血。患者常有肝大，大多为轻度。后期可导致肝硬化，称为Mosse综合征。患者多有脾大，大多较明显，可发生脾梗死，引起脾周围炎。高尿酸血症可产生继发性痛风、肾结石及肾功能损害。

1. 血象 红细胞数多在（6~10）×10^{12}/L之间。血红蛋白在180~240g/L之间。血细胞比容在55%~80%之间。红细胞形态多数正常，或有轻度大小不均与异形。嗜碱性点彩和嗜多染性红细胞增多，常有少量幼红细胞，如无失血现象，网织红细胞不增多。约半数以上白细胞在（12~20）×10^{12}/L. 粒细胞核左移，偶尔出现1%~2%中及晚幼粒细胞。白细胞碱性磷酸酶显著增高，嗜碱性粒细胞增加，约有半数患者血小板增多，大多在（100~1500）×10^{9}/L。血中偶见巨核细胞。

2. 骨髓象 增生活跃或明显活跃，粒、红、巨核系细胞尤以幼红细胞为甚，粒与幼红细胞比例下降，巨核细胞形态较大。铁染色显示骨髓内贮存铁减少。活检可见到骨髓脂肪被造血组织代替，网状纤维染色可能显示骨髓纤维组织增生。

3. 其他 染色体检查少数可见非整倍体、超二倍体、亚二倍体和多倍体等非特异性改变。以C组最为明显。经化疗或放疗后，上述变异就更为明显，未经治疗者，血清维生素B_{12}及维生素B_{12}结合力均增高。红细胞内谷草转氨酶、6-磷酸葡萄糖脱氢酶、己酶激酶、血清溶菌酶、血及尿中组织胺均升高。

（二）原发性血小板增多症（primary thrombocythemia，PT）

原发性血小板增多症亦称特发性血小板增多症、出血性血小板增多症，为多能干细胞克隆性疾病。其特征是血小板水平显著持续性增多而功能异常，有出血及血栓形成倾向，常有脾大为其特征。

起病缓慢，表现不一致。轻者长期无症状，或仅有疲劳、乏力，偶尔发现血小板增多或脾大被确诊。大多数患者有出血或血栓形成症状。以出血常见，多见于胃肠道、齿龈和鼻出血，女性月经过多；瘀点、瘀斑较少见。静脉血栓形成多见于四肢，表现手足发麻、发绀、肿胀、间歇性跛行。动脉血栓形成引起指（趾）疼痛或坏疽；若血栓在肠系膜或脾中形成表现急性腹痛。约80%的患者有脾大。

1. 血象 血小板多在（1000~3000）×10^{9}/L，涂片中血小板聚集成堆，大小不一。有巨型血小板，偶见巨核细胞碎片。血小板聚集试验异常，1/3患者的血小板对胶原、ADP及花生四烯酸诱导的聚集反应下降。对肾上腺素反应消失是原发性血小板增多症的特征性表现。血小板第3因子活性异常。白细胞增多，常在（10~30）×10^{9}/L之间。中性粒细胞碱性磷酸酶活性增高。出血时间、凝血酶原消耗试验及血块回缩等可异常。

2. 骨髓象 有核细胞显著增生，巨核细胞增生尤为明显，尤其幼巨核细胞也增多，并有大量血小板形成。中性粒细胞碱性磷酸酶活性增加。

（三）原发性骨髓纤维化症（primary myelofibrosis）

此为病因不明的骨髓弥漫性纤维组织增生，常伴有髓外造血（或称髓外化生），主要在脾，其次在肝、淋巴结等。脾显著增大，幼粒-幼红细胞性贫血，出现泪滴样红细胞以及不同程度的骨质硬化，骨髓常干抽，骨髓活检证实纤维组织增生是其特点。

原因尚未清楚。目前多数认为是在某些原因的刺激下，使骨髓的正常调节机能发生紊乱，造血多能干细胞的分化发生异常，向成纤维细胞及骨母细胞的方向分化增殖的结果。

多见于40岁以上，起病缓慢，开始多无症状或症状不典型，例如乏力、体重下降、食欲减退及左上腹疼痛等。偶然发现脾大而确诊。主要症状为贫血和由脾大而引起的压迫症状。此外，可有代谢增高所致的低热、出汗、心动过速。少数有骨骼疼痛和出血。严重贫血和出血为本症的晚期表现。少数病例可因高尿酸血症并发痛风及肾结石，也有合并肝硬化者。巨脾是本病的特征，质多坚硬，表面光滑，并无触痛。因肝及门静脉血栓形成，可导致门静脉高压症。

1. 血象　贫血属正细胞正色素性，外周血有少量幼红细胞。成熟红细胞形态大小不一，有畸形，常发现泪滴形或椭圆形红细胞，有辅助诊断价值。网织红细胞通常在0.02～0.05之间，白细胞数增多或正常，但很少超过50×10^9/L以上，以成熟粒细胞为主，中幼及晚幼粒细胞可达10%～20%，甚至出现少数原粒及早幼粒细胞。贫血明显者可伴有白细胞减少，可见巨核细胞碎片和巨型血小板，血小板功能也不正常。约70%患者的中性粒细胞碱性磷酸酶活性增高。血尿酸增高，无pH染色体。

2. 骨髓涂片及活检　活检可见骨髓中大量纤维组织增生是确诊本病的主要依据。骨髓涂片的造血细胞，在早期可呈现增生，但晚期多表现增生正常或低下。

3. 组织化学检查　约有2/3的慢性病例，粒细胞碱性磷酸酶活性增高而急性型则活性正常。

4. 染色体　约半数患者显现三体性异常。

七、白细胞减少症和粒细胞缺乏症

外周血白细胞持续低于4.0×10^9/L时，称为白细胞减少症（leukopenia），其中主要是粒细胞减少，当粒细胞绝对值低于1.8×10^9/L时称粒细胞减少症（granulocytopertia），粒细胞中虽包括中性、嗜酸性和嗜碱性粒细胞，但以中性粒细胞占绝大多数，故粒细胞减少症实际上是中性粒细胞减少症（neutropenia）。当白细胞计数低于2.0×10^9/L，中性粒细胞绝对值低于0.5×10^9/L时称粒细胞缺乏症（agranulocytosis）。

（一）病因和发病机制

外周血中白细胞中的60%～70%为粒细胞，故在多数情况下，白细胞减少也是由粒细胞减少所致。粒细胞减少和缺乏的病因和发病机制大致相同，有以下几种可能。

1. 生成减少　粒细胞在骨髓中生成，原粒、早幼粒及中幼粒都具有分裂、增殖的能力。各种微生物、放射性物质、化学毒物（苯、二硝基甲苯等）、抗癌药、氯霉素、磺胺类药、氨基比林、抗甲状腺药物等均能影响粒细胞代谢，使去氧核糖核酸合成受阻，粒细胞生成减少。当恶性肿瘤细胞浸润骨髓，粒细胞亦因生成障碍而减少。

2. 破坏增加 在正常情况下，部分粒细胞贮存在骨髓中，成为储备池。当血液或组织中粒细胞破坏超过了自骨髓内的释放数，骨髓虽呈代偿性增生活跃，但贮存池细胞呈明显耗竭状态。粒细胞破坏过多的原因是多由于自身免疫性疾病，血清中的白细胞抗体或白细胞凝集素，使粒细胞寿命缩短。此外，亦见于急性感染、败血症和慢性炎症、脾功能亢进等。

3. 分布异常 正常情况下，约有55%的粒细胞在血循环中运行，构成循环池。由于外周循环池中的粒细胞大量转移到外周边缘池，聚集于血管壁上，而循环池的粒细胞则相对减少，但骨髓增生正常，白细胞寿命亦无变化，故称为假性粒细胞减少或转移性粒细胞减少。见于疟疾、异体蛋白反应、内毒素血症等。

4. 混合因素 某些疾病造血组织受损与外周血的粒细胞破坏过多可同时存在。可见于恶性组织细胞病、白血病及败血症等。

5. 其他 慢性特发性中性粒细胞减少症，病因未详；家族性慢性白细胞减少症，是一种较良性的白细胞减少，与遗传有关；周期性粒细胞减少症可能因骨髓干细胞的周期性生长抑制，生成障碍，骨髓中的中性粒细胞贮备缺乏，甚至缺失。发病周期一般为3周左右（15～45天）。

（二）临床表现

1. 白细胞减少症 一般无特殊症状，隐匿起病，多表现一些非特异性症状，如头晕、乏力、四肢酸软、食欲减退、低热等。有些患者容易发生上呼吸道感染、中耳炎、支气管炎、肺炎和泌尿系感染等，也有并无症状，仅于体检时才被发现。

2. 粒细胞缺乏症 起病急，常突然寒战或畏寒、高热、头痛、关节痛、极度乏力、神志障碍等全身症状严重。常伴有急性咽喉炎、化脓性扁桃体炎、牙龈溃疡、肺炎、直肠炎、肛周脓肿和败血症等严重感染。颌下及颈淋巴结肿痛，少数可有肝脾大和黄疸。本症常由药物或化学毒物引起，预后凶险，可死于感染中毒性休克。

3. 血象 红细胞及血小板计数正常。

白细胞减少症：白细胞计数减低，多数在（2.0～4.0）×10⁹／L之间，细胞形态无异常，细胞质中偶见中毒颗粒，白细胞分类计数可正常。

粒细胞缺乏症：白细胞总数低于2.0×10⁹／L，粒细胞绝对计数常在（0.5～1.0）×10⁹／L，之间，可低于0.2×10⁹／L，甚至缺如。胞浆中可见中毒颗粒，细胞质细胞核内可出现空泡。

4. 骨髓象 白细胞减少症常无改变，或出现轻度成熟障碍。粒细胞缺乏症可出现粒系受抑制现象，粒系幼稚细胞减少或成熟障碍。红细胞及巨核细胞系常无改变。

八、脾功能亢进（hypersplenism，简称脾亢）

脾亢是一组临床病理综合征。以脾明显肿大，单项或多项血细胞减少为主要特征，骨髓一系或多系造血细胞相应增生，脾切除后血象常迅速恢复。根据病因明确与否，脾亢又分为原发性和继发性两大类，临床上所见的脾亢大多属于继发性。

1. 血象　各种血细胞有程度不一的减少，除溶血引发的脾亢外，通常最早发生在血小板和（或）白细胞减少，至晚期才有红细胞及血红蛋白减少，出现全血细胞减少。血细胞减少和脾肿大程度间可不成比例，有时更和原发病的病情有关。红细胞在脾内破坏增加时，作为代偿，外周血网织红细胞可增多，但由于网织红细胞在脾内较成熟红细胞更易被阻留，故仅轻度增多。

2. 骨髓象　骨髓造血细胞增生活跃或明显活跃，外周血中减少的血细胞系列，在骨髓常呈显著的增生。部分患者可同时呈现成熟障碍，主要累及粒细胞系和巨核细胞系，例如分叶核细胞减少，巨核细胞形成血小板者少见，此可能和成熟的粒细胞及血小板释放过多有关。

九、传染性单核细胞增多症（infectious mononucleosis，IM）

传染性单核细胞增多症是感染引起的以淋巴细胞（属单个核细胞范畴）增多为主要特征的急性临床综合征。

实验室检查：外周血白细胞总数高低不一，多数正常或轻度增高，一般不超过 $20 \times 10^9 / L$。但少数患者可达 $20 \times 10^9 / L$。病程早期中性分叶核细胞增多，此后各种单个核细胞增多，常 > 50%，其中部分为正常淋巴细胞和单核细胞，部分为异型淋巴细胞，患者在病程第 4～5 天开始出现，第 7～10 天达高峰，大多数 > 20%，1～2 个月后逐步消失，少数患者始终不出现异型淋巴细胞。异型淋巴细胞根据形态可分为三型：

Ⅰ型（泡沫型），该细胞大小与普通淋巴细胞相似。核为卵圆或肾形，染色质呈粗条索状或块状，与副染色质区分不明显，外观模糊不清，无核仁。胞质量多，深嗜碱性并含有空泡，可见嗜天青颗粒；Ⅱ型（不规则型），细胞较Ⅰ型大，核形态不规则，染色质呈粗条索块状，无核仁。胞质丰富，不规则，弱嗜碱性，不含空泡，可有少数嗜天青颗粒，外形有伪足；Ⅲ型（幼稚型），该型细胞类似原始淋巴细胞，大小与Ⅱ型相似。细胞核形态幼稚，染色质如细网状，可见 1～2 个核仁，胞质量多，强嗜碱性，有多个空泡。临床上常见Ⅰ、Ⅱ型。异型淋巴细胞也可见于其他病毒感染，但百分比一般在 5% 以下。异型淋巴细胞的性质现已证实主要为多克隆 T 淋巴细胞，少数为 B 淋巴细胞，其过氧化物酶和碱性磷酸酶染色阴性。其中又以 CD_8^+ T 细胞为主，部分为 CD_4^+ T 细胞和 NK 细胞。NK 细胞绝对值升高，但其功能下降，并持续至病程数周后恢复。异常的 CD_8^+ T 细胞表面表达 T 细胞的活化标志 CD_{45} RO 和 IL-2 受体。约 90% 的 EBV 感染的 IM 患者在病程的 7～21 天血中出现嗜异性抗体，可与其他病原鉴别。

十、血小板减少性紫癜

（一）原发性血小板减少性紫癜（idiopathic thrombocytopenic purpura，ITP）

这是一种自身免疫性疾病，也有称为免疫性血小板减少性紫癜。其特点为患者体内产生抗血小板抗体，致使血小板寿命缩短，破坏过多，而骨髓中巨核细胞增多，但巨核细胞的成熟及产血小板的功能则受抑制。临床上分为急性型和慢性型，急性型多见于儿童，慢性型好发于青壮年女性。

1. 血象　血小板数量减少程度不一，且可有形态异常，如体积增大、形态特殊、颗粒减少、染色过深。除非大量出血，一般无明显贫血和白细胞减少。

2. 骨髓象　骨髓增生明显活跃，儿童患者有时呈极度活跃；红系和粒系细胞增生活跃，细胞比例及形态一般无明显异常；巨核细胞数增多或正常，但胞质中颗粒减少、嗜碱性较强，产板型巨核细胞减少或缺乏，胞质中出现空泡、变性。少数病程较长的难治性ITP患者的巨核细胞数量减少，可能与抗血小板抗体等因素对巨核细胞的抑制作用有关。

（二）继发性血小板减少性紫癜（secondary thrombocytopenic purpura，STP）

这是指有明确的病因或在某些原发病的基础上发生的血小板减少伴随临床出血症候群。它不是一种独立性疾病而是原发病的一种临床表现。其临床特点：可引起血小板减少的原发性疾病的临床表现，有类似ITP的皮肤、黏膜和内脏的出血倾向。

检验：除CFT阳性、BPC减少和BT延长外，可有血块收缩和凝血酶原消耗试验不佳。骨髓象随病因不同而异：再生障碍者，巨核细胞减少；破坏加速和分布异常者，巨核细胞增多；与免疫因素相关者（如SLE等），PAIg增高和血小板寿命缩短。

第四节　血细胞化学染色

一、过氧化物酶染色

（一）原理

血细胞中的过氧化物酶（peroxidase stain，POX）能分解底物过氧化氢（H_2O_2）产生出新生态氧，进而使无色的联苯胺氧化为蓝色的联苯胺蓝。

（二）结果判断

1. POX主要存在于髓系细胞胞质中。原粒细胞常呈阴性反应，从早幼粒细胞阶段起呈阳性反应，细胞愈成熟POX反应愈强。中性粒细胞阳性率常>98%，积分值350～400。嗜酸性粒细胞强阳性，嗜碱性粒细胞阴性。

2. 原单核细胞一般呈阴性反应，幼单核细胞和单核细胞呈弱阳性反应。

3. 淋巴细胞、巨核细胞及各阶段幼红细胞均呈阴性反应。

（三）临床意义

主要用于急性粒细胞白血病和急性淋巴细胞白血病的鉴别。急性粒细胞白血病呈强阳性反应；急性淋巴细胞白血病呈阴性反应。但急性单核细胞白血病可呈弱阳性或阴性反应。

二、苏丹黑B（SB）染色

（一）原理

苏丹黑B（sudan black B，SB），是一种能溶解于脂肪中的色素，因此可使细胞内的中性脂肪、磷脂和类固醇着色，着色后即使用脂溶剂如丙酮也不能使其脱色。

（二）结果判断

阳性结果为棕黑色颗粒，定位于胞浆中。

（三）临床意义

SB染色在血细胞中的结果与POX染色所见的结果相似，因此有助于急性白血病细胞分类的鉴别。SB染色灵敏度比POX高，即使较早的原粒细胞有时也能显示阳性反应。

三、中性粒细胞碱性磷酸酶染色

（一）原理

血细胞内碱性磷酸酶（alkaline phosphatase）在碱性环境中可水解底物 α-磷酸萘酚钠，释放出 α-萘酚与磷酸钠，后者能偶联重氮盐从而形成有色染料而沉着胞浆中，通过显微镜观察中性粒细胞了解其碱性磷酸酶（neutrophil alkaline phosphatase，NAP）活性程度。

（二）参考值

健康成人一般的中性粒细胞碱性磷酸酶积分值为13～130。但各个实验室因选用不同的重氮盐和不同批号而异，故各实验室应建立自己的参考值。

（三）临床意义

1. NAP增高　见于严重的化脓性感染、类白血病反应、真性红细胞增多症、骨髓纤维化、急性淋巴细胞白血病。慢性粒细胞白血病急性变、多发性骨髓瘤、恶性淋巴瘤、再生障碍性贫血及原发性血小板减少性紫癜等。

2. NAP减低　见于慢性粒细胞白血病、急性粒细胞白血病、阵发性睡眠性血红蛋白尿（paroxysmal nocturnal hemoglobinuria，PNH）及恶性组织细胞病等。

3. NAP可用于下列疾病的鉴别诊断

（1）慢性粒细胞白血病与类白血病反应的鉴别；

（2）PNH与再生障碍性贫血的鉴别；

（3）急性淋巴细胞白血病和急性粒细胞白血病的鉴别。

（四）注意事项

1. 涂片应新鲜，厚薄适宜，及时固定。

2. 染色液应新鲜配制。

3. 每次染色时，最好同时做1份化脓性感染患者血涂片作阳性对照。同时报告待检者和对照者阳性细胞率和积分值。

四、酸性磷酸酶染色

（一）原理

在酸性条件下（pH值4.9），细胞中的酸性磷酸酶（acid phosphatase stain，ACP）将试剂中的甘油磷酸钠水解，释放出磷酸根，与铅作用生成磷酸铅，再与硫化铵作用，生成黑色硫化铅沉淀定位于细胞酶活性存在处。

（二）结果判断

凡有紫红色颗粒者为阳性。

（三）临床意义

1. 协助诊断毛细胞白血病　毛细胞常表现为中度阳性至强阳性，而且具有抗L（+）酒石酸抑制的特征（tartrate-resistant acid phosphatase，TRAP）。

2. 区别淋巴细胞的类型　T淋巴细胞经ACP染色常为阳性，因此在约86%的急性T淋巴细胞白血病患者中有90%~99%白血病细胞为阳性。B淋巴细胞白血病ACP染色常为阴性。

3. 鉴别其他细胞　鉴别浆细胞、骨髓瘤细胞（阳性或强阳性）与淋巴细胞（阴性或弱阳性）；传染性单核细胞增多症中异常淋巴细胞（阳性）与正常淋巴细胞（阴性或弱阳性）；高雪细胞（Gaucher）（强阳性）与尼曼—匹克（Niemann-Pick）细胞（阴性）。

（四）注意事项

以前ACP染色硫化铅法，其产物是棕色或棕黑色颗粒。

五、糖原染色法

（一）原理

高碘酸（periodic acid）能将细胞内的糖原的乙二醇基的羰键打开氧化成二醛基，后者与雪夫液（Schiff液）作用，使无色品红变成紫红色染料而沉积于含糖原的位置。

（二）结果判断

胞浆中有红色（或紫色）颗粒者为阳性。其判断标准随细胞不同而异。

有核红细胞判断：

"0"胞浆中无红色颗粒。

"+"胞浆中有分散少数阳性颗粒或是呈浅红色，但应比正常红细胞染色深。

"++"胞浆中有1或2个粗的颗粒环，或胞浆呈中等度弥散的红色。

"+++"胞浆中有较粗的颗粒直至小块或大块红色物质。

淋巴细胞判断：

"0"胞浆内无红色颗粒。

"+"胞浆中有一圈PAS阳性颗粒。

"++"胞浆中有两圈PAS阳性颗粒。

"+++"胞浆中有三圈PAS阳性颗粒。

"++++"胞浆中有红色大团块形成。

（三）临床意义

1. 协助红血病、红白血病的诊断与其他类型贫血的鉴别　幼红细胞出现PAS强阳性反应可见于红血病和红白血病、部分严重的缺铁性贫血、重型地中海贫血及一些铁粒幼细胞性贫血。一般认为如能排除后3种疾病而幼红细胞PAS反应强阳性者提示红血病和红白血病的诊断。

2. 有助于鉴别急性白血病的类型　在急性白血病细胞中，若PAS反应呈粗颗粒，甚至大块状，而其胞浆背景又清晰者，以急性淋巴细胞白血病（L_1、L_2型）的可能最大；若PAS反应呈弥漫性阳性而胞浆边缘或伪足处阳性颗粒明显较粗，同时阳性率和积分值又较高者，以急性单核细胞白血病可能性较大；急性粒细胞白血病细胞中PAS反应一般较弱。

3. 鉴别细胞　帮助鉴别Reed-Sternberg细胞（阴性或弱阳性）与不典型巨核细胞（强阳性）；高雪细胞（强阳性）与尼曼-匹克细胞（阴性或胞壁有些阳性）；正常淋巴细胞（阴性或弱阳性）与慢性淋巴细胞白血病、淋巴肉瘤细胞（一般为阳性或强阳性）。

（四）注意事项

1. 过碘酸的质量要保证，过碘酸氧化时间以15~20分钟为宜。时间过短，氧化不足，时间过长也可出现假阳性或假阴性。

2. Schiff液中偏重亚硫酸钠的浓度也较重要。配制时器具必须十分清洁干燥。药用炭可以多加，以便吸附红色。

3. 染色时间和温度应相对恒定。

4. 染好的涂片不能久置，应及时检查，一般8天左右即逐渐褪色。

5. 报告阳性率与积分值时其计算法与NAP相同。

六、酯酶染色

酯酶（esterase）的细胞化学染色方法很多，目前使用特异性酯酶染色（specific esterase，SE）、中性非特异性酯酶染色、酸性非特异性酯酶染色、碱性非特异性酯酶染色。

细胞中酯酶能水解合成的底物萘酚酯（一种萘的衍化物）而释放出萘酚，并迅速与重氮盐偶联，结果在酶活性部位有明亮色彩的沉淀物出现。

固定液和操作：以下所有固定方法均相同。

固定液 将37%甲醛液25 ml、丙酮45 ml和磷酸盐缓冲液30ml（内含 $Na_2HPO_4$20mg及 KH_2PO_4 100mg）混匀，最终pH值约为6.6。血片或骨髓片最好及时固定。可将涂片置固定液中30秒（4～10℃），用蒸馏水冲洗3次，室温空气干燥。如果未及时固定，允许置室温不超过2周，该涂片中细胞酶活性不会有明显丧失。

（一）特异性酯酶：氯乙酸AS-D萘酚酯酶染色

1. 结果判断 阳性反应为红色颗粒，定位于胞浆中。

2. 临床意义 鉴别急性非淋巴细胞白血病类型若白血病细胞大部分强阳性时，提示急性粒细胞、急性早幼粒细胞白血病的可能性很大，慢性粒细胞白血病急粒变时酶活性增强，若全部或近乎全部阴性时，则可能是急性单核细胞白血病。也可用以鉴别嗜碱性细胞（阴性）与肥大细胞（强阳性反应）。

3. 注意事项

（1）氯乙酸萘酚酯酶（naphthyl chloroacetate esterase，NCE）最佳反应pH为7.0～7.6之间，不被氟化钠所抑制。

（2）严格遵守操作规程，如增加温度和pH值可导致氯乙酸萘酚分解，从而在细胞内产生明显的非特异性酯酶反应。

（二）非特异性酯酶：α-乙酸萘酚酯酶（α-NAE）染色

1. 结果判断 细胞质内棕黄色颗粒为阳性。

2. 临床意义 鉴别急性单核细胞白血病与其他白血病：急性单核细胞白血病常呈较强阳性，其活性可被氟化钠抑制50%以上。急性粒细胞白血病细胞为弱阳性或阳性，急性早幼粒细胞白血病细胞则为强阳性，但两者α-NAE活性被氟化钠抑制小于50%。

3. 注意事项 α-NAE最佳反应pH为6.0～6.3之间。

（三）非特异性酯酶：α-丁酸萘酚酯酶（α-NBE）染色

1. 结果判断 胞浆内有棕黄色颗粒为阳性。

2. 临床意义 单核细胞和巨噬细胞活性最强，粒细胞一般阴性，故常用于鉴别急性粒细胞白血病和急性单核细胞白血病。

七、铁染色

（一）原理

机体多余的铁以铁蛋白及含铁血黄素的形式储存在单核-吞噬细胞系统中，称细胞外铁。中、晚幼红细胞中也有非血红素的含铁小粒，称细胞内铁或铁粒幼细胞。这些铁与铁氰化钾在酸性溶液中发生反应而成生蓝色铁氰化铁沉淀（普鲁士蓝），定位于含铁的部位。

（二）参考值

正常人骨髓涂片中细胞外铁呈少量至较多的铁粒、铁珠，多数人呈"+"，少数人为"++"。幼红细胞有铁粒的阳性率为20%～40%，多数以中、晚幼红细胞为主。大多数阳性的幼红细胞内只含1～2个细小而无规律的铁粒，仅少数含3～5个铁粒，一般不见含5个以上铁粒的幼红细胞及环形铁粒幼红细胞。

（三）临床意义

1. 鉴别诊断缺铁性贫血与非缺铁性贫血。

2. 能灵敏地反映机体内铁的贮存和利用情况。

3. 诊断铁粒幼细胞性贫血。

（四）注意事项

1. 所用器材必须清洁，事先经除铁处理，尤其是载玻片。亚铁氰化钾-盐酸应用液必须现用现配。

2. 作细胞外铁检查时，需用含有骨髓小粒的涂片。细胞内铁计数应以中、晚幼红细胞为准。

第七章　脱落细胞学检验

　　脱落细胞学检验是采集人体某些部位的细胞，通过在镜下对其类别、形态与病变性质的观察和分析来协助临床诊断疾病的一门学科，也称临床细胞学。根据临床标本的采集方式不同分为脱落细胞学和穿刺针吸细胞学两部分。脱落细胞是对人体各组织、器官表面刮取或刷取物和自然脱落的细胞进行检查；穿刺针吸细胞学是用细针对深部脏器或肿块进行穿刺抽吸细胞进行检查。脱落细胞检验具有标本易取、安全快速、应用广泛、费用低、患者疼痛小、可随时复查等优点，对肿瘤的早期发现、早期诊断和早期治疗有重要意义。也特别适合开展肿瘤普查。

　　脱落细胞检验作为传统的、早期发现肿瘤的方法之一，对某些部位的肿瘤有较高的检出率。据统计，肺癌检出率为85%，食管癌为90%，子宫颈癌高达95%以上。其他部位的检出率也都在60%以上。但脱落细胞检验也有一定的局限性，如取材、制片有随机性、细胞变异大、细胞辨认经验不足等因素的影响而有一定的误诊率。据统计资料显示，脱落细胞的假阴性率为10%～30%，假阳性率为1%～3%。尽管如此，脱落细胞检验仍不失为一种简便快速的检查方法而在临床中得到广泛应用。

第一节　脱落细胞学检验技术

　　脱落细胞学检验技术包括标本采集与制片、固定、染色和显微镜检查四个步骤。任何一个环节的工作质量均能影响细胞学检验结果的准确性，因此从事脱落细胞学检验的工作者都应熟练地掌握每一步骤的操作和对细胞的形态辨认。

一、标本采集与制片

（一）标本采集方法与注意事项

　　各种标本的采集，通常由细胞学工作者或临床医师采集。根据采集标本的部位不同，常有以下几种方法。

　　1. 直视采集法　即在肉眼直接观察下采集标本。如鼻咽部、阴道、肛管、子宫颈口等部位，利用擦取、刮取、蘸取或吸取标本的方式采集标本。对某些深部组织器官的标本，可借助内镜采取标本。如鼻咽镜、喉镜、食管镜、胃镜、纤支镜、乙状结肠镜、直肠镜等。

2. 液体标本的采集　直接收集人体的排泄物、分泌物、浆膜腔积液等。如尿液、痰液、阴道分泌物、胸腹腔积液、乳头溢液等。

3. 摩擦法　用专门的摩擦器具与病变部位表面黏膜接触摩擦采集标本。如食管拉网、胃部气囊摩擦、鼻咽部海绵球摩擦法等。

4. 穿刺针吸法　用于内部脏器或皮下肿物的标本采集。如肝、肺、甲状腺、乳腺、淋巴结等，选择长度适宜的穿刺针，抽吸病变部位的标本。

在病变部位直接采集标本时，应尽量避免血液、黏液等物混入标本；标本采集后应立即制片、固定，以防细胞自溶、腐败而引起细胞形态的改变。

（二）制片方法与要求

1. 推片法　适用于较为稀薄的液体标本。将标本离心浓缩后，取沉淀物推制成片，如尿液、胸腹腔积液、脑脊液、支气管肺泡灌洗液等。

2. 涂片　正确的涂片和良好的染色是细胞学检查的重要前提之一。涂片就是将用各种方法取来的细胞学标本以适当的方式涂于载玻片上，以便染色和显微镜下检查。不同来源的标本，其涂制方法也是不同的，从病灶处直接采取的标本可以直接制成涂片，如标本为大量液体，必须在离心沉淀后再制成涂片，痰液标本则须选取有效成分制成涂片。

（1）制作涂片时必须注意的事项：

1）制作涂片时，操作轻巧，以免损伤细胞。

2）涂片时厚薄适宜。

3）细胞成分应涂在玻片的右侧2/3处，所余1/3留作粘贴标签或编号用。

（2）涂片的方法：

1）取直径约2mm大小标本液1滴，置于载玻片左中1/3交界处。

2）将玻片和推片在标本处成30°角接触，使标本液在两片之间迅速散开（推片可以用穿刺针代替）。

3）待其充分散开而又尚未到达载玻片下缘时，即将推片（或穿刺针）按原角度在载玻片上轻轻匀速自左向右移动，直至标本完全均匀弥散分布于载玻片上为止。

4）液体类的标本以浆膜腔积液、尿液、脑脊液等细胞涂片，采用离心沉淀后，用吸管吸取标本沉淀物，然后轻点在载玻片上。按上述方法推片，分布均匀，诊断阳性率高。

3. 固定

（1）固定的目的：

1）保持细胞与生活时形态相似，防止组织自溶。

2）沉淀或凝固细胞内的物质如蛋白质、酶、脂肪和糖类等，保持与组织生活时相仿的成分，可使细胞全部易于着色。

（2）固定方法：

1）浸入法：把即将干燥的涂片浸入固定液内，一般标本10～15分钟；痰液、宫颈液、食管拉网、胃镜、纤支镜标本，因黏液较多，固定时间为30分钟。浸入法适用大量标本的检查，常用染色固定架进行操作。本法不适用于清晰的尿液、脑脊液、胸腔积液等标本。

2）滴加法：将涂片置于染色支架上，任其自然干燥后，滴加固定液数滴，覆盖整个标本膜，固定15～30分钟后，进行染色。

（3）固定液的种类：常用者有下列数种：

1）乙醚-乙醇固定液（每100 ml）如下：

95%乙醇　50ml

纯乙醚　50ml

此固定液渗透性较强，固定效果较好，乙醚易挥发，用后应盖紧瓶口，适宜作巴氏染色和HE染色的固定。

2）氯仿乙醇固定液（Gavnoy液）（每100ml）如下：

无水乙醇　60ml

氯仿　30ml

冰醋酸　10ml

适宜核酸（DNA，RNA）、糖原和黏蛋白的染色。做特殊染色时应选用该液，尿细胞学亦多选用该固定液。

3）95%乙醇固定液：此液制备方便，较便宜，适用于大规模防癌普查，细胞涂片常规染色均可采用。

4）甲醇：涂片作Giemsa染色或MGG染色时应用甲醇固定效果好，但较乙醇价格稍贵。

（4）固定注意的事项：

1）固定细胞愈新鲜愈好，固定时间一般15～30分钟。

2）切忌将几个人的标本放在同一容器内，以免互相污染。

3）固定液用后过滤，要经常测定乙醇浓度，保持90%以上的浓度。

4）根据染色要求选择合适的固定液。

二、标本处理方法

处理液体标本如小便、胸腹腔积液，各种冲洗液等，由于细胞数量少，直接涂片镜检阳性率低，须得浓缩细胞，可用下述方法进行：

（一）自然沉淀法

液体标本经静置4~5小时后，标本下层细胞较多（以防细胞溶解、退化，必须加等量的乙醇或1/10的甲醛原液防腐，加抗凝剂抗凝），此法费时，细胞易变形，不宜采用。

（二）药物沉淀法

在液体标本中加入1/40的钾明矾，有加速细胞沉淀的作用，混匀静置20~30分钟，即可见细胞沉淀，可取底层标本检查。

（三）离心沉淀法

离心沉淀法是处理液体标本、细胞集中的常用方法。将液体标本分装于试管中，用天平平衡后对称地加入离心机孔内，以每分钟2000转速度离心，5~10分钟，可见液体标本细胞沉淀。

（四）微孔过滤法

采用一种塑料制成的可溶性微孔滤纸来过滤液体标本，除去标本内白细胞和不要的物质如水分，增加标本中细胞的数量，并使之集中于滤纸上。当大量加压过滤后，取出滤纸截成小块，贴于载玻片上，加入甲醇固定，此时滤纸溶解，所收集的细胞直接固定于载玻片上。

第二节　常用染色液的配制及染色方法

一、巴（Papanicolaou）氏染色法（Pap染色）

（一）原理

核酸等电点为pH1.5~2.0，当pH >2.0时，核酸带有负电荷，可与染液中带正电荷的碱性染料氧化苏木素矾结合，染成蓝紫色。天然苏木素着色力很弱，需经氧化汞氧化为苏木素红后才具染色性。但苏木素红呈弱酸性，其等电点为pH6.5，阳离子电荷不强，需再与含铝的金属媒染剂（铵明矾、钾明矾或铁明矾）结合后，形成带有强大正电荷的氧化苏木素矾，才更具亲和力，与核酸牢固结合。染液中的伊红、亮绿，橘黄为酸性染料，俾斯麦棕为碱性染料，分别能与胞质中带相反电荷的蛋白质结合而染出不同的颜色。在染液中加入少量磷钨酸，调整pH为5.2左右，可增加对细胞的着色力。

由于染核的苏木素为水溶液，染胞质的为乙醇溶液，故染核时应先进行加水处理（即将涂片从高浓度乙醇到低浓度乙醇），染胞质时需先进行脱水处理（从低浓度乙醇到高浓度乙醇）。

（二）染液配制

1. Harris苏木紫　甲液：苏木紫1g溶解于10ml无水乙醇中；乙液：硫酸铝钾20g溶解于200ml蒸馏水。甲、乙两液分别加温溶解后混合，继续加热煮沸，离火后加入0.5g黄色氧化汞，用玻璃棒搅拌至溶液呈深紫色，立即将容器置冷水中迅速冷却后过滤。不加冰醋酸。用前过滤。

2. OG$_6$液　橘黄G 0.5g，95%乙醇100ml，溶解后加磷钨酸0.015g。用前过滤。

3. EA$_{36}$液　甲液：淡绿SF 0.5g，95%乙醇100ml。乙液：俾斯麦棕0.5g，95%乙醇100 ml。丙液：伊红Y 0.5g，95%乙醇100ml。丁液：磷钨酸0.2g，碳酸锂饱和水溶液100ml。取甲液45ml、乙液10ml、丙液45 ml、丁液1滴混合。用前过滤。

（三）染色步骤

（1）涂片经乙醇浸洗，后用蒸馏染水冲洗。

（2）Harris苏木紫3分钟。

（3）水洗1~2分钟。

（4）盐酸乙醇分化。

（5）流水冲洗返蓝，或者在1%氨水中返蓝。

（6）置50%、80%、95%乙醇各1分钟。

（7）OG$_6$液2~4分钟。

（8）95%乙醇洗两次，每次1分钟。

（9）置EA36液4~8分钟。

（10）95%乙醇洗两次，每次1分钟。

（11）无水乙醇脱水，二甲苯透明，中性树胶封片。

（四）结果

细胞核蓝色，表层细胞质粉红色，中层及底层细胞质黄色至绿色。

二、苏木素-伊红染色

苏木素-伊红染色（hematoxylin-eosin staining，HE染色）能较好地显示组织结构和细胞形态，可用于观察、描述正常和病变组织的形态学，而且HE切片可较长时间保存，因而是生物学和医学领域（包括诊断、教学和科研）中最基本，也是应用最广泛的染色方法，被称为常规染色方法。

（一）试剂

除伊红染液外，其他试剂同Pap染色法。

伊红染液：称取伊红Y1g，加蒸馏水100ml，再加0.5ml冰乙酸，用玻棒搅拌打成泡沫状，将泡沫吸取于另一容器内，直到全部打成泡沫状分出。待泡沫消失形成溶液后，每25ml中加入95%乙醇75ml，混匀即可。

（二）染色步骤

（1）二甲苯脱蜡2×10分钟。

（2）无水乙醇洗去二甲苯2×1～2分钟。

（3）95%、80%、70%乙醇各1分钟，自来水洗1分钟。

（4）苏木素染色1～5分钟，自来水洗1分钟。

（5）1%盐酸乙醇分化20秒，自来水洗1分钟。

（6）稀氨水（1%）返蓝30秒，自来水洗或蒸馏水洗1分钟。

（7）伊红染色20秒～50分钟，自来水洗30秒。

（8）70%乙醇脱水20秒，80%乙醇30秒。

（9）95%乙醇2×1分钟。

（10）无水乙醇2×2分钟。

（11）二甲苯3×2分钟。

（12）中性树胶或加拿大树胶封片。

（三）结果

细胞核呈蓝色；细胞质、肌肉、结缔组织、红细胞和嗜伊红颗粒呈不同程度的红色。钙盐和各种微生物也可染成蓝色或紫蓝色。

三、瑞氏染色法

（一）染液的配制

1. 瑞氏染液

瑞氏染粉　1g

甲醇　60ml

将瑞氏染粉1g置研钵内，先加适量甲醇（或甘油）仔细研磨，将已溶解的染液倒入清洁玻璃瓶内，继续研磨，直至染粉全部溶解，将剩余甲醇全部倒入瓶内，过滤后保存于棕色玻璃瓶中备用，存放时间越长则染色效果越好。

2. 缓冲液的配制

1%磷酸氢二钠　30ml

1%磷酸氢二钾　30ml

蒸馏水　加至1000ml

缓冲液配成后，须用石蕊试纸测定其酸碱度，调整pH在6.7～7。

缓冲液亦可用新鲜蒸馏水代用。

（二）染色方法

（1）将涂片平放于染色水架上，保持玻片在水平位置。

（2）在涂片滴加瑞氏染液，至盖满标本为度，一般为4～8滴。

（3）滴加等量缓冲液或蒸馏水，可以轻轻晃动玻片或用洗耳球在玻片轻轻吹气，使液体混合均匀。

（4）10分钟后用流水缓缓冲洗，使染液自玻片边缘溢出。

（5）染后将湿片放置微镜下观察。

（三）瑞氏染色法的优缺点

（1）染液的制作和染色过程较为简单，一般检验人员都能掌握，容易推广普及。

（2）细胞核结构清晰，检验人员对瑞氏染色的细胞形态容易掌握。

（3）对于黏液较多的标本，如痰液、食管、胃细胞涂片等，着色较差。

（4）用于肿瘤细胞涂片时，染色质量不稳定，有时着色太深，有时则太淡，而复杂往往费时，且效果也差。

四、瑞氏-姬氏染色法

（一）染液的配制

瑞氏染粉　2g

姬氏染粉　1g

甲醇　500ml

甘油　2ml

将上述两种染粉混合倒入研钵，滴入甘油2ml，仔细研磨，直至染粉与甘油成黏丝状，然后将研钵内染粉与甘油的混合物用漏斗倒入500ml甲醇内振荡数下盖好，每日振荡数下，一周后便可使用。

（二）染色方法

与瑞氏染色法操作相同。

（三）瑞氏-姬氏染色的优点

（1）试剂的配制和染色方法简单、省时。

（2）染色质量比瑞氏染色稳定，细胞着色清晰。

（3）不需配制缓冲液，可由蒸馏水代替，染色效果仍好。

第三节　女性生殖道脱落细胞学检查

女性生殖道脱落细胞通常所指的阴道脱落细胞，除主要来自阴道上段及宫颈阴道部外，还可来源于宫腔、输卵管、卵巢及腹腔上皮，常用于这些部位肿瘤的辅助诊断及疗效观察。阴道上皮细胞受卵巢激素的影响而发生周期性变化，因此，还可通过连续动态检查阴道脱落细胞，了解卵巢及胎盘功能，它是一种简便、经济、对患者无痛苦的检查方法。

一、涂片种类及标本的采取

（一）阴道涂片

主要目的是了解卵巢功能。

1. 阴道侧壁刮片法　以窥器扩张阴道，用清洁干燥木刮片自阴道侧壁上1／3处，轻轻刮取分泌物少许，薄而均匀地涂于玻片上，放入95%乙醇内固定。此法能准确反映激素水平，且片型清洁，白细胞较少。

2. 后穹窿吸取法　病员取膀胱截石位。用阴道窥器暴露阴道后穹窿部，捏紧长玻璃吸管的橡皮球以排除空气，待插入阴道后穹窿之后，徐徐放松橡皮球，吸取积存于该处的分泌物，薄而均匀地涂于波片上，固定染色镜检。此法简便，但涂片上有陈旧的脱落细胞，易与宫颈、输卵管等上皮细胞混淆。

3. 棉签采取法　仅适用于未婚或阴道分泌物极少者。分开阴唇，将卷紧后用生理盐水湿润的棉签伸入阴道，在侧壁上1／3处，轻轻卷取分泌物。此法因接触阴道下段，可能影响涂片的准确性。

涂片判定标准：

（1）雌激素极度低落：阴道上皮脱落细胞均来自基底层（内底层）。在卵巢切除后或绝经后可出现。

（2）雌激素高度低落：阴道上皮萎缩严重，底层细胞约占40%以上。在绝经症状严重患者及绝经期后妇女或青年人有卵巢长期功能缺损者见到。

（3）雌激素中度低落：底层细胞约占20%～40%。在绝经症状轻的患者、年龄较大而无绝经症状者及青年人有其他卵巢功能障碍者见到。

（4）雌激素轻度低落：底层细胞约占20%以下。表示雌激素水平恰能维持阴道上皮的正常厚度，比月经后期稍低。

（5）雌激素轻度影响：致密核表层细胞占20%以下。在行经后期或排卵前期的初期，或接受小量雌激素治疗时见到。

（6）雌激素中度影响：致密核表层细胞占20%～60%。在卵泡迅速发育成熟时，或在排卵前期及患者接受中等量雌激素治疗时见到。

（7）雌激素高度影响：致密核表层细胞占60%～90%。在正常排卵期或患者接受大量雌激素治疗时见到。

（8）雌激素过高影响：致密核表层细胞占90%以上。常在体内雌激素过高，或卵巢颗粒细胞瘤、卵泡膜细胞瘤等患者的涂片中见到。

（二）宫颈刮片

宫颈刮片是早期发现宫颈癌的重要方法，简便易行可靠。

1. 方法　在子宫颈癌好发部位即宫颈外口鳞柱上皮交界处，用刮板轻轻刮取1周，然后将刮取物制成涂片，固定染色镜检。

2. 涂片诊断标准　临床常用的是巴氏分级法，诊断标准是：

Ⅰ级：正常的阴道细胞学涂片。

Ⅱ级：炎症。细胞核普遍增大，淡染或有双核，无恶性证据。

Ⅲ级：疑为恶性，但不能肯定。胞核增大，核形不规则或有双核，核深染，核与胞浆比例变化不大，称核异质。

Ⅳ级：高度怀疑恶性。细胞核大，深染，核形不规则，染色质颗粒粗，分布不匀，胞浆少，涂片中恶性细胞量较少。

Ⅴ级：肯定为恶性。有数量多的典型恶性细胞的特征。

（三）宫颈管涂片

为了解宫颈管内的情况，先将宫颈表面分泌物拭净，以吸管或生理盐水浸湿棉签伸入宫颈管内轻轻转动2~3周后取出涂片。

（四）后穹窿涂片

用窥器暴露宫颈及后穹窿部，将刮片在后穹窿处取少许分泌物做涂片。也可用吸管伸入后穹窿吸取分泌物做涂片。

二、注意事项

（1）嘱患者在检查前24小时内忌性生活，不做阴道冲洗及避免任何化学药物刺激。

（2）用窥器以生理盐水代替润滑剂。

（3）为幼女及未婚妇女取标本时，注意防止棉花掉入阴道，同时勿碰及外阴部，以免影响检查结果。

（4）根据检查目的选用采集方法，采集方法正确，涂片才符合要求，否则直接影响诊断的正确性。

（5）涂片时应均匀轻柔地向一个方向涂于玻片上，不可涂得太厚或来回涂擦，以免损伤细胞，涂片取制1~2分钟晾干后，放入固定液瓶中，并填好姓名贴于瓶上。

第四节　呼吸系统脱落细胞学检查

呼吸系统脱落细胞学检查是临床最常用的细胞学检查，包括支气管细胞刷和支气管冲洗液检查，还有支气管肺泡冲洗及支气管活检检查。呼吸系统脱落细胞学主要用于肿瘤检查，证实及确定是原发的还是转移性肿瘤；也可作为放射学检查的补充手段，用于肺癌患者的治疗后监测。另外，对于某些良性疾病的诊断及免疫功能遭破坏的患者，如艾滋病及接受移植的患者，通过呼吸系统细胞学检查可发现机会感染。

一、标本采集与制片

（一）自然咳痰法

嘱患者清晨漱口，并清除鼻咽部的分泌物，做深呼吸，用力咳出肺部深处的痰液。标本收集于清洁透明的容器内及时送检。涂片时应选择带血的痰丝、痰块或白色小颗粒部分，制成厚薄适宜的涂片，固定后染色镜检。标本至少应连续送检3天。

（二）纤维支气管镜刷取法

标本由临床医师采集。利用纤支镜对病变部位的黏膜、组织直接刷取或钳取，然后制成涂片或印片。应用纤支镜采集标本，定位更加准确，阳性率高，已成为肺癌早期诊断的重要方法。

（三）穿刺针吸抽取法（肺穿刺）

对肺部及其周围肿块，在超声导向仪器的配合下，用细针穿刺抽取标本，对肺部肿块进行细胞学检查。

二、痰液内正常上皮细胞

在一般痰涂片中，纤毛柱状细胞较为少见，当患者咳痰质量好，痰内可见较多的纤毛柱状细胞和吞噬细胞及较多的鳞状上皮细胞，说明痰液确系肺内咳出。支气管镜检查时，涂片内可见大量纤毛柱状细胞，而鳞状细胞较为少见。

在脱落细胞涂片及痰涂片中可见以下细胞：

1. 纤毛柱状细胞　呈细长圆锥形，游离缘宽而平，表面有纤细的纤毛，细胞核在细胞的中下部，圆形或卵圆形，核内染色质颗粒较细，分布均匀，有时形成数个较为粗大的质点。当表层的纤毛柱状细胞成片脱落时，细胞互相挤压成多边形，核在细胞中央，排列整齐，呈蜂窝状排列，但细胞团的边缘可见整齐的高柱状细胞，此细胞表面可见纤毛。

2. 黏液柱状细胞（杯状细胞）　细胞呈长卵圆形，胞质丰富，含有多量黏液，故着色淡而透明。有时黏液呈大空泡状，有时呈密集小泡沫状；细胞核卵圆形，其大小、形态与纤毛柱状细胞相似。当细胞内黏液较多时，核被压至细胞底部，呈半月形或不规则形，有时在细胞底部可见细长的锥尖。

3. 其他细胞及非细胞性物质　其他细胞有红细胞、中性粒细胞、淋巴细胞、浆细胞、吞噬细胞，后者可变为灰尘细胞、心衰细胞、泡沫细胞等；有时可混入食物细胞。非细胞性物质常有浓缩的黏液、苏木素沉淀、淀粉样颗粒以及各种细菌、真菌等。

三、痰液内炎症变性的上皮细胞

（一）退变的纤毛柱状上皮细胞

细胞与纤毛呈横断性分离，纤毛脱落，细胞呈肿胀性或固缩性退变。细胞形态似底层鳞状上皮细胞，患肿瘤、细菌性感染或病毒性感染时此细胞增多。

（二）储备细胞增生

在慢性炎症、长期吸烟等因素刺激下，假复层纤毛柱状上皮的底层储备细胞增生变厚。细胞常成团出现，细胞核大，核仁明显，染色质增多，但分布均匀，呈细颗粒状，无恶性特征。

（三）鳞状化生细胞

在慢性病理性因素刺激下，纤毛柱状上皮细胞逐渐演变成鳞状上皮细胞。鳞化细胞的形态与中、底层鳞状上皮细胞相似，难以区别。成团脱落时可见少许过渡阶段的细胞，边缘部个别细胞仍呈柱状上皮细胞。

（四）病毒感染的上皮细胞

引起肺部感染的病毒有腺病毒、副流感病毒、麻疹病毒、单纯疱疹病毒、巨细胞包涵体病毒等。感染后上皮细胞的主要特征是在胞质内（多见）或胞核内（少见）有1个至数个包涵体。受色嗜酸性或嗜碱性，在包涵体周围有明亮的浅染区。

四、痰液中核异质细胞

痰液中核异质细胞相当于支气管上皮细胞的间变或非典型化生细胞。经实验研究与临床观察证实：原发性肺癌的发生是一个逐渐演变的过程，无明确的界线。其发生过程是：支气管上皮鳞化—轻度间变（核异质、异型化生）—高度间变—癌细胞。其形态特征的演变。

五、痰液中恶性肿瘤细胞

（一）鳞癌

鳞癌多见于50岁以上的男性，癌细胞多数分化较差，大小似外底层，呈圆形或不规则形。核大居中，畸形、深染，核仁较明显。胞质量少，角化型染浅红色，未角化染蓝绿色。涂片中可偶见高度分化、畸形明显的表层癌细胞。

（二）腺癌

1. 支气管源性腺癌　癌细胞呈拥挤的片状、球状、乳头状或微小腺泡状；细胞核位于细胞的边缘，染色质呈网状，核仁明显；细胞质呈泡沫状、颗粒状或有分泌空泡。

2. 支气管肺泡癌　癌细胞非常丰富，排列成焦距很大的三维立体的堆；细胞高度分化，可以像杯状细胞、间皮细胞和肺泡巨噬细胞。

（三）未分化小细胞癌

癌细胞小，为淋巴细胞的1~4倍，细胞明显彼此镶嵌样排列；细胞核高度染色、浓缩，核仁不明显，细胞质极少，可见肿瘤素质。

（四）未分化大细胞癌

癌细胞大，常呈圆形，散在的细胞很多；细胞质丰富，细胞界限可以清楚或不清楚；缺乏角化形成和黏液分泌；细胞核大，染色质从细小到粗大，分布不规则，核仁可以明显，多个或形状不规则；背景中常见肿瘤素质。

（五）腺鳞癌

在组织学上相当少见；而在细胞学上，肿瘤有最大限度地的双分化，这是相当常见的。混合的腺鳞癌常显示角蛋白及分泌倾向。

第五节　消化系统脱落细胞学检查

一、食管脱落细胞学检查

通过食管拉网法取材，气囊取出后，在囊内稍给予充气后，用气囊直接涂片，立即固定于95%乙醇内。若网上有组织碎块，应同时做病理切片检查。

（一）鳞状细胞癌

分化好的鳞状细胞癌中，细胞散在，体积较大，各种形状的癌细胞都可见到；细胞核增大、畸形，染色质粗糙致密，核膜增厚；细胞质角化倾向明显，呈红染或橘黄色。分化差的鳞状细胞癌中，癌细胞散在或成堆，细胞体积较分化差的鳞状细胞癌小，形状不规则；染色质增多、深染；细胞质的量少，角化倾向少见。

（二）腺癌

腺癌主要发生在胃贲门部。分化好的腺癌细胞呈圆形，为正常细胞的2倍以上；细胞核呈圆形，轻微深染，核膜增厚且不规则，可见巨大核仁；细胞质嗜碱性，可见黏液空泡。分化差的腺癌细胞体积小，圆形；细胞核为正常柱状细胞的1倍左右，染色较深，核膜不规则；细胞质内分泌空泡较少。

（三）未分化癌

未分化癌少见。癌细胞成堆分布，大小不等，形态不一；细胞质的量少；细胞核畸形，染色质增多，分布不均，少见核仁。

二、胃脱落细胞学检查

贲门部标本采集方法同食管，其他部位则采用生理盐水洗胃法、蛋白水解酶洗涤法、线网气囊摩擦法、纤维胃镜直视下取材法等。其类型主要有腺癌和黏液癌。

三、大肠脱落细胞学检查

癌细胞散在或成团，细胞大小不一；细胞核明显增大、变长，核浆比例增大，细胞核大小不等且明显多形，可见大核仁；细胞质透明或有空泡，细胞核偏向一侧。标本取材是在内镜下直接从病变处取分泌物做涂片。做肛门指检时，如指套上有黏液、血液或组织碎片等，可将其涂抹于载玻片上，立即固定于95%乙醇中。细胞学表现与胃癌相似。

第六节　泌尿系统脱落细胞学检查

尿液中脱落细胞可来自肾实质、肾盏、肾盂、输尿管、膀胱及尿道等部位。男性还包括前列腺和精囊处脱落的上皮细胞；女性尿液有时可混入阴道分泌物中的细胞成分。尿液脱落细胞学的检查主要用于泌尿系统和生殖道某些肿瘤的诊断。

一、标本收集与制片

尿液标本的质量对于细胞学诊断是非常重要的，留好尿液标本要注意以下几点：

1. 尿液新鲜　尿液内的上皮细胞容易发生退化变性而消失，细胞发生自溶。要保证尿液新鲜，最好采取清晨第一次的全尿，尿液排出后应在1～2小时制成涂片，并立即固定。

2. 防止污染　首先要求尿瓶清洁，无灰尘，无异物；其次在排尿时应防止其他细胞的混染，尤其是女性患者，在自然尿液中混有大量阴道上皮细胞和脓细胞，影响诊断。女性病员可在消毒外阴后采用中间尿。

3. 尿量需多　尿液越多，则离心沉淀后所检得的细胞也就越多，诊断就较容易，一般认为尿量收集不应少于50ml。在检验中发现涂片中细胞很少时，应采集一次全尿做细胞学检查。

二、制片方法

尿液标本采用二次离心浓集法一般都可以取得比较满意的效果，其操作过程如下：

（1）将尿液摇匀后注入4只或6只离心试管内，经平衡后以2000r／min的速度离心10分钟。

（2）取出上述试管，倒出上清液，将各个试管底部的沉淀摇匀集中在1支试管内。

（3）将此试管以同样转速离心5～10分钟。

（4）取出试管，倒出上清液。

如试管底部沉淀较多，说明细胞丰富，应制成薄片，方法是：用吸管吸取上述沉淀液，在每张玻片上滴1滴，然后用推片法推成较薄的涂片。如试管底部沉淀极少，说明细胞成分少，应制成厚片，方法是：用吸管吸取沉淀液滴在玻片上，每张涂片2～3滴，再将此沉淀液均匀涂布在玻片上，以略能流动为度。

三、尿液内正常脱落细胞

泌尿道脱落细胞可有多种类型，分别来自不同的部位，可有变移上皮细胞、鳞状上皮细胞、立方上皮细胞、柱状上皮细胞等。其形态见尿液检验章节。

四、尿液内炎症脱落细胞

（一）细菌性感染

由于炎症刺激，上皮细胞发生退变、坏死，涂片背景污浊，常有大量白细胞、红细胞、吞噬细胞等。肾实质损害时，可见各种管型及肾上皮细胞。长期慢性炎症刺激，可引起上皮细胞发生核异质改变。

（二）病毒性感染

病毒在细胞内复制和机体对病毒刺激的反应，可引起上皮细胞的形态改变。常见的病毒感染有单纯疱疹病毒、巨细胞病毒（cytomegalo virus，CMV）、人乳头瘤病毒（human papilloma virus，HPV）等。当上述病毒感染泌尿道后，上皮细胞体积增大，形态不规则，易见双核及多核的变性上皮细胞。HPV感染时，常见核周空穴细胞（即挖空细胞）、多核巨细胞及胞质内含着色为嗜酸性或嗜碱性包涵体的细胞。少数细胞的核内包涵体直径可达8～10μm，核周有明显的白晕，形似猫头鹰眼，故有鹰眼细胞之称。观察时应注意将这些感染变性的脱落细胞与癌细胞相鉴别。

五、尿液内恶性肿瘤细胞

（一）肾癌

肾癌根据细胞的形态可分为三型：即透明细胞癌、颗粒细胞癌和梭形细胞癌，以透明细胞癌多见。透明细胞癌细胞体积大，为多边形，轮廓清楚，胞浆因富含脂质、糖原而淡染，空亮透明，核小呈圆形，居中或偏位；颗粒细胞癌细胞一般较透明而小，呈立方形、圆形或多边形，轮廓清楚，胞浆嗜酸性，细粒状或均质状结构，核圆形或卵圆形，核染质细粒状，核仁不明显；梭形细胞癌与纤维肉瘤相似。

（二）肾盂移行细胞癌

按分化程度可分为三级：

Ⅰ级：大部分癌细胞形态近于正常，但少数癌细胞显示轻至中度异型性，核轻度增大，并有畸形，核染质增加，显颗粒状，分布不均。

Ⅱ级：异型性细胞明显增加，并可见部分典型的癌细胞，核明显增大，染色深，胞浆少，核浆比例明显失常。

Ⅲ级：可见大量典型癌细胞，细胞大小形态不一，排列紊乱，胞浆多少不等，染红色，有空泡，核大小不一，有畸形，浓染部分呈墨水滴样。

移行细胞癌Ⅱ、Ⅲ级的癌细胞胞体一般不大，呈不规则圆形、卵圆形或三角形，胞浆常染成红色，有时尚可见到蝌蚪状及移行癌细胞，难与鳞癌相鉴别。

（三）膀胱移行细胞癌

按分化程度分为三级：

Ⅰ级：癌细胞呈乳头状排列，核浓缩，核染质粗糙，结构混乱，胞浆灰蓝色，可见小空泡。

Ⅱ级：癌细胞作乳头状排列，核椭圆形，略不规则，核染质粗粒状，可见核仁及空泡，胞浆嗜碱性，分界不清。

Ⅲ级：癌细胞乳头粗而短，互相连接成网状，核明显大，形状不一，核染质浓密或疏松，胞浆嗜碱性或透明空亮，并见双核及三核细胞。有时涂片可见大量染成红色的大小、形态不等的细胞碎片，部分细胞核尚未完全消失，可见其阴影，即所谓"影细胞"。

（四）鳞状细胞癌

泌尿系统的鳞状细胞癌较为少见，一般都由泌尿系的移行上皮化生为鳞状上皮恶变而来。涂片内可见典型的鳞癌细胞，胞质有角化倾向，染成红色或橘红色，核大，畸形明显，浓染，有时可见较典型的蝌蚪状及梭形癌细胞。

第八章 临床遗传病实验检查

第一节 概述

遗传病（genetic diseases）是指由遗传物质在结构功能上的畸变或突变引起的疾病。随着分子生物学技术的迅速发展，遗传性疾病的研究由细胞水平进入分子水平，对众多疾病的发病机制在广度和深度上有了新的认识，过去很多原因不明的疾病，现已证明是遗传性疾病。已知仅单基因遗传性疾病就超过4500种，涉及各器官系统，是引起儿童智力低下、残疾与死亡的重要原因。初步统计，活产婴儿有出生缺陷的80%为遗传因素所致。在儿科疾病中遗传性疾病占有重要地位。

一、遗传的物质基础

人类子代与亲代之间无论在形态结构、生理活动、生化代谢等功能方面都十分相似，这种现象称遗传。人体细胞的遗传信息几乎全部都编码在组成染色体的DNA分子长链上。染色体主要由DNA和组蛋白组成。DNA分子是由两条多核苷酸链组成的双螺旋结构，核苷酸是由脱氧核糖、磷酸和碱基构成。脱氧核糖和磷酸排列在链的外侧，碱基在链的内侧。碱基有4种即腺嘌呤（A）、胸腺嘧啶（T）、孢嘧啶（C）和鸟嘌呤（G）。两条多核苷酸链上的碱基互补成对（A和T，C和C），由氢键相连形成双螺旋DNA。在DNA长链上，每3个相连的核苷酸碱基构成一个密码子，即代表一种氨基酸，亦即是DNA分子贮存的遗传信息。能够编码一条肽链的一个DNA分子片段即是基因。染色体是遗传信息的载体，每一种生物都具有一定数目和形态稳定的染色体。正常人体细胞的染色体为23对（46条），其中22对（44条）为常染色体，另一对（2条）为性染色体，女性为XX，男性为XY。

控制机体各种性状的遗传单位是基因。基因主要位于细胞核内的染色体上。基因的表达是DNA分子贮存的遗传信息经过转录，形成mRNA，释放入细胞质作为合成蛋白质的模板，由tRNA按照密码子选择相应的氨基酸，在核蛋白体上合成蛋白质。基因突变，即DNA分子中的碱基顺序发生变异时，必然导致组成蛋白质的氨基酸发生改变，遗传表型亦因此不同，临床上有可能出现遗传性疾病。

二、遗传性疾病的分类

遗传性疾病通常按遗传物质突变方式和传递规律不同分为四类：单基因病、多基因病、染色体病及线粒体基因病。

（一）单基因病

单基因病是指常染色体或性染色体上某一对等位基因发生突变所引起的疾病，主要是指分子病及遗传代谢病。分子病即人体内蛋白质分子结构异常所致的疾病，如血红蛋白病、某些凝血因子缺乏、补体系统缺陷及胶原蛋白异常等。遗传代谢病是因酶的先天缺陷所引起的疾病，如氨基酸、糖类及脂质代谢异常等。按遗传方式不同，单基因病还可分为常染色体显性遗传性疾病、常染色体隐性遗传性疾病、X连锁显性遗传性疾病、X连锁隐性遗传性疾病和Y连锁遗传性疾病。除个别的病例（如红绿色盲）外，多数单基因病发生率一般在1／（1万～10万），但单基因病和异常性状按Mckusick统计，达6457种之多，故总的危害性不可低估。初步估计，人群中大约有3%～5%的个体患有各种不同的单基因病。

（二）多基因病

多基因病是多对微效基因的累积效应及环境因素的共同作用所致的遗传病。已知的这类疾病总数已在100种以上，如高血压、糖尿病等。

（三）染色体病

染色体病指由于染色体数目、形态或结构异常而引起的疾病，可分为常染色体和性染色体病两大类。目前已确认的人类染色体异常综合征已达100余种，各种异常核型约3000种。常见的如唐氏综合征、猫叫综合征和脆性X染色体综合征等。其发病原因与孕母年龄过大、孕母接触有害化学物质、放射线、孕期病毒感染及父母携带异常染色体等因素有关。

（四）线粒体病

线粒体病系极为罕见的一组遗传病。

三、遗传方式

（一）单基因遗传病的遗传方式及特点

这类遗传病主要与一对基因有关，它们按简单的孟德尔方式遗传。通过分析亲代和子代之间的性状或遗传病的相似及变异情况，就可了解遗传信息传递特点，即遗传方式。

临床上判断单基因遗传病的遗传方式常用系谱分析法。所谓系谱或家系图，是指某种疾病患者与家族成员相互关系图解。

家系分析的方法常从确诊第一个遗传病患者（先证者）开始，追溯其直系和旁系亲属世代成员数目、亲属关系及该基因表达的疾病在该家族亲属中的分布，并按一定方式将调查结果绘制成图，根据对绘制成的系谱进行回顾性的分析即家系分析，以便确定所发现的某一特定疾病在这个家族中是否有遗传因素及其可能的遗传方式。系谱中不仅包括患病个体，也包括全部健康的家族成员。

1. 常染色体显性遗传（autosomal dominant inheritance，AD） 其致病基因位于常染色体上，且在杂合子（heterozygote）情况下即可发病。其特点是：①通常连续几代出现；②父母至少一方患病，其子女约有1／2患病；③男女发病机会均等。常见的常染色体显性遗传病有软骨营养发育障碍、成骨发育不全、马方综合征、视网膜母细胞瘤、遗传性神经性耳聋、家族性多发性结肠息肉、家族性多囊肾、遗传性球形红细胞增多症、先天性肌强直、结节性脑硬化症、遗传性共济失调、遗传性舞蹈病、多发性神经纤维瘤等。

显性基因并不是绝对的，当杂合子的表现型介于显性纯合子和隐性纯合子之间时，称为半显性遗传（semidominant inheritance）。如对苯硫脲的尝味能力即为半显性遗传性状。

此外，在杂合状态下、一对等位基因所控制的性状都表现出来，称共显性遗传（codominant inheritance），人类ABO血型的遗传属于此种方式。

2. 常染色体隐性遗传（autosomal recessive inheritance，AR） 致病基因在常染色体上，且只有在纯合子（homozygote）情况下才能发病。特点为：

（1）只有父母都带有隐性致病基因，才有纯合子患儿的出生（多见近亲婚配）；

（2）每次妊娠有1／4概率患病，男女患病机会相近；

（3）一般不连代出现。

常见的常染色体隐性遗传病有垂体性侏儒症、白化病、苯丙酮尿症、糖原累积病Ⅰ型、半乳糖血症及先天性聋哑等。

3. X-连锁显性遗传（X-linked dominant inheritance，X-LD） 此类遗传病较少见。其控制某种遗传性状的基因位于X染色体上，Y染色体非常短小，没有相应的等位基因，这些基因随X染色体的行动而传递，这种遗传方式称为X连锁遗传。在X连锁遗传中，男性的致病基因只能从母亲获得，将来只能传给女儿，不存在从男性到男性的传递，故称为交叉遗传。

某些显性性状的基因位于X染色体上，其传递方式称为X连锁显性遗传。

女性有两条X染色体，其中任何一条带有致病基因（X^DX^d），都会患病，如果是纯合子患者（X^DX^D），则病情往往更加严重；男性只有一条X染色体，如果带有致病基因（X^DY），就表现为患者。因此，这类病的女性患者往往多于男性。

X连锁显性遗传病的特点：

（1）患者双亲中必有一个是患者；

（2）男性患者的后代中，女儿全患病，儿子都正常；

（3）女性患者后代中，子女各有1／2的发病风险；

（4）人群中女性患者多于男性患者，前者病情较轻；

（5）系谱中可看到连续传递。

常见的X-连锁显性遗传病有遗传性肾炎、抗维生素D性佝偻病、无脉络膜症、毛囊角化症等。

4. X-连锁隐性遗传（X-Linked recessive inheritance，X-LR） 一种隐性性状的基因位于X染色体上，其传递方式称为X连锁隐性遗传。目前已知的X连锁遗传有412种。绝大部分是X连锁隐性遗传病，常见的有红绿色盲、假肥大型进行性肌营养不良、家族性低血素贫血、甲型血友病等。血友病是一种出血性疾病，患者血浆中缺少抗血友病球蛋白，凝血机制发生障碍，所以皮下肌肉反复出血，形成淤斑，下肢各关节的关节腔内出血可使关节呈强直状态，颅内出血可导致死亡。

先证者Ⅲ$_1$和其弟Ⅲ$_4$的致病基因应是从其母亲Ⅱ$_2$遗传而来，它们的舅父Ⅱ$_3$，姨表兄Ⅲ$_7$都是血友病患者。Ⅱ$_2$Ⅱ$_3$Ⅱ$_6$的致病基因都是从其外祖母Ⅰ$_2$遗传来的。这里，患者都是男性，可以明显地作出交叉遗传的现象。另外，Ⅲ$_2$Ⅲ$_3$Ⅲ$_8$各有1/2的可能是携带者，他们将来婚配后都有可能生出血友病患儿。

X连锁隐性遗传病的系谱特点如下：

（1）人群中男性患者远多于女性患者，系谱中往往只有男性患者。

（2）双亲都无病时，儿子可能发病，儿子的致病基因是携带者母亲传递的。

（3）患者的同胞兄弟、舅父、姨表兄弟、外甥为本病患者。

5. Y-连锁遗传（Y-linked inheritance，Y-L） 由于致病基因位于Y染色体上，因此只有男性才出现症状，即该致病基因由父亲传给儿子，再由儿子传给孙子，故又称限性遗传。

目前已知外耳道多毛症是Y-连锁遗传的。

单纯掌握单基因病的遗传方式往往是不够的，还需善于处理一些不典型的情况。如表现度和外显率，表现度（expressivity）是指致病基因在发病程度上的作用不同，而使所患遗传病的轻重程度有很大差异，如并指畸形轻者有蹼，重者有骨性并指；外显率（penertrance）是具有致病基因的若干个体发生相应遗传病的频率，以百分数来表示。如某人群有短指基因25人，而出现短指性状的只有10人，那么短指基因的外显率则为40%。产生表现度和外显率差异的原因是复杂的，包括内、外环境的影响。由于表现度和外显率差异的影响，常给遗传病的诊断带来一定困难。

（二）多基因遗传病

临床上，一些常见的先天性疾病，如唇腭裂、脊柱裂、高血压、冠心病等，往往有家族倾向，即有一定的遗传基础。但患者同胞中的发病率并不像单基因病那样，为1/2或1/4，而是远远比这个发病率要低，1%～10%。过去曾有人认为，这些病的发生与遗传因素有关。近年来的研究表明，认定这些病就是多基因遗传病。这些遗传性状或遗传病的遗传基础不是一对等位基因，而是受多对等位基因控制，每对基因彼此间没有显性与隐性的区别而呈共显性。这些基因对遗传性状形成的影响都很微小，称为微效基因，但作用可以累加，形成明显的表型效应。多基因遗传病的形成，除受很多微效基因影响外，与环境因素有很大关系。

（三）线粒体遗传病

线粒体内有一个很小的D．A分子。人线粒体D．A是一个总长仅16569碱基对的环形分子，含37个基因，分别编码13个mRNA、2个rRNA和22个iRNA。已知人类有的神经系统疾病和神经肌肉疾患与线粒体D．A突变有关。

其突变方式已确定的线粒体遗传病有遗传性球后视神经炎、神经原性肌无力、共济失调及视网膜色素变性、线粒体脑性肌病、乳酸中毒及中风样发作、癫痫性肌阵挛及破损性红肌纤维、慢性假性肠梗阻并发肌病和眼肌麻痹、慢性进行性外眼肌麻痹、母系遗传肌病及心肌病、致命性儿童心肌病以及线粒体脑性肌病、乳酸中毒及中风样发作相关的心肌病、致死性婴儿线粒体肌病、慢性外眼肌麻痹及凯恩塞尔综合征。

由于形成受精卵时几乎没有精子细胞质参与，所以线粒体遗传呈现为母系遗传。同时，由于每个细胞中各个核内染色体最多只有2份拷贝而线粒D．A却可以有好千份拷贝，因而线粒体遗传不表现为孟德尔式遗传。

（四）染色体及染色体畸变

1. 正常人体细胞染色体及核型　正常人体细胞的染色体为46条（23对），其中22对（1～22号）男女均一样，称为常染色体（autosome）；另一对是决定性别的，称为性染色体（sex chromosome），男性为XY，女性为XX。

染色体在细胞增殖周期中，经历着凝缩和舒展的周期性变化，即染色体在间期时疏松伸展为染色质而失去其特有的形态特征，而进入分裂期后逐渐变短变粗；到细胞分裂中期，染色体达到凝缩的高峰，轮廓结构清楚，因而最有利于观察。

每一条中期染色体都是由两条染色单体构成，两条单体仅在着丝粒处互相连接。该处为染色体的缩窄处，又称为主缢痕。着丝粒是有丝分裂时纺锤丝附着之点，在细胞分裂时与染色体的运动密切相关，失去着丝粒的染色体片段通常因不能在分裂后期向两极移动而丢失。着丝粒又将染色体横向分为两个臂较短的称为短臂，以P表示；另一个称为长臂，以q表示。

在中期染色体上，还可以看到如下结构：

次缢痕：为染色体上狭窄和浅染的区域，和着丝粒一样，是染色体物质稀少或去螺旋化的结果，较常见于1、3、9、16和Y染色体，但并不是这些染色体必须具备的特征。

随体：位于近端着丝粒染色体的短臂通常是由于随体柄（或随体蒂）的存在，致使末端的染色体物质与其余部分仅以一丝相连而呈小球状，称为随体。随体的形态和数量是按孟德尔方式遗传的。在群体中，各人随体的形态、数量是不相同的，但在个体的所有细胞却都是一致的。

端粒：每条染色体的末端都有一种称为端粒的物质。它可以防止染色体在互相缠绕时彼此粘连，只有失去端粒的部分才能发生染色体重排现象。

核型：是指一个个体的细胞的全部染色体，通过一定程序，在标本上显示的数目和形态特征。也就是说，在临床上，进行染色体检查时，把一个个体细胞中全套染色体按照约定的规定从大到小成对排列起来，称为该个体的核型。研究细胞中染色体数目、形态特点的过程，即称为核型分析。

2. 染色体带型显带技术　可准确地鉴别每条染色体序号及微小变化。1968年，瑞典细胞化学家Casperson用氮芥喹吖因染植物染色体，发现在荧光显微镜下，每条染色体沿其长轴出现宽窄和亮度不同的辉纹，即荧光带。1970年，他又发表了人类染色体的带型。这个技术上的重大突破，大大促进了医学遗传学的发展。因为每条染色体都有其独特的带型。显带技术不仅解决了染色体的识别问题，还能准确地鉴别每条染色体上的微小变化，为鉴别染色体微小缺陷和复杂重排提供了有效手段，为深入研究染色体异常及基因定位创造了条件。显带技术的应用发现了许多新的染色体病。

随后，许多细胞遗传学家用不同的显带技术使染色体显现带纹，有Q带、G带、C带、R带、T带和高分辨带等。为了国际上统一命名，1971年在巴黎召开了人类染色体国际会议，规定了人类染色体带型的命名原则和模式组型图。即在分带的染色体上，首先选用着丝粒、臂端或某些显著的带作为界标。位于两个临近的界标之间的染色体区域称为区。

人类染色体界标、带、区的定义及命名：

（1）带：染色体的带是指一条染色体上显示的明暗或深浅相间的一系列连续的节段，从而可以与其相邻的节段区分。所以，整条染色体是由连续的带组成，没有带间区。带的编号标志在带的正中部而不是边缘。带的序号从近着丝粒处开始，向远侧展开。

（2）界标：界标是一个恒定的、明确的形态特征，界标都标在带的正中部。染色体的末端和着丝粒都是界标。被着丝粒部界标分开的带是两条带，分别属于P^{11}和q^{11}。明显恒定的带也可以作为界标，如1号染色体短臂近1/2处的两条深染和宽阔的带就是两个界标；再如X染色体短臂和长臂的各一条深染带。界标被认为属于远端那个区，并为该区的第一条带。

（3）区：两个界标之间的节段是一个区。区的序号也是从近着丝粒处开始向远侧排列。

（4）染色体区带的标志方法：先写染色体编号，再写臂的符号，臂符号后的第一个数字为区的序号，第二个数字为带的序号。如2号染色体的长臂2区2带写为$2q^{22}$。如果有的带需要再划分为亚带，就在原来的2个序号后面加一小数点，再写出亚带的序号。如$14q^{24}$带可分为3个亚带，则分别写成$14q^{24 \cdot 1}$、$14q^{24 \cdot 2}$、$14q^{24 \cdot 3}$；亚带序号仍从着丝粒端开始向远侧计算。如果亚带再分，则只加数字不加小数点，如14q$^{24 \cdot 31}$。

命名符号、缩写术语及核型描述：为了简单明确地记述人类染色体及其畸变，1978年国际体制在总结经验的基础上，提出了一个命名符号和缩写术语体系。

利用上述国际会议规定的符号即可对核型进行描述，其顺序为：染色体总数、性染色体组成、染色体畸变情况。如：

46，XY表示正常男性；

46，XX表示正常女性；

47，XY，+21表示男性先天愚型患者；

46，XX，–14，+t（14q，21q）表示某女性个体缺少一条14号染色体，但增加了一条14号染色体长臂与21号染色体长臂之间发生易位而形成的衍生染色体。

3. 染色体畸变 染色体畸变系指遗传物质的缺失，重复或重排而造成的染色体异常，分为染色体数目畸变和结构畸变两大类。这种畸变发生在体细胞中，可遗传给其子细胞；若发生在生殖细胞中，则可遗传给其子代。

（1）染色体数目畸变：在有性生殖的生物中，来自一个正常配子的全部染色体称为染色体组（genome，简写n）。正常人有23对染色体，其中23条来自父方，另23条来自母方，即含有两个染色体组，故称为二倍体（2n）。以二倍体为标准，所出现的整条染色体增多或减少以及成倍性的增减，统称为染色体数目畸变。

数目畸变是由于染色体在减数分裂或有丝分裂时不分离而不能平均地分到2个子细胞内。若为前者就会出现两种配子：一种配子缺乏某一号染色体，而另一种配子则多了一个染色体。这种配子与正常配子结合时，就可以产生子代的该号染色体的单体病或三体病。如果是整个染色体组都不分离，就会使受精卵具有23+46=69或46+46=92条染色体，分别称为"三倍体"（griploid，3n）和"四倍体"（teraploid，4n），总称为"多倍体"。多倍体的遗传信息极度异常，多数流产，临床上较罕见。若染色体不分离畸变发生在受精之后，就产生嵌合体（mosaic），体内存在两种或两种以上的细胞株，它们具有的染色体数目不同，这种不分离畸形发生得愈晚，体内正常二倍体细胞所占比例愈大，临床症状也就较轻。此外，染色体在细胞有丝分裂中期至后期过程中，某一染色单体在向一极移动时可能由于不明原因而迟滞在细胞质中被分解消失，这种丢失是嵌合体形成的一种方式。

（2）染色体结构畸变：染色体结构畸变发生的基础是断裂。临床上常见的结构畸变有缺失、易位、倒位、插入环状染色体和等臂染色体等。染色体某一片段的丢失和重复，常引起严重病变，甚至死亡。断裂的片段不在原位重建而连接到另一染色体上者称为易位。易位后，基因没有丢失或增加者，称为平衡易位，临床无症状，但这种平衡易位染色体携带者的子代易患染色体病。当一条染色体的长、短臂同时发生断裂，含有着丝点节段的长、短臂断端相接，即形成环状染色体。若断裂发生在着丝点的横向分裂，就形成等臂染色体。

四、遗传性疾病的预防

（一）携带者的检出

携带者系指生殖细胞中染色体、D.A带有隐性致病基因的杂合体（Aa），或染色体有平衡易位与变异型的个体。一般无临床症状，但能将携带的致病基因或易位的染色体传给子代，可发病；携带者检出是遗传病诊断的重要内容。人群中隐性遗传病发病率不高，数千至数万分之一，但人群中隐性致病基因携带者的比例较高，如白化病群体发病率为1／20000，而人群中携带者频率为1／10；苯丙酮尿症群体发病率为1／10000～1／20000，携带者频率为1／50。携带者频率均比该病发病率高数十或数百倍，染色体发病率为5‰，平衡易位携带者，每250对夫妇有1名携带者。检出携带者是指导婚姻、生育、产前诊断的必要前提，是防止遗传病的主要措施。

目前国内较常用的携带者检出内容有：

（1）甲型血友病测定血浆第Ⅷ因子，携带者为正常人的50%，PCR、RFIP分析D.A均可证实；

（2）G-6-PD缺乏症，红细胞组化学测定，携带者为正常红细胞与病态红细胞的嵌合体；

（3）假性肥大型肌营养不良（duchenne muscular dystrophy，DMD）携带者有55%～80%血清CPK、LDH、Mb均高于正常人含量，RFIP、PCR分析D.A亦可证实；曾有报道对DMD携带者（244例）采用血清联合测定CPK、LDH、Mb，检出率达87.3%；

（4）苯丙酮尿症携带者检出，测定肝细胞苯丙氨酸羟化酶活性为正常人的50%，口服或静脉注射苯丙氨酸负荷试验，血浆苯丙氨酸水平下降缓慢；

（5）半乳糖血症携带者，其红细胞半乳糖-1-磷酸苷转移酶活性为正常人的50%；

（6）α-地中海贫血携带者，分子杂交法体细胞cDNA（互补D.A）α-球蛋白结构基因数目减少；

（7）糖原代谢病Ⅲ型携带者，其红细胞脱支酶活性与正常人有差异；

（8）异染性脑白质营养不良携带者，其白细胞芳基硫酸酯酶A活性约为正常人的50%；

（9）尼曼-匹克病携带者，其白细胞神经鞘磷脂酶活性为正常人的54%～57%；

（10）戈谢病携带者，其白细胞和培养的皮肤成纤维细胞B葡萄糖苷酶活性为正常人的60%。迄今遗传病携带者检出可检测40余种。

（二）产前诊断

产前诊断又称宫内诊断或出生前诊断，是指在胎儿出生前应用各种先进的科技手段，采用影像学、生物学、细胞遗传学及分子生物学等技术，了解胎儿在宫内发育状况，对先天性和遗传性疾病作出诊断。

1. 产前诊断的对象

（1）35岁以上的高龄孕妇；

（2）生育过染色体异常儿的孕妇；

（3）夫妇一方有染色体平衡易位者；

（4）生育过畸形儿者；

（5）性连锁隐性遗传病基因携带者；

（6）夫妇一方有先天性代谢疾病，或已生育过病儿的孕妇；

（7）孕早期接受过大剂量化学毒剂、辐射和严重病毒感染的孕妇；

（8）有遗传性疾病家族史或近亲婚配的孕妇；

（9）原因不明的流产、死胎、畸形、死产史的孕妇；

（10）本次妊娠羊水过多或疑有畸胎的孕妇。

2. 产前诊断的疾病种类

（1）染色体病；

（2）性连锁遗传病；

（3）先天性代谢缺陷病；

（4）非染色体性先天畸形。

第二节　常用染色体检查方法

染色体检查又称染色体核型分析，该方法将特定的细胞短期或长期培养后，经过特殊制片和显带技术，在光学显微镜下观察分裂中期的染色体，确定染色体的数目及结构是否发生畸变，是确诊染色体病的基本方法。进行染色体检查最常用的标本是外周血。此外，骨髓细胞、皮肤、肾、睾丸、羊水等均可作为检查标本。在染色体检查中，除常规染色体技术外，有各种显带及其他分子生物学技术用于不同的检查目的。

染色体常用分子生物学检查方法包括原位杂交、DNA限制性片段长度多态性分析（restriction fragment length polymorphism，RFLP）、聚合酶链反应（polymerase chain reaction，PCR）、核苷酸序列分析、差异RNA-PCR法、脉冲场凝胶电泳等。

一、一般技术

（一）染色体形态观察

染色体在正常情况下呈杆状，经秋水仙素处理后使原来已纵裂的染色体在着丝粒处不能分开，故此时的染色体呈"X"形，又称秋水仙素中期染色体，固定后经Giemsa染色可直接在显微镜下观察。

（二）分组及核型

根据染色体的相对长度、染色体臂率和着丝粒指数等三个测量数据，把人类体细胞的23对染色体分成7个组，排列成染色体组型。

所谓核型（karyotype）是指用显微照相等方法，将某一个体的单个体细胞的整套中期染色体，成对排列形成的图像，以表示该个体的染色体组成。根据一些正常个体许多细胞的核型，综合绘制的图形称模式核型图（idiogram），它代表一个物种的核型模式。依靠模式核型图，对比待检细胞的核型是否正常以及异常特点来作出诊断，即称核型分析（karyotype analysis）。

二、显带染色体技术

中期染色体经固定后染色观察，只能发现染色体的数目畸变，无法检测染色体结构的畸变。用某些荧光染料可使染色体的不同区域呈强弱不等的荧光着色。显示明暗相间的独特带型。不同的染料能够使染色体的不同部位着色，如Q带技术使Y染色体长臂末端呈特异的荧光区可用于鉴别性别，R带技术有利于观察染色体末端区域的结构改变和测定每条染色体的长度，C带技术尤其能反映1、9、16号染色体着丝粒区的多态性和Y染色体长臂末端的变化等。另外还有高分辨G带技术可使染色体显示出550～850条的高分辨条带，这一技术使在染色体上更精确地进行基因定位成为可能，也使人们发现了染色体的一些微小结构畸变综合征。

第三节 染色体病的检查

染色体异常或畸变是先天性多发畸形、不明原因的智力发育迟缓，以及胎儿自然流产的重要原因。在一般新生儿群体中，染色体异常的发生率为0.5%～0.7%，而早期自然流产儿中50%～60%是由于染色体异常而引起的。染色体异常包括数目异常与结构畸变。

一、染色体数量异常

由于1～22号染色体先天性数目异常或结构畸变所引起的疾病。由于它涉及数十、数百、数千甚至上万个基因的增减，故常表现为严重的多发的先天性异常或畸形。按照染色体畸变的特点，可将此类疾病分为单体综合征、三体综合征、部分单体综合征和部分三体综合征四大类，其共同的发病机制是破坏了基因的平衡。对于单体和部分单体来说，可能与基因的剂量效应和（或）等位基因的缺失导致隐性基因的表达有关；对于三体或部分三体来说，则可能与基因的剂量效应和（或）位置效应有关。

（一）唐氏综合征

唐氏综合征又称先天愚型或Down综合征，为常染色体畸变。本病为最常见的染色体病，发病率随母亲年龄的增高而增高，活婴中的发病率1／600～1／800，60%的患儿在胎儿早期夭折流产。

本病分三型：标准型、易位型、嵌合体型。标准型的发病机制为亲代（多为母方）的生殖细胞染色体在减数分裂时不分离所致；易位型的发病机制为父母之一的21号染色体平衡易位携带者遗传而来；嵌合体型是因受精卵在早期分裂过程中染色体不分离所引起，临床表现随正常细胞所占的百分比而定。

1. 21三体型　患者核型为47，XX或（XY），+21，即患者的第21号染色体不是两条而是三条。生殖细胞在减数分裂时第21号染色体不发生分离，结果形成染色体数目异常的精子（24，X或24，Y）或卵子（24，X）。当异常的精子或卵子与正常的卵子或精子受精后，就产生47，+21的21三体型的先天愚型患儿。

2. 嵌合型　理论上有46／45，−21／47，+21三种细胞系。但45，−21细胞由于少一条男21号染色体而易被自然淘汰，故患者一般常为46／47，+21的嵌合型，该型大型患者的临床症状多数不如21三体型典型，故有人称之为副先天愚型、半先天愚型或类先天愚型。

3. 易位型　患者具有典型先天愚型临床症状，但其增多的一条第21号染色体不像21三体型那样独立存在，而是易位到另一近端着丝粒染色体上，两者合成一条，故患者的染色体总数为46条，称假二倍体。

（二）X单体综合征

X单体综合征（Turner综合征）大多数病例的X染色质（Barr小体）为阴性。核型为45，X，即少了一条X染色体。本病发生率约占女婴的1／2500，但在自发流产儿中发生率为7.5%。表明45，X胚胎多在胎儿期流产。患者的核型包括下面几种：

1. X单体型（45，X）　为本综合征的主要核型，体细胞内只有一条X染色体，X染色质阴性，症状最典型。

2. 嵌合型（45，X／46，XX45，X／47，XXX，45，X／46，XX／47，XXX）　这一类型的患者临床症状轻重取决于正常与异常细胞比例，若45，X的细胞占绝对优势，则可表现典型的Turner综合征症状。若46，XX细胞占绝对优势，则表型近似正常个体，但生育力降低并常伴发先天性心脏病如肺动脉瓣狭窄伴房间隔缺损。

3. X长臂等臂［46，X，I（Xq）］　患者表型近似45，X型，但症状较轻。X染色质较大。

4. X短臂等臂［46，X，I（Xp）］　表型似45，X型。

5. X短臂缺失（46，XXp⁻）　呈典型的Turner综合征症状。

6. X长臂缺失（46，XXq⁻）　症状似前述的X短臂等臂的患者，X染色质阴性或较小。

7. 环状X染色体［46，X，r（X）］　相当于X染色体的短臂和长臂的部分缺失。

环的大小表明其缺失程度并决定其症状的表现程度，环越小，表明缺失的部分多，表型可近似Turner综合征，环越大，表明缺失的部分少，表型可与正常女性相近。

（三）X三体综合征（X trisomy syndrome）

X三体综合征指体细胞中X染色体数目比正常人多1条或1条以上，为X三体型或多体型，在活产女婴中的发病率约为0.1%。该综合征的临床表现变化很大，核型为47，XXX的女性大多具有正常的表型，生育能力也可以正常，子女一般具有正常核型。X染色体增加2条或3条时，对于面部及智能的发育影响更为显著。四体型女性一般智能发育不全。五体型女性罕见，其脸型、生殖器、某些第二性征及智能发育均明显受累。

（四）Klinefelter综合征

Klinefelter综合征又称先天性睾丸发育不全症或小睾症，1942年由Klinefelter等首先报道，发病约占男性的1/700～1/800。患者外表为男性，儿童期无症状，于青春期出现症状，且逐渐加重，其特征为：男性乳房发育，外生殖器发育不良，睾丸小而硬，曲精管萎缩，97%的患者呈不育症。还有一些非恒定的症状，如身材较高，手腿均长，皮肤细嫩，毛发稀少等。

本征患者的核型80%是47，XXY，其余为嵌合体或含有更多XX染色体的核型，如46，XY/47，XXY；46，XX/47，XXY；48，XXXY；49，XXXXY等。临床上，47，XXY的个体多数智力基本正常，但是核型中多余的X染色体的基因对睾丸发育有不利影响，对智力的影响也随X染色体数目的增多而愈加严重。至于嵌合型患者，则取决于嵌合细胞的比例，若正常核型占优势，表型可能正常；反之则表型与上述症状相似。

47，XXY型患者大部分（60%以上）是由于其母亲在形成卵子的减数分裂过程中产生了XX染色体不分离，因异常卵子（XX）和Y型精子受精后造成的。母亲年龄增大，出生本病患儿的风险亦增加。

在年龄达11～12岁时，可采用长效睾酮制剂，如庚酸睾酮，开始剂量为每3周肌内注射50mg，每隔6～9个月增加50mg，直至每3周注射200mg（成人剂量）为止。

（五）XYY综合征

1961年由Sandberg等首先报告，核型为47，XYY，发病率约占男性的1/750～1/1000，患者表型男性，症状不明显，并无一目了然的染色体病表现，但有些异常可作为儿童期XYY综合征的疑点，儿童中期生长加快，智力迟钝，行为暴躁，偶有反社会性质的举动，不能做精细动作，眉间突出，脸不对称，耳长，骨骼细长，四肢常有关节病；成人智力正常或略低，国外有人认为本征患者有暴力或犯罪趋向，常有攻击性行为。

（六）超雌及多X综合征

核型为47，XXX者，因其X染色体较正常女性多一条，故称"超雌"。在新生女婴中占1.2‰。就其染色体数目而言，超过了正常女性，但就其生理功能来说却不胜于常人。有些患者第二性征发育不良、闭经、不孕、卵巢中可能缺乏滤泡，超雌的嵌合体，如46，XX／47，XXX症状一般较轻。亦有的患者表型可能与正常女性无异，亦可生育。理论上讲，其子代有50%为47，XXX或47，XXY，但实际上47，XXX妇女极少生育这类异常个体。这可能是由于XX卵子不易受精，经选择而淘汰。

多X综合征尚有48XXXX、49，XXXXX等。患者症状与47，XXX相似，但更严重，智力更低下。超雌发生的机理是由于母亲生殖细胞在减数分裂时出现了不分离现象，这在母亲年龄在40岁以上者更易发生。

二、染色体结构异常

（一）部分三体综合征

部分三体是指某条染色体的某一片段的重复。多数将因基因失平衡而导致胚胎死亡，存活病例则有一系列临床症状。现已报道1～22号各染色体都有部分三体病例并表现出各种综合征，而且临床症状大都有相似的身体、智力发育迟缓的特征。

1. 4p部分三体综合征　患者核型为46，4p+，即第4号染色体短臂有部分重复。主要源自亲代的易位携带者。30%患儿在婴儿期死亡。约50%易位至第22号染色体短臂，其次易位至D组。发病有家族聚集现象。

2. 4q部分三体综合征　患者核型为46，XX（或46，XY），dup（4q）。男患多于女患（约10：7）。1／4患者死于婴儿期。

3. 9p部分三体综合征　是人群中较常见的一种部分三体综合征。患者核型为46，XX（XY），dup（9p），多源自亲代平衡易位携带者。预后较好，多数能活至成年。

4. 20p部分三体综合征　几乎均源自亲代的易位携带者。除智力发育迟缓外，无明显的特异性共同特征。发病有家族聚集倾向。

（二）部分单体综合征

部分单体是指某对染色体之一发生长臂或短臂的部分丢失，或长、短臂的部分同时发生缺失形成环形染色体。即某条染色体发生断裂后，无着丝粒断片滞留在细胞质内，不再参加新细胞核的形成，终至丢失而引起各种临床症状。部分单体的形成也可由父母之一的平衡易位携带者传递。

1. 4P-综合征　本征是由于4号染色体短臂部分缺失造成。主要临床症状为：头小或不对称，眼距宽，斜视，虹膜发育畸形、眉间突出；唇或腭裂，口角向下呈鱼嘴形，下颌小，上唇短；鼻呈钩状而宽；耳位低，耳郭扁平且平滑；皮嵴发育不良，嵴纹数少，通贯掌纹，马蹄内翻足；严重智力低下，癫痫发作，常有心脏异常。

患者的核型为46，XX（XY），del（4）（pl 5.32）。约90%病例源自新发生的染色体畸变。发病率约1／160000，男多于女。

2. 猫叫综合征　猫叫综合征又称5p部分单体综合征，具有似猫叫哭声、特殊脸容和智力发育障碍的特点。本症为第5号染色体短臂部分缺失所致，患者的核型为46，XX（XY），del（5）（pl 5.1）。发病率为1／50000，是部分缺失综合征中较常见的一种。出生时女性患者约占了70%，但年龄较大的患者多数是男性。如患者存活，猫叫样哭声可随年龄增长而逐渐消失。患儿的5p-染色体的产生原因，10%与父母之一平衡易位携带者有关，而大部分的父母染色体正常。因此，它的产生可能是其父母一方在形成生殖细胞时，第5号染色体短臂发生断裂，结果形成5p-的配子与正常生殖细胞受精而产生的。

三、染色体不稳定综合征

（一）范可尼贫血

范科尼贫血（fanconi anemia，FA）是一种少见的常染色体隐性遗传性疾病，通常在8岁左右时发病。临床特征为多发性先天异常、骨髓衰竭和肿瘤易感性增高。FA细胞对DNA交联剂双环氧丁烷（diepoxybutane，DEB）和丝裂霉素C（mitomycin C，MMC）特别敏感，易发生染色体断裂，产生多种染色体异常。

90%以上的纯合子（homozygotes）患者呈严重型再生障碍性贫血表现。这些纯合子的染色体对DNA交联剂DEB和MCC特别敏感，易发生染色体断裂，从而可导致多种先天性异常，如身材矮小、皮肤色素沉着、骨骼异常（包括拇指和桡骨发育不良）、生殖泌尿系统和心血管系统以及中枢神经系统异常。在>16岁的患者中，最为常见的异常为身材矮小和皮肤色素沉着。这些症状在增生减低性血小板减少和全血细胞减少患者发病时可能并不明显。但也有报道在一范科尼贫血的三同胞中（在22～36岁确诊）未见体格异常。至少20%的范科尼贫血患者患恶性肿瘤，主要为急性髓系白血病。其他器官恶性肿瘤主要包括皮肤、胃肠道和生殖系统。接受雄激素治疗者易患肝癌。在一儿童病例中，范科尼贫血的最初表现是持续性的血小板减少和巨核细胞低下，但在这之前，该患儿曾患过急性髓系细胞性白血病，经治疗缓解。

（二）Bloom综合征

Bloom综合征具有染色体断裂和核异常，还可见到不对称的双着丝粒染色体、三联体和新的异常单着丝粒染色体。常染色体最易发生四联体的是1、19和20号染色体。除表现为生长发育迟缓外，还有窄脸、钩鼻、脸部毛细血管扩张性红斑等特征。

（三）毛细血管扩张性共济失调症

毛细血管扩张性共济失调症是一种常染色体隐性遗传疾病，7、14号染色体常发生断裂，断裂点多见于7p13、7q35、14q11～q12和14q32。临床特征有进行性小脑性共济失调；眼和皮肤毛细血管扩张、生长发育迟缓及肺部感染等。

第四节　基因突变检查

一、血友病

血友病是一种X连锁的隐性遗传疾病。该病主要的临床表现为频发的关节及软组织出血。其病因是由于凝血因子基因的缺陷，而使血浆中的某一凝血因子蛋白的表达降低或缺如，使凝血系统受到阻碍。血友病在遗传性凝血疾病中最为常见。血友病一般分为A、B两种类型，分别是由于凝血因子Ⅷ、Ⅸ缺失而引起的。此外，还存在着同时缺乏凝血因子Ⅷ与Ⅸ的A、B混合型血友病。发病者几乎全部为杂合子的男性，女性杂合子为携带者。凝血因子Ⅷ基因全长达186kb，定位在Xq28，约占X染色体总长的0.1%。由26个外显子和25个内含子组成。其外显子的长度从69bp到3106bp不等。最短的内含子207bp，最长的达324kb，所有内含子的剪切位点遵守GT～AG规则。凝血因子Ⅷ的mRNA约9kb，其cDNA长度为9009bp。编码区编码2351个氨基酸。成熟的凝因子Ⅷ为一条含232个氨基酸残基的单一肽链，分子量为264763。

凝血因子Ⅸ的cDNA总长度为2.8kb，含1383bp的编码区，编码区编码461个氨基酸，其N末端的46个氨基酸为信号肽。成熟的凝血因子Ⅸ由415个氨基酸残基组成。完整的凝血因子Ⅸ基因总长约35kb，定位于Xq27.3上。由8个外显子和7个内含子组成。最大的内含子长为9473bp，最小的为188bp。最短的外显子为24bp，最长的外显子编码182个氨基酸。外显子与内含子之间的剪切部位的碱基排列顺序符合GT-AG规则。

（一）凝血因子Ⅷ基因异常

通过对甲型血友病患者凝血因子Ⅷ基因结构的分析，发现凝血因子Ⅷ基因异常有以下方式。

1. 点突变　凝血因子Ⅷ基因的点突变，如果发生在内含子与外显子相接部位，那么转录的tRNA就无法进行正常的剪切过程，不能形成成熟的mRNA链，不能有效地合成凝血因子Ⅷ蛋白质。基因序列中的密码子突变为终止密码子，如CGA突变为TGA，使得在正常开放读码框架（ORF）提前出现了终止密码子，以致产生不完整的、无活性或不稳定的凝血因子Ⅷ异常蛋白质。

2. 基因缺失突变　在一些严重的甲型血友病患者中，发现了凝血因子基因内检出有大DNA片段的缺失。但也有一些严重的甲型血友病患者却未见其凝血因子Ⅷ基因结构有很明显的改变。

（二）凝血因子IX基因异常

凝血因子IX基因异常也包括点突变和缺失突变两种。

1. **点突变** 乙型血友病患者凝血因子IX基因点突变的位点，如外显子II中的AGG改变为AGT或AGC而编码丝氨酸，这一改变使N端的信号肽序列不能被正常水解，产生无活性的凝血因子IX；也有外显子VI与内含子F相交处GT突变为rr，使剪切信号丢失。

2. **缺失突变** 基因的缺失突变也是乙型血友病患者较常见的基因异常类型。基因的缺失，包括内含子D、外显子V，内含子E、外显子VI及部分内含子F的基因序列达18kb以上。有的基因缺失部位发生在外显子VI及其3侧达9kb。有的出现外显子I上游7.5kb处到外显子VIII前一部儿的33kb部分全部缺失。有的则缺失从外显子V到外显子VI的一段10kb的片段。

二、血红蛋白病

由于珠蛋白基因结构和表达的异常，珠蛋白合成发生缺陷所导致的血红蛋白分子病。习惯上分为两类：一类是由于珠蛋白的分子结构异常，称为异常血红蛋白病；另一类是由于珠蛋白链合成速率降低，由此产生的疾病称为珠蛋白生成障碍贫血。

（一）异常血红蛋白病

异常血红蛋白是指珠蛋白结构变异的血红蛋白。是由于血红蛋白基因的DNA碱基发生变化，引起mRNA相应的碱基变化，而导致珠蛋白的结构产生变异。至今，全世界发现的异常血红蛋白达471种。其中珠蛋白链异常的144种，β链的259种，δ链的17种，γ链的42种，还有9种涉及两种珠蛋白链的异常。根据异常血红蛋白的产生原因一般为以下五种情况：单个碱基替代、终止密码突变、无义突变、移码突变、密码子缺失和嵌入。

（二）珠蛋白生成障碍性贫血

1. **α珠蛋白生成障碍贫血** 受累个体的α珠蛋白链合成部分或完全缺失，即1~4个α珠蛋白基因的缺失或功能障碍。如果在一条16号染色体上的2个基因均缺失称为α珠蛋白生成障碍贫血1，如果只有一个α基因缺失称为α珠蛋白生成障碍贫血2。α珠蛋白生成障碍贫血1，最常见的缺失类型为α基因复合体缺失，包括5非编码区顺序和编码区第1~56个氨基酸密码子在内的缺失，以及其他多种类型的缺失。珠蛋白生成障碍贫血2，分为左侧缺失和右侧缺失。左侧缺失为结构基因及其周围区域的缺失；右侧缺失则是结构基因α_1的5端和α_2的3端缺失。以上两种缺失的发生机理是类α链基因不等交换的结果。还有一种称为非缺失型α珠蛋白生成障碍贫血，包括以下四种情况：

（1）α基因IVS I的5个核苷酸（TGAGG）缺失，因在5*剪接点处，导致α基因转导的mRNA前体不能进行正常的剪切，不能形成成熟的mRNA。

（2）α基因终止。

（3）α基因编码区碱基突变，如α_2基因编码的第125位亮氨酸密码子CTG突变成脯氨酸的CCG，因而妨碍了叫$\alpha_1\beta_1$二聚体的形成。

（4）聚腺苷酸信号突变，α_1基因3端的加尾信号AATAAA盒子突变为AATAAA，因而使成熟的mRNA不稳定，合成量降低。

2. β珠蛋白生成障碍贫血　主要特征是在11号染色体上β链的合成缺陷，而持续地和不同程度地产生1和8链。β珠蛋白生成障碍贫血包括两种类型：β链合成完全受到抑制的β^0型珠蛋白生成障碍贫血；β链合成部分受到抑制的β^+型珠蛋白生成障碍贫血。该病的分子基础有两种，即点突变。大多数3珠蛋白生成障碍贫血都是由于β链基因编码区的无义突变、移码突变导致β链mRNA无功能，非编码区或编码区突变影响到mRNA的拼接，以及转录突变等造成的；类β链珠蛋白基因缺失，按类β基因簇缺失的长短大致分为5类，即β^0、$\delta\beta$、$\gamma\delta\beta$蛋白生成障碍贫血、HPFH及融合基因等。

三、脆性X综合征

人类染色体脆性基因座是一类新的遗传变异，迄今国际上已有21个染色体的脆性基因座被发现。脆性X综合征与X连锁智力低下有关。脆性X染色体在严重智力低下男性中占7%，轻微智力低下男性中占4.5%。X脆性基因座产生的机制尚不完全清楚，目前认为与DNA合成代谢过程有关。已经发现在缺乏叶酸和胸苷或用5-氟尿嘧啶核苷（FrdU）等处理的条件下，因缺少胸腺核可合成酶的辅助因子，致使胸腺核的合成部分受到抑制，因而错误结合了FrdU。如结合后仍保持甲基化，将影响DNA的紧密折叠，则染色体结构就可能在某些特定的部位上塌陷，产生裂隙和断裂。

四、亨廷顿舞蹈症

亨廷顿舞蹈症又称慢性进行性舞蹈病或遗传性舞蹈病，是基底节及大脑皮层变性病，以慢性进行性舞蹈样动作、痴呆阳性家族史为其特征。

本病病理改变主要是壳核、尾状核及大脑皮质的神经细胞变性和萎缩。基底节内谷氨酸脱羧酶和胆碱乙酰化酶活性降低，以致γ氨基丁酸缺乏，乙酰胆碱生成不足。另外，还有突触后多巴胺受体超敏，纹状体-苍白球通路或纹状体-黑质通路中的脑啡肽减少，这些改变是本病舞蹈动作的生化基础。遗传方式为常染色体显性。本病基因定位于4号染色体，准确定位为4pter-p16.2。应用G8或pKpl.65探针作RFLPs分析可对胎儿做产前诊断。

五、囊性纤维化

囊性纤维化（cystic fibrosis，CF）是一种常染色体隐性遗传性疾病，多见于儿童和青年，发病率为1/2500。CF病变相关基因定位于第7号染色体上，称CF跨膜传导调节因子基因。患者中约70%是CF基因508位置上的苯丙氨酸缺失（F508）所造成。

第五节　肿瘤基因检查

能参与或直接导致正常细胞发生恶性变的任何基因序列均称为癌基因。而存在正常细胞内，发生恶变后转变为癌基因的基因序列称为原癌基因。原癌基因或细胞癌基因本质是一类控制细胞生长分化的基因组。可抑制细胞生长并能潜在抑制癌变作用的基因群称为抑癌基因，并必须具备以下条件：在该癌的相应正常组织中必须有正常的表达；在该种恶性细胞中，该基因理应有所改变，如点突变、DNA片段或全基因的缺失或表达缺陷；导入该基因缺陷的恶性肿瘤细胞可部分或全部抑制其恶性表型。

一、p53基因检测

导致细胞转化或肿瘤形成的p53蛋p53基因突变产物，是一种肿瘤促进因子，它可以消除正常p53的功能；而野生型p53是一种抑癌基因，它的失活对肿瘤形成起重要作用。

p53基因突变主要是点突变，另有少量插入或缺失突变。点突变约83%为能引起蛋白改变的错义突变，其余为引起蛋白质合成过早终止的无意义突变以及不影响蛋白质合成的同义突变。迄今已发现许多恶性肿瘤中存在p53基因的突变，如肺癌、乳癌、肝癌、胃癌、卵巢癌、鼻咽癌、脑瘤、肉瘤、白血病和淋巴瘤等，而且存在突变位点。肺癌中，10%为p53缺失和插入；淋巴瘤和白血病的p53突变大部分为CpG位点的转换，G~T置换较低，A：T~G：C在A：T位点突变较高；结肠癌G：C~A：T转换占了9%，而且多数在CpG二核苷酸位点，50%以上转换突变发生在第3~5结构域的CpG（位于密码子175、248、273）；应用PCR-SSCP技术在乳腺癌中检测到的p53突变率达到46%。

二、视网膜母细胞瘤基因检测

视网膜母细胞瘤基因（retinoblastoma，Rb）定位于人类染色体13 q14，全长约200kb，有27个外显子，26个内含子，转录为1条约4.7kb的mRNA，编码具有928个氨基酸残基的Rb蛋白，其分子量约为1.1×10^5。85%的Rb蛋白质产物存在于细胞核中，约10%在细胞膜上，在胞质和间质中几乎没有Rb蛋白质。

Rb蛋白磷酸化是Rb基因调节细胞分化的主要形式，在细胞周期的GⅠ期Rb基因蛋白为去磷酸化状态，在GⅡ期、S期、M期为磷酸化状态，细胞GⅠ／S期Rb蛋白磷酸化受周期调节激酶cdc2调节，并可能与白细胞介素2和某些病毒癌基因产物相结合。细胞在S、GⅡ、M期，在低离子强度细胞裂解的细胞质上清液中发现磷酸化的Rb蛋白；相反，在GⅠ期，Rb蛋白同某些核结构紧密结合，在肺癌细胞突变的Rb蛋白失去了同核酸体结合的功能。

Rb基因的抗癌性有两层含义：一是在正常细胞中Rb基因具有抑制细胞生长的作用；二是在肿瘤细胞内Rb基因具有抑制其生长及致瘤性作用。正常人体组织Rb基因的结构及表达均正常，而相应的肿瘤组织中的基因常常缺失突变，缺乏正常的Rb蛋白。Rh基因可以完全抑制视网膜母细胞瘤的致瘤性，表明基因功能失活是视网膜母细胞瘤发生的主要机制；而Rb基因只能部分抑制前列腺癌、膀胱癌及乳腺癌细胞的致瘤性，说明Rb基因失活在这些肿瘤的发生、发展中起着一定作用。

三、结肠多发性腺瘤样息肉病基因检测

结肠多发性腺瘤样息肉病基因（adenomatous polyposis coli protein，APC）的突变在遗传性结直肠癌的形成中起着关键的作用。APC基因定位于染色体5q21～5q22，共有15个外显子，编码具有2843个氨基酸的蛋白质。APC基因存在于细胞质K，参与c-myc基因表达的调节，它没有信号肽、穿膜区和核靶信号。APC基因在正常结肠黏膜、胎儿肌肉、肝、皮肤、成人外周血白细胞、结肠癌及部分其他肿瘤细胞系中表达。

APC基因的突变主要包括点突变和框架移动突变。前者包括无义突变、错义突变和拼接错误；后者包括缺失和插入。两种突变率在胚系和体细胞中没有显著性差异。点突变似乎分散在整个基因中，而且半数以上表现在核苷酸C向其他核苷酸的改变，大部分集中在CpG和GpA位点；大部分缺失发生在外显子15，所有的缺失都改变了阅读框，且形成了下游的终止密码子。在大肠肿瘤细胞中，除存在APC位点杂合性丢失外，还有体细胞突变，结果与胚系突变的情况类似。未分化性胃癌APC基因的点突变和缺失均位于第15外显子，而在食管癌中的APC等位基因呈杂合性丢失。

四、nm23基因检测

Nm23基因是一种与恶性肿瘤转移有关的基因，人基因组中有2个nm23基因，nm23-H_1和nm23-H_2，分别编码核苷二磷酸激酶（nucleosi dediphos phate kinase，NDPK）的A、B两种亚基，分子量均为17000。这两种亚基随机地组合成等电点不同的系列同工酶，广泛存在于机体内。NDPK通过一种乒乓机制将SNTP的磷酸基因转移到5NDP上。因此，它能使GDP还原为GTP，激活G蛋白，并以此方式调节大量G蛋白介导的细胞信号传导反应。此外，NDPK提供的GTP可直接影响微管、细胞骨架蛋白的生物活动，通过参与调节细胞内微管系统的状态而抑制癌的转移。

五、家族性结肠息肉易感基因检测

家族性结肠息肉易感基因（multiple polyposis coli protein，MCC），定位于5q21，有17个外显子，16个内含子，mRNA全长4181个核苷酸，编码829个氨基酸的蛋白，分子量为93000。同G蛋白偶联的m3乙酰胆碱蕈毒受体有小段很高的同源性。结肠癌中发现有MCC的重排，也有MCC的点突变。现研究表明MCC不仅与结肠癌有关，而且与小细胞肺癌、非小细胞肺癌等肿瘤有关。

六、直结肠癌缺失基因检测

直结肠癌缺失基因定位于18号染色体（18q21.3），DNA约370kb，转录成10～12kb的mRNA，编码750个氨基酸蛋白，分子量为190000。其序列同神经细胞性分子有同源性。认为同细胞与细胞之间、细胞与基质之间相互作用有关。其基因产物有未知功能的转膜簇和胞质内簇，更像一个信号传导受体。现研究表明它与结肠癌等肿瘤有关。

七、多发性神经纤维瘤易感基因检测

多发性神经纤维瘤易感基因（NF1）定位于17q11.2，DNA大约60000，转录成11～13kbmRNA，编码成2485个氨基酸的蛋白。同ras基因GTPase活性蛋白（GAP）和酵母IRA1和IRA2蛋白结构有一定同源性，NF1刺激细胞内GTPase活性，GAP同rasp21蛋白相互作用增加p21蛋白水解速度大约1000倍，NF1可能表现为对rasp21蛋白的负调节和阻断ras介导的有丝分裂信号，NF1的功能为抗增殖蛋白。

八、Wilms肿瘤易感基因检测

Wilms肿瘤易感基因（WT1）定位于染色体11p13，DNA大约占50kb范围，转录成了3kbmRNA，编码345个氨基酸的蛋白，该蛋白含4个锌指纹簇。显示与特异性DNA结合的特性，同EGR-1的同源性超过60%，锌指纹显示其为DNA结合蛋白，同CGCCCCCGC结合的共同序列，EGR-1为具有这种序列启动子的强转录活性物。当WT1结合在同一序列时，抑制了EGR-1的活性，WT1表达有组织特异性，在胚胎肾上皮、胎儿睾丸和卵巢、一些造血细胞中有表达，但在成人肾中不表达，在纯合性丢失的11p13的Wilms瘤无WTlmRNA表达，但在绝大多数Wilms肿瘤中有高表达。

第六节　产前诊断

产前诊断又称宫内诊断，是现代医学遗传学与临床医学相结合而发展起来的一门新兴学科，它是通过直接或间接方法了解胎儿在子宫内健康状况，有无遗传病和先天缺陷，因此，它是预防性优生学的重要组成部分。

产前诊断的途径有：①直接采取绒毛或从羊膜腔抽取羊水、脐带血或胎儿组织；②羊膜腔外、子宫外如超声，羊膜镜；③取孕妇外周血或尿检查。

产前诊断的手段有：①物理学手段；②生物化学方法；③细胞遗传学，包括细胞培养、染色体分析；③分子遗传学，即DNA分析。近年来，随着医学遗传学、临床医学，尤其是分子生物学技术的兴起，使产前诊断变得准确、敏感、无创伤性。

一、适应证

（1）高龄孕妇，尤其是40岁以上孕妇。

（2）曾有异常新生儿或胎儿的孕妇。

（3）无症状异常基因携带或基因缺失的夫妻。

（4）易患某种遗传病的特殊人群，如β珠蛋白生成障碍贫血多见于我国南部。

（5）曾有接触、暴露或服用致畸物质的孕妇。

（6）监测胎儿发育是否正常。

二、产前诊断的方法

（一）羊膜腔穿刺

羊膜腔穿刺作为产前诊断的技术始于20世纪50年代，70年代中晚期以后利用羊水进行多项遗传检测及生化分析的产前诊断迅猛发展，现国内外羊膜腔穿刺亦大量应用于临床。

1. 羊膜腔穿刺的应用指征　羊水细胞可用于染色体分析、生物化学分析、D. A分析、胎儿性别判定、胎儿宫内感染的检测、胎儿成熟度的评价、胎儿血型、免疫因素测定等。

2. 羊膜腔穿刺的时间　以妊娠16～20周为宜。此时羊水量相对多，胎儿漂浮羊水中，在胎儿周围有较宽的羊水带，穿刺进针时不易扎及胎儿，且易成功，一次取材15～20ml，就能满足细胞培养需要的活细胞数。

近年来，有孕早期（妊娠10～14周）羊膜腔穿刺进行产前诊断的研究，但目前尚不成熟。

3. 羊膜腔穿刺方法　术前查体确定妊娠周数、子宫大小、有无并发症，行血常规、出凝血时间等化验，先俯卧并左右摇摆腹部后翻身取仰卧位。B超探及胎儿、胎盘、羊水后，避开胎盘胎体，选择羊水池较深处作穿刺点。

手术在无菌条件下进行，穿刺用带针芯的7号长腰穿刺针垂直刺入皮肤后经过两次阻力（腹壁及宫壁），刺入羊膜腔有一透空感。取出针芯。用小针管抽，见有清亮浅黄色的羊水，抽取2～4ml送查AFP、β-HCG及E_3等生化项目。换接另一注射器，抽取15～20ml羊水，进行羊水培养。

4. 羊膜腔穿刺的并发症及可能遇到的问题

（1）穿刺失败：曾有报道，羊膜腔穿刺失败率为0.5%～1%。失败的原因有以下几点：子宫太小，穿刺部位太低误穿了膀胱内的尿液；腹壁太厚，进针不够深；因穿刺了胎盘附着部位，抽出血液后未敢再抽等原因。

（2）自然流产或早产：曾有报道，羊膜腔穿刺可引起0.1%～1%流产的危险。穿刺后，周内引起的流产或早产与穿刺有关。晚期妊娠因穿刺部位距宫颈近，有时穿刺不久即可引起胎膜早破，导致早产。

（3）羊水带血：穿刺时如果抽出血性羊水，可能因为进针浅，刺入宫壁或胎盘血窦，应立即插入针芯加深进度。此时若出现羊水，应待有血部分自然溢出，羊水变清时接清洁无菌注射器抽吸羊水。若全部为血性羊水，可能胎盘血已进入羊膜腔，应拔针压迫，停止手术。必要时10天至2周后第二次取材。

（4）对孕妇及胎儿的损伤：曾有报道，羊膜腔穿刺一般都是安全的。也有报告，羊膜腔穿刺时伤及孕妇腹壁下动脉，形成腹壁大血肿而休克，穿刺在胎盘上形成胎盘后血肿而流产。穿刺伤及胎儿致使下肢坏死；穿刺伤及胎儿皮肤出生后胎儿身上有点状凹痕等。因此，穿刺应由有经验的医师进行，最好能做胎盘定位，并避开胎儿头部，以免伤及胎儿眼睛和脸部。

（5）感染：羊膜腔穿刺虽然操作简单，但由于针直接进入宫腔和羊膜腔，如果带进细胞，会引起宫腔感染及胎儿死亡等严重并发症，因此要严格无菌操作，注意避免感染。

（二）绒毛取材

绒毛细胞是由受精卵发育分化的滋养层细胞及绒毛间质中的胚外中胚层细胞组成，绒毛细胞与胎儿组织同源，它们具有相同的遗传特性。因绒毛组织以活细胞为主，而且量多，对基因诊断比羊水细胞更有利。绒毛细胞还可以不经培养直接制备染色体。

取材时间以停经55～65天最合适，B超下确定胎囊位置后再进行盲取。使用一带有韧性金属管作为内芯的塑料套管（可高压消毒），直径约2mm，按人流手术常规消毒，严格无菌操作，拭去颈管外口黏液，再以生理盐水消除宫颈消毒液。将塑料管按宫腔方向轻轻自宫口进入宫腔，遇阻力后将套管内芯抽出，塑料套管仍停留在原位置；外接一5ml注射器抽吸压力为2～3ml，边抽边退，可见针管内有少许组织，注入生理盐水中，在立体显微镜下观察确定为绒毛组织送检。

吸取绒毛量很少，不会影响胎儿的发育，是比较安全的，但有时可以造成流产、感染，也可造成胎儿母体血交换，对母儿血型不合者加重其免疫对抗。绒毛取材一定要由有经验的妇产科医师操作。

（三）抽取胎儿脐血

经母腹抽取胎儿脐静脉血进行产前诊断，对有些遗传病如地中海贫血及血友病可省去复杂的基因诊断方法，直接用胎血查第八、第九因子及进行血红蛋白电泳进行诊断。用胎血测酶活性查病毒感染及染色体检查，比用羊水细胞或绒毛细胞更简便可靠。

取脐血时间从孕18～24周为宜，严格无菌，在B超指引下在脐带附着胎盘的根部找到脐静脉，穿刺。先抽出0.2ml血检测确属胎儿血继抽血1～3ml送检。

取脐血比较安全可靠。偶有报告，穿刺引起脐血管痉挛而出现胎儿心动过缓，甚至死亡或子宫过度敏感收缩压迫胎盘，使胎儿供血不足而窒息死亡。子宫敏感者不要勉强行穿刺。

（四）胎儿镜

胎儿镜又叫羊膜腔镜或宫腔镜，从子宫颈口插入妊娠14~18周的子宫腔内及羊膜腔内观察胎儿体表、五官等方面有无畸形，或取脐血进行染色体分析、血型分析、酶的测定，还可以取胎儿肌肉、皮肤进行活检。但技术要求精良、设备昂贵，且有一定的并发症，目前国内尚不能普及。

（五）超声检查在产前诊断中的应用

超声诊断是20世纪70年代以后发展起来的一门新兴学科，近30年来超声技术飞速发展，使超声检查内容不断拓宽，尤其高分辨率的二维超声及彩色多普勒的出现使检查范围更加广泛。1958年，Lan Donald首次将超声应用于产前检查，获得了良好的效果，从此超声检查在产前诊断中成为主要组成部分，也是产前检查的首选方法。实时超声可动态地观察胎儿的生长发育、胎儿活动、胎心搏动呼吸及吞咽等，应用彩色多普勒可以检查胎儿先天性心脏病及脐带血流动力学的改变，对胎儿的畸形与异常、胎盘疾患脐带的缠绕、胎儿宫内发育迟缓等均可由超声作出诊断。

1. 中枢神经系统缺陷　胎儿中枢神经系统缺陷是最多见的畸形，因受累部位不同在声像图上表现也不同。

（1）无脑儿：本病为严重的先天性畸形，表现为胎儿颅骨未形成，脑组织发育不全或未发育，颅底面裸露在外，血肉模糊。超声检查无颅骨光环而代以"瘤节"状及反光强结构，此为颅底骨及颜面骨。

（2）脊柱裂：本病系指脊柱背面未愈合而形成。因病变轻重不同声像图表现多样化，超声检查脊柱纵切面两排整齐光带被打乱，可见外带中断型、隆起型、凹陷型、分叉型等。横切面可见脊柱如"U"字形。

（3）脑积水：当脑室率>0.5应疑有脑积水的存在。重度脑积水时胎儿双顶径明显大于孕龄，胎儿头围大于腹围，颅内绝大部分为液性暗区占据，脑中线漂浮在脑积水中，脑组织被压成薄层。

（4）脑膜、脑膨出：胎儿颅骨愈合不全，在颅缝某处骨质缺损，多发生在后枕部，脑组织连同脑膜从骨质缺损处突出。超声可见后枕部突出一包块，有包膜，包块与颅骨连接处有骨质缺损，颅骨光环小于孕周。

2. 消化系统畸形　胎儿消化道某处梗死，声像图表现不同。

（1）十二指肠闭锁：胎儿十二指肠闭锁，胃泡扩大，十二指肠闭锁近端扩大。超声表现：胎膜横断面时可见"双泡"征。两泡可相距略远或靠近，且在某切面有贯通。

（2）小肠闭锁：小肠梗阻，超声可见胎腹扩大，腹腔内可见许多含液肠环。肠蠕动亢进。

（3）脐疝：本病是胎儿发育期脐部腹壁未能闭合，内脏可由此处突出疝囊，脐疝可大可小。超声可见胎腹皮肤有缺损，由此突出一包块，在包囊内含内脏。分娩时疝囊常被挤破而内脏外翻。

3. 胸腔积液、腹腔积液 胎儿胸腹腔积液在超声中可显示胎腹壁与内脏之间有不同程度液性暗区存在，胎胸壁与肺之间有大量液性暗区，胎肺被压缩。

4. 胎儿泌尿系统异常 泌尿系统亦有多种，如肾缺如、多囊肾、肾积水等异常。肾缺如在声像图上看不到肾与膀胱；多囊肾可见肾增大含多囊，一侧或双侧受累；肾积水可见肾盂内积存液体并扩大。

5. 胎儿骨骼系统畸形 胎儿短肢畸形近年多有发现，B超时应仔细认真测量骨骼各径线；致死型软骨发育不全在超声影像图上亦有其特殊的表现。

6. 胎儿水肿 原因很多，如Rh因子不合、ABO溶血、药物中毒、先天性心脏病、糖尿病等。超声可见胎儿头、颈部、躯干上部被一大囊性肿物所包围，囊壁清晰，内含放射形隔及液体，常伴有全身水肿。

7. 其他 如囊性畸胎瘤、恶性畸胎瘤、双胎的畸形、联体双胎、胎儿先心病等，都可在超声中有其独有的表现。尤其对发病率较高的胎儿先心病，随着二维超声分辨率的提高及彩色多普勒频谱技术应用临床，对产前诊断胎儿先心病开展展现一美好的前景。

（六）产前血清学筛查Down's综合征及神经管缺陷

1. 血清学筛查Down's综合征 在临床实践中，人们发现孕妇血清中低含量的甲胎蛋白（alpha fetal protein，AFP）与Down's胎儿有一定的相关性。AFP是胎儿的一种特异性球蛋白，在妊娠期间具有糖蛋白的免疫调节功能，可能预防胎儿被母体排斥。母血AFP的来源是羊水和胎血，妊娠早期母血中AFP浓度最低，随妊娠月份的增加逐渐升高，妊娠32周时达高峰，以后又下降。妊娠中期，Down's综合征孕妇血清AFP浓度比正常低25%。

人绒毛膜促性腺激素（human chorionic gonadotropin，HCG）是由胎盘合体滋养层细胞分泌的一种糖蛋白激素，由 α 和 β 两个亚基合成。α 亚基与LH和FSH及TSH等激素的 α 亚基氨基酸顺序几乎完全相同，并与LH有较强的免疫交叉反应。而 β 亚基具有特异性的氨基酸顺序。故检测 β-HCG可以避免交叉反应。当孕卵植入后HCG就进入母血循环，并逐渐上升，至34周达到高峰，以后维持在这一水平。在妊娠中期，Down's综合征孕妇血清HCG浓度比正常至少高2倍。

游离雌三醇 μE_3 是由胎儿肾上腺皮质、肝脏和胎盘合成，怀孕加Down's综合征的母亲血清在孕中期时 μE_3 水平低于正常约25%。

钝顶螺旋藻糖缀合物（spirulina platensls Polysaccharide，SPPA）是一种大分子糖蛋白，是由合体滋养层和蜕膜产生，可以进行孕早期产前筛查。

目前已较普遍地应用AFP、μE_3、β-HCG对孕妇血清进行筛查Down's综合征。

2. 神经管缺陷的产前筛查 超声波检查对神经管缺陷儿的意义很大，B超对无脑儿诊断准确率可达100%，从孕14~16周为最佳诊断时间。脊柱裂的最佳诊断时间在孕7~18周，准确率80%。孕妇血清AFP在孕6~18周，高于标准时要怀疑有神经管缺陷的可能，可进一步B超诊断。

（七）孕妇外周血富集分离细胞进行产前诊断

从孕妇外周血中分离胎儿细胞进行胎儿宫内诊断是一种无创伤的产前诊断，但因母血循环中胎儿细胞太少，故有假阳性及假阴性的可能。如何从母血中富集分离胎儿细胞是该项研究的关键，目前常用的分离手段为荧光激活细胞分离技术、磁性细胞分离技术，近年来用Ficoll-Hypague梯度法分离等技术，但都要排除母源细胞的干扰。

（八）植入前遗传学诊断

近年来，随着人工授精、试管婴儿、显微授精等技术的发展，使得植入前进行行遗传学诊断成为可能。其方法可采用卵细胞或极体分析、囊胚细胞活检、胚泡滋养外胚层细胞活检等。但由于技术性强，诊断费用昂贵，目前尚不能普及，但随着社会的进步，它将有美好的应用前景。

三、羊水采集及细胞培养

羊水细胞培养及其染色体制备技术，是染色体病产前诊断必不可少的手段。这一方法是抽取16~24周孕妇的少许羊水进行培养，使胎儿脱落于羊水中的少量活细胞，在体外培养的条件下，繁殖增多，然后收集分裂的细胞，制成染色体标本，以分析胎儿染色体有否畸变的一种产前诊断方法。

1. 羊水的采集与细胞的分离　采取羊水前，应对孕妇进行腹部B超检查确定胎儿胎盘位置，以确定穿刺羊水的进针部位。抽取羊水前，先令孕妇俯卧，转动腹部数次，以使羊水内的脱落细胞均匀悬浮，便于采到较多细胞。最初采到的1~2ml羊水应丢弃不用，以减少穿刺时母体细胞污染的可能性。

羊水抽取后，存放于10ml灭菌的刻度离心管内，一般每例采羊水10~20ml，以每10ml羊水一份分装于离心管内。

此时亦应观察记录羊水的颜色。正常羊水为清亮淡黄色。如果羊水呈粉红色，则表示已被胎血或母血污染。如果羊水混浊不清，则表示可能已有微生物污染。

将采取的羊水以1200r/min离心5分钟，在无菌条件下，去上清液，保留0.5ml羊水-细胞层，以滴管打匀，加入含有5 ml培养液的小培养瓶中，羊水上清液部分可供甲胎蛋白等生化分析检查。

2. 羊水细胞的培养及制片　在37℃恒温箱中静置培养5~7天，换液前先在倒置显微镜下观察，这时可见到许多羊水细胞贴壁，7~8天后每日需观察细胞生长情况。若细胞生长旺盛，有丝分裂细胞增多，见到许多圆形透亮的小圆细胞时，即可进行收获与制片。收获前，在培养终止前4小时加入秋水仙素，最终浓度为0.25μg/ml。收获的细胞，经胰酶消化，低渗液处理，按常规做各种染色体显带染色。

需注意的是，羊水细胞比较娇嫩，细胞经低渗后离心速度不能超过1000rpm，否则染色体容易丢失，低渗开始后滴管吸打动作必须很轻微。

羊水细胞染色体制备过程中，室温超过30℃以上时染色体易丢失，因此室温控制在25℃以下，可获得良好的效果。其他如低渗液多少，固定液的多少，固定时间长短，均直接影响到分裂相中染色体的扩散及制片质量。

四、结果分析

（一）羊水色泽

羊水的来源随妊娠期不同而有变化。母体、胎儿和羊水三者之间保持动态平衡。正常妊娠，在早期，羊水主要是由母体血清通过胎膜进入羊膜腔的透析液，羊水的组成除蛋白质和钠的浓度稍低外，与母体血清以及其他部位组织间隙液相似；在中期之后，羊水的主要来源为胎儿尿，但脐带、羊膜和胎儿胃肠道和肺呼吸道成分也与羊水的构成有关。在妊娠早期，羊水量相对较少，无色透明；至妊娠晚期，羊水量逐渐增多，稍混浊，呈乳白色而不透明，有时可见含脂肪和上皮细胞等片状物混悬于羊水中。羊水的主要功能是保护母体和胎儿，羊水检查可了解胎儿的成熟程度以及可能的病理情况。

1. 参考值

早期妊娠：无色或淡黄色，透明度清晰；

晚期妊娠：乳白色，透明度清晰或轻度乳白色。

2. 临床意义　羊水外观的改变，可有：

（1）黄绿色或浓绿色：表示混有胆粪，是胎儿窘迫的现象；

（2）深黄色：表示胆红素增加，可能有出血症或遗传性红细胞异常；

（3）红色：表示有出血，或胎儿出血，或胎盘剥离；

（4）棕红色或褐色：表示宫内陈旧性出血，多为胎儿已死亡；

（5）羊水呈黄色且黏稠可拉丝，表示妊娠过期或胎盘功能减退；

（6）羊水混浊呈脓性或带有臭味，表示宫腔内已有明显感染。

（二）羊水脂肪细胞

羊水中的细胞有两类：一类来自胎儿，细胞核小而致密，为皮肤脱落的细胞，并伴有无核细胞；另一类来自羊膜，核大。在妊娠12周前，羊水中的细胞甚少，而32周后源自羊膜细胞减少。胎儿足月时无核多角形细胞增多。羊水中的脂肪细胞出现率随妊娠周数的增加而逐渐增高，本试验是测定胎儿皮肤成熟程度的指标。

1. 参考值　脂肪细胞出现率> 20%即表示胎儿皮质激素成熟。

2. 临床意义　羊水脂肪细胞出现率：

（1）> 20%即表示胎儿皮脂腺成熟；

（2）10%～20%为可疑；

（3）<10%为未成熟；

（4）>50%为过渡型；

（5）如羊水脂肪细胞超过10%，妊娠期则已在36周以上，故本试验有肯定孕龄较高的实际意义。

（三）羊水卵磷脂／鞘磷脂比值

胎儿的器官成熟过程中，肺的成熟相当晚。胎儿肺泡表面的活性物质含有脂类，脂类的大部分是磷脂，即卵磷脂（lecithin，L）和鞘磷脂（sphingomyelin，S）。卵磷脂是肺表面活性剂的主要成分，能维持肺泡的稳定性，且可进入羊水中。在妊娠35～37周时，卵磷脂的合成达高峰，因而羊水中的含量亦上升，而鞘磷脂在整个妊娠期无明显变化，因此通过检测卵磷脂和鞘磷脂及其比值（lecithin/sphingomyelin ratio，L／S）可判断胎儿肺的成熟程度。

1. 参考值　L／S>2时即表示胎儿肺已成熟。

2. 临床意义

（1）L／S ＜1表示肺不成熟，胎儿呼吸窘迫综合征严重（respiratory distress syndrome，RDS）；

（2）L／S=1.5～1.9，表示肺不够成熟，有RDS；

（3）L／S=2.0～3.4，表示肺成熟，一般无RDS；

（4）L／S=3.5～3.9，表示肺肯定成熟；

（5）L／S>4.0，表示过熟儿。

（四）羊水泡沫试验

磷脂是羊水中肺表面活性物质，既具有亲水性又具亲脂性。将羊水加乙醇在试管中振荡后，在空气和液体界面可出现稳定的泡沫层。而羊水中的蛋白质和游离脂肪酸，虽也能形成泡沫，但乙醇能排除不饱和磷脂碱所形成的泡沫。

1. 参考值　阳性：试管液面周围出现一层环状泡沫。

2. 临床意义

阳性，表示胎儿肺已成熟；

阴性，不出现泡沫或泡沫出现就立即消失，表示胎儿肺不成熟。

（五）羊水肌酐测定

羊水中肌酐水平的高低，代表胎儿在发育中肾脏对肌酐廓清作用的强弱。随着妊娠的进展，胎儿肾脏发育、功能逐渐成熟，自母血的肌酐通过胎盘循环经胎儿肾脏排泄于羊水中。故从妊娠中期起，羊水中肌酐逐渐增加。所以，本试验主要反映胎儿肾小球的成熟度，也是反映胎儿成熟度的一种较为可靠的试验。

1. 参考值　176.5μmol／L，临界值132.4μmol／L。

2. 临床意义　＜132.5μmol／L预示胎儿肾小球不成熟。

（六）羊水淀粉酶测定

羊水中淀粉酶（amylase，AMS）主要源于胎儿，不通过胎盘，故不受母体血清淀粉酶的影响。羊水AMS是反映胎儿成熟的指标检验方法之一。

1. 参考值　胎儿成熟值：＞450（Somogyi）单位／L。

2. 临床意义

（1）AMS＜300单位／L为胎儿未成熟值

（2）301～449U／L为成熟可疑值。

（七）羊水胆红素测定

羊水中的胆红素多数是非结合型的，由胎儿红细胞破坏所产生。胎儿的肝脏不具有转化结合胆红素的能力，非结合型胆红素可经肾小球由尿液进入羊水，因此早期妊娠时羊水中胆红素含量高。随着胎儿肝脏的成熟，非结合型胆红素逐渐减少，至妊娠晚期胆红素浓度接近于0。所以，羊水中胆红素的量可反映胎儿肝脏成熟情况，以决定分娩时机，亦可了解因母儿血型不合而致胎儿溶血的程度。

1. 参考值　正常胎儿＜1.71μmol／L。

2. 临床意义

（1）1.71～4.61μmol／L为临界值，胎儿可能有不正常情况；

（2）＞4.61μmol／L胎儿安全受到威胁；

（3）＞8.03μmol／L多有胎儿窘迫；

（4）16.2μmol／L时，应采取终止妊娠措施，否则胎儿多难存活。

（八）羊水反三碘甲状腺原氨酸测定

羊水中所含有的甲状腺激素主要是三碘甲状腺原氨酸，与一般3，5，3'-三碘甲状腺原氨酸不同，为反3，5，3'-三碘甲状腺原氨酸。胎儿大脑发育的最后几周与体内甲状腺激素的水平有很高的相关性。检测方法与血清rT_3相同，采用放射免疫双抗体测定法。

1. 参考值　2.62～8.31nmol／L。

2. 临床意义　胎儿甲状腺功能减退时，羊水rT_3水平低下。因此，妊娠期及早检测出胎儿甲状腺功能低下并及时治疗则很有意义。妊娠15周以后羊水中rT_3测定可以很灵敏，也能很准确地反映甲状腺功能是否低下。

（九）羊水细胞的染色体及分子生物学检测结果分析

羊水细胞经培养、制片、染色等步骤，对染色体的数量、结构进行分析。也可通过分子生物学的方法分析羊水细胞中DNA或RNA。具体原理和临床意义参照本章前面部分。

第七节　遗传筛查

遗传筛查是预防遗传性疾病发生的重要步骤。

一、遗传携带者的检出

患者表型正常，带有致病遗传基因，主要为隐性遗传病杂合体和染色体平衡易位者。一般无临床症状，但能将携带的致病基因或易位的染色体传给子代，可发病；携带者检出是遗传病诊断的重要内容。人群中隐性遗传病发病率虽不高，数千至数万分之一，但人群中隐性致病基因携带者的比例较高；如白化病群体发病率为1 / 20000，而人群中携带者频率为1 / 10；苯丙酮尿症群体发病率为1 / 10000 ~ 1 / 20000，携带者频率为1 / 50。携带者频率均比该病发病率高数十倍或数百倍；染色体发病率为5‰，平衡易位携带者，每250对夫妇有1名携带者。检出携带者是指导婚姻、生育、产前诊断的必要前提，是防止遗传病的主要措施。

目前国内较常用的携带者检出内容有：①甲型血友病测定血浆第Ⅷ因子，携带者为正常人的50%，PCR、RFIP分析D. A均可证实；②G-6-PD缺乏症，红细胞组化学测定，携带者为正常红细胞与病态红细胞的嵌合体；③假性肥大型肌营养不良（duchenne muscular dystrophy，DMD）携带者有55% ~ 80%血清CPK、LDH、Mb均高于正常人含量，RFLP、PCR分析D. A亦可证实；曾有报道对DMD携带者（244例）采用血清联合测定CPK、LDH、Mb检出率达87.3%；④苯丙酮尿症携带者检出，测定肝细胞苯丙氨酸羟化酶活性为正常人的50%，口服或静脉注射苯丙氨酸负荷试验，血浆苯丙氨酸水平下降缓慢；⑤半乳糖血症携带者红细胞半乳糖-1-磷酸苷转移酶活性为正常人的50%；⑥α-地中海贫血携带者，分子杂交法体细胞cDNA（互补D. A）α-球蛋白结构基因数目减少；⑦糖原代谢病Ⅲ型携带者红细胞脱支酶活性与正常人有差异；⑧异染性脑白质营养不良携带者白细胞芳基硫酸酯酶A活性约为正常人的50%；⑨尼曼-匹克病携带者，白细胞神经鞘磷脂酶活性为正常人的54% ~ 57%；⑩戈谢病携带者，测定白细胞和培养的皮肤成纤维细胞β葡萄糖苷酶活性为正常人的60%。迄今遗传病携带者检出可检测40余种。

二、遗传筛查的手段

1. 绒毛活检　在孕6 ~ 8周吸取绒毛，可直接涂片观察，也可测定酶活性，染色质检查或提取DNA后作基因诊断，亦可行绒毛细胞培养，进行染色体核型分析。

2. 在孕16 ~ 20周经羊膜腔穿刺抽羊水，进行细胞培养作染色体核型分析。

3. 羊膜腔胎儿造影　用脂溶性及水溶性造影剂注入羊膜腔内，诊断胎儿体表畸形及消化道畸形。

4. 胎儿镜检查　可直接 窥视胎儿体表畸形和胎盘胎儿面，同时可以采集羊水、抽取胎血和胎儿皮肤活检等。

5. B型超声　妊娠 16周以后，B型超声能观察到胎儿体表及脏器有无畸形，有无脑积水、无脑儿、大的脊柱裂等。

6. 经皮脐静脉穿刺取胎血检测　在妊娠18～20周检查，可确定胎儿血型，诊断β-地中海贫血、镰状细胞贫血、血友病等。

7. 胎儿心动图　妊娠18～20周，胎儿心动图能确切显示胎儿心脏结构和功能，可诊断胎儿先天性心脏畸形。

8. 磁共振成像　能从任何方向截面显示解剖病变。

第九章 溶血性贫血的实验室诊断

溶血性贫血是由于红细胞的破坏过速、过多、超过造血补偿能力时所发生的一种贫血。红细胞的寿命缩短，破坏加速，而骨髓造血仍能代偿时，可不出现贫血，称为溶血性疾患。溶血性疾患有黄疸表现者称溶血性黄疸，黄疸的有无除决定于溶血程度外，还和肝脏处理胆红素的能力有关，因此溶血性贫血不一定都有黄疸。

一、分型说明

溶血性贫血可分为先天性缺陷（或遗传性）和后天获得性两大类；也可按发病机理分类，临床上多倾向于后一种分类方法。

有些溶血性贫血可以有多种复合因素存在；例如，阵发性睡眠性血红蛋白尿，既有红细胞膜的缺陷，又有红细胞外补体因素参与。伯氨喹型药物溶血性贫血和蚕豆病，不仅有药物和蚕豆等红细胞外因素，更重要的是红细胞内葡萄糖6-磷酸脱氢酶的缺陷等。

二、发病机制

（一）正常红细胞的破坏

衰老的红细胞主要被单核-吞噬细胞系统所吞噬裂解，释出血红蛋白，分解为铁、珠蛋白和卟啉。卟啉为体内未结合胆红素的主要来源。未结合胆红素在肝细胞微粒体葡萄糖醛酸转移酶作用下与葡萄糖醛酸基相结合成为结合胆红素。胆汁中结合胆红素，经肠道细菌作用，被还原为粪胆原，大部份随粪便排出。正常人每日粪便内排出粪胆原为 $40 \sim 280mg$。少量粪胆原又被肠道重吸收后进入血液循环，其中大多通过肝脏，尚有小部分通过肾脏，随尿排出。正常成人每天排出尿胆原量 $<4mg$。当大量红细胞破坏时，临床出现黄疸，血清未结合胆红素增高，大便粪胆原排出增多，尿中尿胆原呈强阳性而胆红素则阴性。

（二）红细胞的破坏场所

根据溶血发生场所的不同，可分为：

1. 血管内溶血 当红细胞的结构完整性遭受破坏，即在循环血流中裂解，见于血型不合的输血、输注低渗溶液、阵发性睡眠性血红蛋白尿等。血管内溶血多比较严重，常有全身症状，如寒战、发热、腰背酸痛、血红蛋白血症和血红蛋白尿。慢性血管内溶血尚可有含铁血黄素尿。

2. 血管外溶血　即由单核-吞噬细胞系统，主要是脾脏破坏红细胞，见于遗传性球形细胞增多症和抗体自身免疫溶血性贫血等。血管外溶血一般较轻，可引起脾肿大，血清游离胆红素轻度增高，多无血红蛋白尿。

如果幼红细胞，直接在骨髓内破坏，称为原位溶血或无效性红细胞生成，这也是一种血管外溶血，见于巨幼细胞性贫血、骨髓增生异常综合征等。

（三）红细胞破坏的机理

红细胞寿命缩短，易于破坏，主要通过以下三方面的机理。

1. 红细胞膜的异常　红细胞膜异常引起溶血性贫血有以下四种方式：

（1）红细胞膜支架异常：使红细胞形态发生改变，如球形细胞或椭圆形细胞增多症等。这种形态异常的红细胞容易在单核-吞噬细胞系统内阻留而破坏。

（2）红细胞膜对阳离子的通透性发生改变：如丙酮酸激酶缺乏症中有 K^+ 漏出和 Na^+ 渗入增加等，从而使红细胞的稳定性发生破坏。

（3）红细胞膜吸附有免疫性物质：如凝集抗体、不完全性抗体和补体吸附于红细胞膜，可使红细胞在血管内溶血或主要在单核-吞噬细胞系统内被吞噬而破坏，后者如自身免疫性溶血贫血等。

（4）红细胞膜化学成分的改变（如膜脂质成分的变化）：例如无 β 脂蛋白血症，因红细胞膜胆固醇含量增加而卵磷脂含量降低，使红细胞成棘状。

2. 血红蛋白的异常　由于血红蛋白分子结构的异常（如Hbs、Hbc等），使分子间发生聚集或形成结晶，导致红细胞硬度增加，无法通过直径比它小的微循环而被单核-吞噬细胞系统所吞噬。不稳定血红蛋白病和磷酸戊糖旁路的酶缺陷等，由于氧化作用破坏血红蛋白，导致海因小体的形成。这种含有坚硬珠蛋白变性小体的红细胞，极易在脾索阻滞而被清除。

3. 机械性因素　如病理性瓣膜（钙化性主动脉瓣狭窄等）、人工瓣膜等对红细胞的机械性损伤。弥散性血管内凝血后，纤维蛋白条索在微血管内形成。当循环红细胞被贴附到网状结构的纤维蛋白索条上后，由于血流不断冲击，引起碎裂。如红细胞强行通过纤维蛋白条索间的网孔时，也可受到机械性损伤而溶血，临床称为微血管病性溶血性贫血。

三、临床表现

溶血性贫血的临床表现，取决于溶血过程的缓急和溶血的主要场所（血管内或血管外）。

（一）急性溶血

常起病急骤，如见于输不合型血。短期大量溶血可有明显的寒战，随后高热，腰背及四肢酸痛，伴头痛、呕吐等。患者面色苍白和明显黄疸。这是由于红细胞大量破坏，其分解产物对机体的毒性作用所致。更严重的可有周围循环衰竭。由于溶血产物引起肾小管细胞坏死和管腔阻塞，最终导致急性肾功能衰竭。

（二）慢性溶血

起病缓慢，症状轻微，有贫血、黄疸、肝脾肿大三大特征。慢性溶血性贫血患者由于长期的高胆红素血症可并发胆石症和肝功能损害等表现。

在急性溶血过程中尚可突然发生急性骨髓功能衰竭，表现为网织红细胞极度减少、贫血急剧加重，称再生障碍性危象。发生原理可能与感染、中毒有关，也可能由于抗体同时作用于成熟红细胞及幼红细胞所致。

四、实验检查

溶血性贫血实验室检查的目的有二：肯定溶血证据；寻找溶血原因。确定主要溶血部位，以便分类和制订治疗方案。

（一）反映红细胞破坏过多、血红蛋白大量分解的实验室检查

1. 血红蛋白血症　正常血浆只有微量的游离血红蛋白，约 $1 \sim 10 \, mg / L$。当大量溶血时，主要是急性血管内溶血时，可高达1000mg／L以上。

2. 血清结合珠蛋白降低　血清结合珠蛋白是血浆中一组 α2糖蛋白，作用似血红蛋白的转运蛋白质，在肝脏内产生。正常血清含量为 $500 \sim 1500mg / L$。血管内溶血后，1分子的结合珠蛋白可结合1分子的游离血红蛋白。此种结合体很快地从血中被肝实质细胞所清除，其清除速度大约为 $130mg / L \cdot h$。约 $3 \sim 4$ 天后，血浆中结合珠蛋白才复原。血清结合珠蛋白的降低可以提示溶血。结合珠蛋白在肝病时可降低，而在感染及恶性肿瘤中可升高。

3. 血红蛋白尿　游离血红蛋白和结合珠蛋白相结合的产物，由于分子量大，不能通过肾小球排出。但当血浆中游离血红蛋白超过了结合珠蛋白所能结合的量，多余的血红蛋白即可从肾小球滤出。一般血浆游离血红蛋白量大于1300mg／L时，临床出现血红蛋白尿。血红蛋白尿必须与肌红蛋白尿或血尿相鉴别。

4. 高铁血红素白蛋白血症（methemalbuminemia）　血浆中游离血红蛋白很易氧化为高铁血红蛋白，接着分解为高铁血红素。后者与血浆白蛋白结合形成高铁血红素白蛋白，是溶血的一种指标，但不敏感。

5. 血结素（hemopexin）缺乏　血结素系在肝内合成，正常血清中含 $5g \sim 10g / L$，能结合循环中由高铁血红蛋白分解的游离血红素，最后被肝脏清除。在血管内溶血时，血结素被大量结合而耗竭，因此它的缺乏常提示严重的血管内溶血。

6. 含铁血黄素尿　被肾小管重吸收的游离血红蛋白，在肾曲小管上皮细胞内被分解为卟啉、铁及珠蛋白。铁以含铁血黄素形式沉积在上皮细胞内，当细胞脱落随尿排出，即成为含铁血黄素尿。含铁血黄素尿主要见于慢性血管内溶血。急性血管内溶血

时，含铁血黄素尿要几天后才阳性，并可持续一段时间。

7. 高胆红素血症 大量溶血时，血清游离胆红素增高，因此结合胆红素常少于总胆红素的15%。由于肝脏清除胆红素的能力很强；所以黄疸常仅是中度或轻度的，即使急性大量溶血时，一般也不超过85.5μmol／L。血清胆红素浓度除取决于血红蛋白分解的程度外，尚与肝脏清除胆红素的能力密切有关。慢性溶血性贫血患者由于长期高胆红素血症，导致肝功能损害，可合并肝细胞性黄疸。

8. 粪胆原排出增多 正常人每日粪便内排出粪胆原量为68～473μmol／L。当血红蛋白大量分解时，每日粪胆原排泄量可增至680～1700μmol／L；甚至可高达2550μmol／L。约10%～20%粪胆原可能来自骨髓中红细胞无效生成和非血红蛋白血红素在肝内转换所致。此外排泄量易受腹泻、便秘及抗生素等药物的影响，每日波动很大，故宜连续测定3～4天，以求其平均数。粪胆原排泄与患者原先的血红蛋白基数及体重有关。应根据下列公式算出其纠正值和溶血指数：

纠正的粪胆原排泄量=测得的24小时粪胆原量×15（g／dl）60（kg）

患者血红蛋白（g／dl）×患者体重／溶血指数=纠正的粪物循环血红胆原排泄量红蛋白总量×100（正常值11～21）

9. 尿液中尿胆原排出增多 正常人每天从尿中排出的尿胆原为0～5.9μmol。急性大量溶血时，尿胆原排出量可明显增加。慢性溶血患者尿胆原量并不增多，仅在肝功能减退，无法处理从肠道吸收的粪胆原时，尿中尿胆原才会增多。

（二）反映红细胞寿命缩短、易于破坏的实验室检查

1. 红细胞的形态改变 球形红细胞的直径较正常红细胞小但厚度增加，体积相似而表面面积减少。涂片染色，球形细胞中间缺少苍白区，染色较深，正常人血片中也可偶见。如球形细胞数量增多，常提示红细胞寿命缩短易于破坏，因为球形红细胞不能变形，当通过脾脏时，易被阻滞而破坏。引起球形细胞增多的原因有遗传性红细胞膜的缺陷或后天获得因素，如化学中毒、烧伤、自身免疫等。其他红细胞畸形尚有靶形、镰形、椭圆形、口形、棘形、短锯齿形、碎裂细胞等，其形态及临床意义参阅有关疾病。

2. 海因小体 经体外活体染色（甲基紫或煌焦油蓝）后，在光学显微镜下发现1～2μ大小颗粒状折光小体，大多分布在红细胞膜边缘上。电镜观察，海因小体使红细胞膜变形并有皱纹，原有双层膜消失。海因小体是受损红细胞内的一种包涵体，是红细胞内变性血红蛋白的沉淀物，发生于不稳定血红蛋白病、葡萄糖6磷酸脱氢酶缺陷症及芳香族的苯胺或硝基类化合物中毒所致的溶血性贫血。

3. 红细胞脆性增加 常用的红细胞脆性试验有红细胞渗透性脆性试验和自体溶血试验。红细胞的渗透性脆性显示红细胞面积和体积的比例关系，如红细胞面积、体积比例缩小则脆性增加，比例增大则脆性减低。球形细胞渗透性脆性增加，显示对低渗盐水的抵抗力减低。靶形和镰形红细胞则相反，显示对低渗盐水的抵抗力增强。如将去纤维

蛋白血在37℃孵育24小时后，可增加脆性试验的敏感性。

自体溶血试验与渗透性脆性试验是相一致的，脆性增加时自体溶血也增加，主要用于遗传性球形细胞增多症的诊断。加入葡萄糖能纠正自体溶血试验阳性者提示为葡萄糖6-磷酸脱氢酶缺陷。

4. 红细胞寿命缩短　红细胞的寿命测定为诊断溶血的可靠指标，其优点有：

（1）当一般检查不能肯定时，此试验常能显示溶血；

（2）用以估计溶血的严重度；

（3）可鉴别溶血是由于红细胞内缺陷或红细胞外缺陷，或两者均有缺陷。

由于测定方法较复杂，不作为一般常规检查。目前常用有^{51}Cr、^{32}P-DFP或3H-DFP（二异丙基氟磷酸）标记红细胞法。^{51}Cr实际上仅代表细胞寿命的指数。32P-DFP或3H-DFP测定比较接近红细胞的寿命，该法较^{51}Cr为敏感，能检出轻微红细胞寿命缩短。

（三）反映红细胞代偿性增生的实验室检查

1. 网织红细胞增多　溶血性贫血时，因血红蛋白的分解产物刺激造血系统，导致骨髓幼红细胞代偿性增生。网织红细胞一般可达5％～20％。由于网织红细胞百分数受到血液红细胞数的影响。因此应计算网织红细胞的绝对值。

2. 周围血液中出现幼红细胞　一般不多，约1％左右，主要是晚幼红细胞。此外在严重溶血时尚可见豪-胶小体和幼粒细胞。由于网织红细胞及其他较不成熟红细胞自骨髓中大量释至血液，故周围血液中大型红细胞增多。

3. 骨髓幼红细胞增生　溶血性贫血时，粒红比例（正常为3∶1）常倒置，显示幼红细胞显著增生，以中幼和晚幼红细胞最多，形态多正常。骨髓增生情况也可经X线检查显示颅骨和其他扁平骨；严重时甚至长骨有髓腔的扩大和骨皮质变薄。这类变化常见于海洋性贫血、镰形细胞性贫血，有时也见于遗传性球形细胞增多症。骨髓增生程度也可用^{52}Fe等来测定血浆及红细胞铁运转率，常超过正常2～4倍。

参考文献

[1] 张秋兰，黄赐雄，李兴旺. 流行性脑脊髓膜炎的研究进展 传染病信息，2005，18（01）：11-13.

[2] 朱昆蓉. 流行性脑脊髓膜炎病原学诊断进展LJ），现代预防医学，2007，34（21）：4058-4059.

[3] 杨俊峰，李军宏，李艺星. 流行性脑脊髓膜炎的预防与控制口 中国计划免疫，2006，12（01）：61-63.

[4] 肖梅. 成人结核性脑膜炎患者的护理体会㈠）. 实用心脑肺血管病杂志，2013，（09）：145-146.

[5] 冯桂芹. 结核病病人治疗依从性调查及分层护理干预[J）. 青岛大学医学院学报，2012，48（06）：526-527.

[6] 成钢卫，李水彬，罗丽敏. 两性霉素B治疗新型隐球菌脑膜炎疗效观察[J]. 中国医院用药评价与分析，2006，（1）：383-384.

[7] 姚能云，徐平，周海武. 新型隐球菌脑膜炎的临床研究进展[J]. 临床神经病学杂志，2008，8（2）：155-156.

[8] 章惠如. 两性霉素B治疗隐球菌性脑膜炎的护理[门. 中国实用神经疾病，2006，11（9）：150.

[9] 韩蔚，王慧琴. 62例老年恙虫病患者的护理口）. 中华护理杂志，2005，40（09）：687.

[10] 李静，李晓燕，刘运喜. 我国恙虫病流行病学及其传播媒介研究进展[J工实用预防医学，2005，10（05）：1251.

[11] 车河龙，林栋. 疟疾的防控现状及进展[J）. 热带医学杂志，2010，10（02）：218-220.

[12] 李玉凤，仲维霞，赵桂华等. 我国黑热病的流行概况和防治现状 中国病原生物学杂志，2011，（08）：629.

[13] 陈安弟，余珍，游敏等. 黑热病47例流行病学及临床特征分析. 实用医院临床杂志，2011，8（06）：128-130.

[14] 裴小玲，冉琼. 1例黑热病患者的护理[J）. 护理学杂志，2007，22（01）：70.

[15] 杨镇. 腹水型晚期血吸虫病的诊疗规范. 胃肠病学和肝病学杂志，2012，21（02）.

［16］贵琳. 158例传染性单核细胞增多症的临床观察[J]. 中国实用医药，2006，1（06）：35-37.

［17］朱念琼，罗建清. 湖南省12所县（市）医院护理人员艾滋病知识现状分析[J]. 中华护理杂志，2000，35（08）：501.

［18］李艺影，任佩娟，胡长梅等. 对护理人员艾滋病传播途径预防知识的抽样调查口工实用护理杂志，2000，16（09）：47.

［19］程育春. 艾滋病职业暴露的预防及处理LJI实用医技杂志，2008，15（1）：126

［20］罗明，张茂林，涂长春. 我国狂犬病流行状况分析及防治对策. 中国人兽共患病杂志，2005，21（02）：188-190.

［21］李凤兰，37例伤寒的护理措施 中国实用医药，2012，（08）.